Essential qualities of
psychiatric examination
in civil contexts

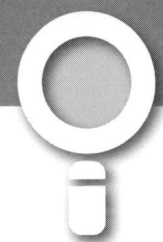

民事精神鑑定の本質

著 | 西山 詮
錦糸町クボタクリニック院長

株式会社 新興医学出版社

Essential qualities of psychiatric examination in civil contexts

Akira Nishiyama

© First edition, 2015 published by
SHINKOH IGAKU SHUPPAN CO. LTD., TOKYO.
Printed & bound in Japan

序　文

　半世紀ほど昔の話になるが，研修医も2年目になると，主任教授が裁判所から引き受けてきた精神鑑定を割り当てられた．多くは刑事鑑定で，われわれ鑑定人見習は，概略の診断がついた頃，病歴と本人を教授に紹介し，指示や寸評をもらって，あとは独りで鑑定書を完成するのであった．当時は「臨床医のための司法精神医学入門」（日本精神神経学会編）のような親切な書物はなく，先輩たちの鑑定書がすなわち参考書であった．

　当時は「今日の精神医学」（K. Schneider 著，平井・鹿子木訳．第3章が「責任能力の判定」），「精神鑑定」（H. Gruhle 著，中田訳），「鑑定例集」（三宅鑛一著）が比較的手に入りやすい参考書で，この方面では中田らの努力もあって Schneider の不可知論が優勢になっていた．1961年には H. E. Ehrhardt（Psychiatrie der Gegenwart, Bd. Ⅲ）によって不可知論に対する果敢な反撃が開始されていたが，著者がこれを知ったのは70年代のことである．

　ともかく刑事責任能力の問題が精神鑑定の華で，民事精神鑑定を主題的に論じている人はいなかった．著者自身，禁治産宣告等のための精神鑑定（今日の成年後見鑑定）をするようになったのは70年前後の頃からで，それもきわめて散発的であった．それが70年代を経るにつれ養子縁組能力や遺言能力の鑑定依頼が相次いで入るようになり，これらが年毎に増えるとともに他の様々な民事鑑定が押し寄せてきた．鑑定依頼は滅多に断らなかったから，年中鑑定をしていた．80年代後半以降は，刑事鑑定と民事鑑定とが相半ばするようになった．多いときには並行して，刑事と民事併せて5件の作業をしていたこともある．

　遺言能力であれ，縁組能力その他であれ，民事精神能力というものは，人間が生きていくための欲望と深い関係を持っているように思われる．ある人の能力と周囲の人の欲望との関係に民事法は特別の関心を寄せているのである．

　さて，本書が目指すのは次のことである．まずは，鑑定の初心者に民事鑑定を興味深いものにすることである．初心の人には鑑定書を熟読して頂きたい．著者が鑑定資料の中からどのような証拠を選び取り，その証拠を精神医学的にどのように評価し，解釈しているか（いわゆる生物学的要素）を見て頂きたい．診断を確定し，法律家にどのような助言をしているか（心理学的要素）も見届けてほしい．初心者も判決理由書を読むべきである．大雑把でもよいから，裁判官が鑑定意見をどのように評価し，取捨選択しているかの見当をつけるのである．

　第二に中級者には，民事鑑定に対する関心を更に深め，そこにある矛盾や欠陥を明らかにする力を身につける．すなわち，中級者は鑑定書を精読するだけでなく，判決理由書も精読しなければならない．裁判官は専門家（精神鑑定人）の事実認定を認容したとしても，これに基づいて判決を下すことはできず，あくまで裁判官自身の事実認定に基づいていなければならない．裁判官がどのような証拠評価をし，事実認定に当ってどのように鑑定意見を取捨選択しているか，その理解は適確であるか（すなわち裁判官の精神医学を学習する能力）を精査するのである．これには本書に収録した東京高等裁判所の判決理由書（Ⅱ）と大阪高等裁判所の判決理由書（Ⅲ）との，それぞれの出来具合を比較してみることが大いに役立つであろう．また，中級者は裁判官のみならず，公正証書をめぐって活躍する弁護士や公証人の行動にも注目しなければならない．一部の受益者の主張を弁護士が聴取し，そのメモ（ノート）を公証人に渡すと，口授の要件も何のその，

これを基に遺言公正証書を作成する公証人がいるのである．鑑定人は公証制度の実務の欠陥を明らかにすべきである．

　最後に上級者には，不完全・不十分な本書を批判することを通じて，日本の鑑定学の水準を高め，民事精神鑑定に関する研究論文を発表する動機を高めることを望みたい．

　新興医学出版社 社長林峰子氏には何年か前，同社記念の大風呂敷を贈られたことがある．その思い切った大きさとなぜか葛飾北斎の絵を連想させ，さまざまに空想を馳せさせる図柄が気に入って，今も著者の書斎の壁に貼っている．大風呂敷はおそらく，このような書物を出版する峰子氏の度胸と包容力の象徴である．末筆ながら，氏に感謝しつつ，読者と本書の縁が広がるのを願っている．

2015年水無月　西山　詮

目　次

I　展望的鑑定と回顧的鑑定
　　──事実の歴史学的証明と法律実務家の機能── ……………… 7

鑑定書と判決書を読むに当たって ……………………………………… 8
A．事例の概要 ……………………………………………………………… 9
B．亡米田三吉　精神状態鑑定書 ……………………………………… 10
　　1．鑑定事項 ……………………………………………………………… 10
　　2．親族関係等 …………………………………………………………… 13
　　3．三吉の病歴 …………………………………………………………… 14
　　4．考察と説明 …………………………………………………………… 19
　　5．鑑定主文 ……………………………………………………………… 24
C．判決 ……………………………………………………………………… 24
　　1．主文 …………………………………………………………………… 25
　　2．事実及び理由 ………………………………………………………… 25
D．事例Ⅰの考察 …………………………………………………………… 29
　　1．判決理由の概要 ……………………………………………………… 29
　　2．過去の精神能力の鑑定 ……………………………………………… 30
　　3．展望的鑑定と回顧的鑑定 …………………………………………… 31
　　4．法律実務家の遺言能力の認識および診察のない精神鑑定 …… 33

II　鑑定人もする判決批判
　　──被告が"事実認定"した症状　公証人の認否問が作る遺言──
　　　　　　　　　　　　　　　　　　　　　　　　　　　　　　 37

適正な事実認定のために ………………………………………………… 38
A．事例の概要 ……………………………………………………………… 39
B．一審判決 ………………………………………………………………… 40
C．亡板垣孝司　精神状態鑑定書 ……………………………………… 44
　　1．鑑定事項 ……………………………………………………………… 44
　　2．当事者の家族関係等 ………………………………………………… 47
　　3．本人歴（現病歴） …………………………………………………… 48
　　4．説明と考察 …………………………………………………………… 58
　　5．鑑定主文 ……………………………………………………………… 67
D．亡板垣孝司　鑑定書補充書 ………………………………………… 67
E．二審判決 ………………………………………………………………… 79

F．事例Ⅱの考察 ·· 89
 1．裁判の過程 ·· 89
 2．認知症と意識障害 ·· 91
 3．公証人の役割 ·· 92

Ⅲ 鑑定人の行う歴史的証明──鑑定人ではなく鑑定意見を評価 ──公証人の役割と現状── 95

事実認定の究極へ ·· 96
A．事例の概要 ·· 97
B．亡桐野貞夫 精神状態鑑定書 ·· 98
 1．鑑定事項 ·· 98
 2．家族関係 ·· 101
 3．本人歴（病歴） ·· 102
 4．説明と考察 ·· 109
 5．鑑定主文 ·· 113
C．鑑定に関する補足説明 ··· 114
D．一審判決《養子縁組》 ··· 117
E．一審判決《遺言》 ·· 124
F．亡桐野貞夫の精神状態に関する補充鑑定 ·· 130
 1．鑑定事項 ·· 130
 2．アンモニア数値と肝性脳症との関係 ·· 130
 3．鑑定人の見た桐野貞夫の病状経過 ·· 136
 4．意識障害と精神医学 ·· 141
G．鑑定主文 ··· 146
H．二審判決《養子縁組》 ··· 147
Ｉ．二審判決《遺言》 ·· 150
J．事例Ⅲの考察 ·· 153
 1．鑑定人と裁判官の事実認定 ·· 153
 2．鑑定人と裁判官の事実認定を巡る切磋琢磨 ······························ 154
 3．公証人の役割と現実 ·· 155

索　引 ··· 157

I

展望的鑑定と回顧的鑑定
──事実の歴史学的証明と法律実務家の機能──

問題となった能力：遺言能力

A. 事例の概要

B. 亡米田三吉　精神状態鑑定書
　1. 鑑定事項
　2. 親族関係等
　3. 三吉の病歴
　4. 考察と説明
　5. 鑑定主文

C. 判決
　1. 主文
　2. 事実及び理由

D. 事例Ⅰの考察
　1. 判決理由の概要
　2. 過去の精神能力の鑑定
　3. 展望的鑑定と回顧的鑑定
　4. 法律実務家の遺言能力の認識および
　　 診察のない精神鑑定

鑑定書と判決書を読むに当たって

❶ 事実認定と法の適用は裁判所の専権である

　　裁判官は専門事項に関する事実認定を理由書に書かなければならないが，それは素人判断であってはならず，専門的・精神医学的でなければならないから，大抵は裁判官にとって困難な仕事である．そこで，裁判所は鑑定人を任命する．一方，裁判官は鑑定書を理解できるだけの精神医学を急遽習得しなければならない．

　　鑑定人はいわば「専門家の事実認定」を行う．すなわち，精神医学の法則に従って証拠を評価し，症状を確定する．これに対立する主治医または私的鑑定人の意見があれば，これを論駁する．これらを通して，裁判官が，精神医学の法則によって整理された専門的事実を専門的に正しく評価する．全てを裁判官が審査して，納得がいけばそれに従う．このとき鑑定人の決定した事実が裁判官の認定事実の性格を取得するのである．このようにして初めて，裁判官は自己の認定した事実に法を適用することができる．

❷ 裁判官は「鑑定（意見）」の評価をすべきであって，「鑑定人」の評価によって判断を決すべきではない

　　これは元来は極めて難しい専門的事項（宇宙論，生命科学等）の鑑定に由来する問題である．今日ではある種の民事鑑定において，「鑑定の評価」（これは難しい）に替えて「鑑定人の評価」（誰にも容易である）が多用されている．裁判官は，鑑定人の肩書，鑑定人が診察をした者であるか否かによって，惑わされるべきでない．裁判官は鑑定書を作成することができるほどに精神医学に通じていなくてもよいが，鑑定（意見）を理解することができるほどには精神医学を習得していなければならない．

❸ 私的鑑定人は当事者との私法上の契約に基づく存在であるから，彼に可能なのは専門的な主張で，意見とは認められず，裁判上の鑑定としての証明力を持たない

　　我が国では裁判所が鑑定に消極的であるため，私的鑑定人が溢れ，「主張」を争っている．私的鑑定人には生前鑑定も可能であり，その結果はそれなりに貴重な所見を含んでいることもあるが，当事者側の主張であることに変わりはない．自分の鑑定人をもたない裁判官は専門事項に関し，鑑定意見によることなく事実認定をすることになる．それは一種の素人判断になると思われるが，果たしてこの現状を放置しておいてよいものであろうか．

❹ 精神鑑定は，その本質上，展望的鑑定と回顧的鑑定との二つに分かれる

　　展望的鑑定（訴訟能力鑑定，成年後見鑑定等）では診察による経験的調査が可能であるから，被鑑定人の診察が必須の条件である．鑑定結果を客観的にするためにさまざまな尺度やテストが用いられる．ただし，展望的鑑定は現在以降については強い証明力を持つが，過去については無力である．回顧的鑑定（責任能力鑑定，遺言能力鑑定等）の方法は基本的には歴史学的証明である．それが扱うのは，自分が診察したり，実験（検査）したりすることのできない一回性の出来事であるから，鑑定人は証拠に基づく推論によって，直接には観察できない過去の行為や精神状態を調査するのである．

❺ 我が国の公正証書遺言制度には重大な問題がある

公証人は誰に何を残すかを直接に遺言者から聞くことなく，受益者またはその弁護士から遺言内容を教えられ，これを文書化して，遺言者に対し読み聞かせをし，これでよいかと尋ね，肯定の返事を得て遺言公正証書を作成することが多い．認否問に対する肯定的返事で満足するのであるから，無能力者の誘導による証書が少なくないと思われる．

また，公証人と協同する弁護士にも注意を要する．弁護士の中には，遺言者の遺言能力に強い疑問を持ちながら，結局その遺言の証人の役を果す者さえいる．受益者が遺言者の意思とは無関係に決めた遺言内容を引き受けて文章化し，公証人に渡す弁護士も多い．こうして公証人は，遺言者の意志とは異なった内容の遺言公正証書を易々と作ることができる．

A. 事例の概要

米田三吉には後妻トキの連れ子梶原文子のほか6人の子がある．先妻の子である長女大島広枝，二女米田敏子，三女小川雪枝およびトキとの間に生れた長男米田亮，四女田中榮，五女江田春枝である．

三吉は平成3年に，家業を継ぐ長男（亮）に重点を置く公正証書遺言を作成した．平成5年には，長男，四女，五女（以上3名はトキとの間の子）の相続財産は変更せず，長女，二女，三女（以上3名は先妻の子）の相続財産を削って妻トキのそれを厚くする公正証書遺言を行った．いずれも三吉が公証人役場に赴いて行ったものである．平成6年には，被告小川（三女）らが原告亮方にいた三吉を被告小川方に連れ出し，従前に行った遺言をすべて取り消すという公正証書遺言を行った．その際，被告らは木下弁護士夫妻に相談し，夫妻は証人として遺言に立ち会った．しかし，他方で木下太郎弁護士は，三吉の遺言能力に疑問を感じていた．平成7年には，入院中の三吉の病室において公正証書遺言が作成された．遺言内容は被告らが事前に協議して決めた．これを被告ら代理人高橋和郎弁護士が文章化し，公証人山本三郎に渡した．山本公証人は上記内容の公正証書を作成し，8条からなる全文を読み上げ，三吉に署名させた．その内容は，平成3年遺言および平成5年遺言では原告（亮）に相続させるものとしていた宅地を被告小川に相続させ，原告については山林の一部を相続させるものとし，祖先の祭祀を主宰すべき者を原告から被告小川に変更するなど，平成3年遺言，平成5年遺言とは全く異なったものとなっ

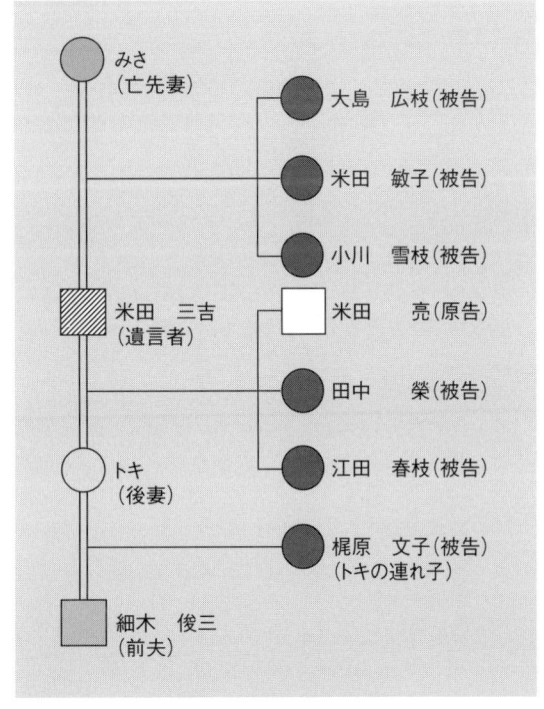

図1 当事者関係図

た．

以上のような平成6年遺言および平成7年遺言が作成される経緯を見ると，法律実務家の遺言能力に関する認識に深刻な問題があると考えざるを得ない．また入院中の主治医であった吉村三郎の証言において明らかになった認知症および遺言能力の精神鑑定に対する誤解も，上記遺言書作成を支持または促進したものとして格別の注意を要するものと思われる．

以下に，精神鑑定書および判決書を提示して，上記問題を検討する．なお，個人が同定できない

ように姓名その他を変更したほか,「痴呆」は文献名のほかは全て「認知症」に,「看護婦」は「看護師」に変更した.また,判決文中,章節の表示にローマ数字およびローマ字を用い,括弧で結んだ証拠表示,例えば(甲1),(鑑定)等,は省略した.参考のため,ここに当事者関係図(図1)を掲げる.

B. 亡米田三吉 精神状態鑑定書

序

私《著者》は平成11年1月14日東京地方裁判所民事第○部裁判官○○○○判事より,平成9年(ワ)第570号遺言無効確認請求事件に係る亡米田三吉に関して,以下の事項につき鑑定をし,その結果を書面で提出するよう命じられ,宣誓の上これを拝受した.

■1. 鑑定事項

亡米田三吉には,請求の趣旨一及び二記載の各公正証書《著者注:平成7年作成および平成6年作成の遺言書》作成時に,これら公正証書作成の嘱託を有効になしうる精神能力が存在したか否かを鑑定されたい.

よって鑑定人は同日より鑑定に従事し,裁判所より提供された一件記録を精読した.鑑定の方法の要諦は,亡米田三吉に関する具体的な観察記録(所見)を重視し,主治医らの所見および意見にも改めて検討を加え,これらに専門的見地より評価を加えることにある.

参考のため,請求の趣旨記載の公正証書等を,鑑定に必要な限りで摘録すると,以下のとおりである.なお,数字は,特別な場合を除いて,原則として算用数字に変更した.

平成7年第290号　遺言公正証書《著者注:請求の趣旨一記載の公正証書》

本職は,遺言者米田三吉の嘱託により,証人高橋和郎及び同矢島一雄の立会をもって左のとおり遺言者の遺言の口授を筆記し,この証書を作成する.

(遺言の趣旨)

第1条　遺言者がこの遺言において遺産を相続させ,又は遺贈する者は,次の7名です.

　　遺言者の長女　　　　　　　　大　島　広　枝
　　遺言者の二女　　　　　　　　米　田　敏　子
　　遺言者の三女　　　　　　　　小　川　雪　枝
　　遺言者の長男　　　　　　　　米　田　　　亮
　　遺言者の四女　　　　　　　　田　中　　　榮
　　遺言者の五女　　　　　　　　江　田　春　枝
　　遺言者の亡妻米田トキの長女　梶　原　文　子

第2条　遺言者は,小川雪枝に次の財産を相続させます.
　　1　土地所有権
　　　所在　荒川区○○1丁目43番2　地目　宅地　地積 129 m^{2}30
　　2　土地所有権
　　　所在　荒川区○○1丁目43番地21　地目　宅地　地積 29 m^{2}92

第3条　遺言者は,江田春枝に次の財産を相続させます.
　　1　土地所有権
　　　所在　荒川区○○2丁目2番地5　地目　宅地　地積 98 m^{2}00
　　2　建物所有権
　　　所在　荒川区○○2丁目2番地5　家屋番号　2番5の1　種類　共同住宅
　　　構造　鉄骨造陸屋根3階建　床面積　1階 69 m^{2}99　2階 69 m^{2}99　3階 69 m^{2}99

第4条　遺言者は,米田敏子に次の財産を相続させます.
　　土地借地権
　　　賃貸人　曽我好子　賃借人　遺言者　土地　荒川区○○1丁目12番5号
　　　宅地　3坪　期間　平成3年1月1日から平成22年12月31日まで20年間

第5条　遺言者は，米田亮に次の財産を相続させます．
　　土地共有持分　所在　群馬県○○郡○○村大字○○字○○611番2
　　地目　山林　地積808 m^2　遺言者の共有持ち分2分の1
第6条　遺言者は，左記財産を合わせ，これを4分の1ずつの割合で，大島広枝，米田敏子及び田中榮に相続させ，梶原文子に遺贈します．
　　　　　　　　　　　　　　　　　記
　　1　遺言者が亡妻米田トキから相続により取得した同人の財産の共有持分2分の1．
　　但し，前条に掲げるものを除く．
　　2　前号及び前4条に掲げる以外の遺言者の財産一切
第7条　遺言者は，小川雪枝を祖先の祭祀を主宰すべき者に指定し，祭具並びに墳墓に関する権利を承継させます．
第8条　遺言者は，次の者を遺言執行者に指定します．
　　弁護士　　　　　　　　　高　橋　和　郎
　本旨外要件
　　遺言者　無　職　　　　　米　田　三　吉
　　証　人　弁護士　　　　　高　橋　和　郎
　　証　人　司法書士　　　　谷　島　一　雄
右遺言者及び証人に読み聞かせたところ，各自筆記の正確なことを承認し，一同左に署名捺印する．
　　　　　　　　　　　米　田　三　吉　印
　　　　　　　　　　　高　橋　和　郎　印
　　　　　　　　　　　谷　島　一　雄　印
この証書は，民法第969条第1号ないし第4号の方式に従い作成し，同条第5号に基づき本職左に署名捺印する．
平成7年3月31日，東京都足立区○○1丁目1番1号医療法人B病院において．
　　東京法務局所属　　　公証人　　　　山　本　三　郎　印

平成6年第2206号　遺言公正証書《著者注：請求の趣旨二記載の公正証書》
本公証人は平成6年5月29日遺言者米田三吉の嘱託により証人木下太郎証人木下凛子の立会をもって左の遺言の趣旨の口述を筆記しこの証書を作成する．
遺言者は以前に行った遺言は全て取り消す．遺言者の妻米田トキと遺言者の子等は円満に協議して遺言者の財産を相続することを切望する．
　（本旨外要件）
　　遺言者　　　無　職　　　　米　田　三　吉
　　証　人　　　弁護士　　　　木　下　太　郎
　　証　人　　　弁護士　　　　木　下　凛　子
右遺言者及び証人に読み聞かせたところ各自筆記の正確なことを承認し左に署名押印する．
　　　　　　　　　　　米　田　三　吉　印
　　　　　　　　　　　木　下　太　郎　印
　　　　　　　　　　　木　下　凛　子　印
この証書は民法第969条第1号ないし第4号の方式により作成し同条第5号にもとづき本公証人左に署名押印する．
　前記同日次の場所において
　　東京都荒川区○○5丁目2番1号小川方の遺言者の現住所において．
　　東京法務局所属　　　公証人　　　　上　岡　　守　印

　　上記遺言書によって取り消された遺言書のうち　　最新のものを，参考のため以下に提示する．

平成5年第0261号　遺言公正証書
　本公証人は，後記遺言者の嘱託により，後記証人の立会のもとに，左のとおり，遺言者の口授を筆記して，この証書を作成する．
　遺言者米田三吉は，平成3年8月6日東京法務局公証人林一平作成に係る同年第1362号遺言公正証書記載の遺言を全部取り消し，本日あらためて，以下記載の通り遺言する．
（遺言の趣旨）
　第1条　この遺言は，遺言者が妻トキにこれまで並々ならぬ苦労をかけてきたことに対する感謝の気持ちと，子供達全員が仲良く幸せに暮らすことを願い，したためたものである．特に，長男米田亮には，米田家を継いでいく立場にあるので，よろしく頼みたい．
（遺言の目的たる財産）
　第2条　本遺言者の目的たる財産は，遺言者が死亡のとき所有する全財産とし，その内容は次の通りである．
　1，不動産
　　（1）自宅及びその敷地
　　①土地
　　　所在　荒川区○○2丁目2番5　地目　宅地　地積 98,00 m²
　　②建物
　　　所在　荒川区○○2丁目2番地5　家屋番号2番5の1　種類　共同住宅
　　　構造　鉄骨造陸屋根3階建　床面積1階 69.99 m²　2階 69.99 m²　3階 69.99 m²
　　（2）長男亮に貸与中の土地
　　　所在　荒川区○○1丁目43番2　地目　宅地　地積　129.30 m²
　　（3）その他一切の不動産
　2，借地権
　　（1）賃貸人　曽我好子他1名　賃貸人，遺言者間の平成3年1月1日付賃貸借契約（更新）に基づく次の土地の借地権．所在地　荒川区○○1丁目12番地5　地目　宅地
　　　地積3坪
　　（2）その他一切の借地権
　3，信託受益権
　　（1）三井信託銀行株式会社を受託者とする貸付信託受益権（上野支店扱）
　　（2）その他一切の信託受益権
　4，有価証券
　　　一切の有価証券
　5，預貯金債権
　　（1）三井信託銀行株式会社上野支店に対する預金債権
　　（2）株式会社北海道拓殖銀行浅草支店に対する預金債権
　　（3）太陽信用金庫本店に対する預金債権
　　（4）荒川郵便局に対する貯金債権
　　（5）その他一切の預貯金債権
　6，動産
　　　家財，家具，現金その他一切の動産
　7，その他一切の財産
　　　　（相続その1）
　第3条　遺言者は，前条3，4，5記載の金融資産の3分の2と前条1（1）②記載の建物，2記載の借地権，6記載の動産，7記載のその他一切の財産を，妻米田トキに相続させる．
　　　　（相続その2）
　第4条　遺言者は，第2条1（1）①記載の土地を次の者に次の割合で相続させる．
　　　四女，　田中榮に対し2分の1
　　　五女，　江田春枝に対し2分の1

（相続その3）
　第5条　遺言者は第2条1（2）記載の土地を長男米田亮に相続させる．
　　　（相続その4）
　第6条　遺言者は，第2条3，4，5記載の金融資産の3分の1と同条1（3）記載のその他一切の不動産を次の者に次の割合で相続させる．
　　　長女，大島広枝に対し3分の1．
　　　二女，米田敏子に対し3分の1．
　　　三女，小川雪枝に対し3分の1．
　　　（遺言目的財産の処分）
　第7条　《省略》
　　　（費用等の負担及び支出）
　第8条　《省略》
　　　（遺言執行者）
　第9条　遺言者は本遺言の執行者として四女田中榮，五女江田春枝の2名を指定する．
　　　（祭祀主宰者）
　第10条　遺言者は祖先の祭祀を主宰すべき者として，長男米田亮を指定する．
　　　（遺言公正証書正本の保管）
　第11条　《省略》
　　　本旨外要件
　　　遺言者　　無　職　　　　米　田　三　吉
　　　証　人　　会社員　　　　太　田　郁　夫
　　　証　人　　会社員　　　　中　村　孝
　右遺言者及び証人に読み聞かせたところ，各自この筆記の正確なことを承認し，左に署名押印する．
　　　　　　　　　　　　　　米　田　三　吉　印
　　　　　　　　　　　　　　太　田　郁　夫　印
　　　　　　　　　　　　　　中　村　孝　　　印
　この証書は，民法第969条第1号ないし第4号所定の方式にしたがって作成し，同条第5号にもとづき本公証人左に署名押印する．
　　　　　　　　　　　　　　林　　一　平　　印
　この証書は平成5年7月15日本職役場において作成する．
　　　東京法務局所属　公証人　　林　　一　平　　印

　要するに，平成6年5月29日および同7年3月31日において，それぞれ平成6年第2206号遺言公正証書および平成7年第290号遺言公正証書作成の嘱託を有効になしうる精神能力の存否を鑑定するのである．

2. 親族関係等

　親族関係を簡単に叙述しておく（図1参照）．原告および被告は合計7人であるが，以下のような関係にある．米田三吉（明治41年10月1日生）と妻みさとの間に長女大島広枝（昭和5年6月30日生），二女米田敏子（昭和7年10月29日生），三女小川雪枝（昭和13年12月29日生）がある．みさは雪枝が生れて間もなく昭和14年2月1日に死亡した．

　細木俊三とトキ（明治40年8月1日生）は梶原文子（昭和6年5月1日生）を設けたが，俊三は昭和10年8月3日に死亡した．トキは文子を連れ子にして昭和16年1月10日，米田三吉と結婚した．三吉とトキとの間に長男米田亮（昭和16年1月10日生），四女田中榮（昭和17年12月19日生），五女江田春枝（昭和21年6月4日生）が生まれた．

　亮が原告で，その代理人が高野則雄である．被告は2群に分かれる．広枝，敏子，雪枝，春枝，文子の5名の被告は高橋和郎を代理人としている．被告榮は代理人をもたず，単独で訴訟をしている．

三吉の生育史，生活史についてはほとんどわからない．本人が「若い頃小学校の教員をしていました」というと看護日誌（平成6年8月12日，B病院）にあるが，おそらくその通りなのであろう．三吉の性格については，榮の平成9年2月17日付答弁書に「生前三吉は明治人気質をそのままもち続けたような人間でした」とあるが，それ以上の詳細はわからない．

平成3年頃まで三吉はトキと二人で暮らしていたようであるが，同年12月3日にトキが退院してからは，三吉夫妻は亮一家と同居するようになった．

■3. 三吉の病歴

精神能力に関係の深い疾病を中心にして述べることにする．なお，《 》内は鑑定人の注である．

3-1 平成4年10月A病院に入院のこと

三吉は平成4年10月19日から同年10月24日までA病院に入院した．当時83歳である．同病院医師石田三雄が平成8年5月23日に発行した診断書によれば，三吉の病名は，①うっ血性心不全，②認知症，③糖尿病であった．医師の診療記録には一般に記載が乏しく，10月20日に「dis《退院》を希望している」，翌日に「認知症（＋）」とあるのみである．

看護日誌を見ると，入院当日の深夜0時「ラウンドにて，家と間違えている様子で，DIV《点滴》抜去する」とあり，20日午前6時に「今朝も入院の自覚なく云々」と記載され，同日午後8時にも「『帰る』と訴えあり．家人の説得により納得す．DIV自己抜去」とある．21日午前0時には起きていて「ホルターEKG《心電計》はがしてしまっている．説明するも納得せず」という状態である．22日午前6時には「病識↓　床屋へ外出希望」とあり，23日午後8時には「不穏（－）『家へかえる』とpt《患者》ハイカイ（＋）」とある．24日にも午前0時に「Bedのまわりをかたづけ《ママ》ている．『明るくなったら家へちょっとかえらせてください』」と，同日午前6時に「『家へ帰る』とpt《患者》．身のまわりをきれいにかたづけ《ママ》ている」とある．入院時の一般状態には，「性格（頑固）」と記入されている．看護師が家族から聞き書きしたものと考えられる．

以上から，平成4年10月頃の三吉につき次のようなことがわかる．三吉には睡眠障害がしばしば起こっており，夜間に徘徊があり，自分で点滴を抜いてしまうことがある．病院を自宅と間違えている様子もある．しきりに帰宅したがり，家人の説得で一時は納得するが，身の回りをまとめて帰宅しようとする．入院中床屋へ外出したいと希望したことがある．

新しい環境（病院）に適応できず，入院の意義をよく理解していない．一途に帰宅したがるのはホームシックであろう．幼児化（人格変化）の初期徴候が窺われる．心疾患の治療を始めて間もなく床屋に外出を希望するのは，病識が乏しいと考えられよう．入院の間，夜間せん妄はなかったようである．病院を自宅と間違えているのは場所的見当識の障害である．深夜に，明るくなったら家に帰らせてほしいと言っているが，この限りでは時間的見当識は良好である．

3-2 平成6年1月A病院に入院のこと

三吉は平成6年1月13日から同月20日まで，再度A病院に入院した．病名については，医師の診断書によると，①うっ血性心不全，②認知症，③糖尿病が挙げられている．

看護記録から，精神状態に関連あるところを摘録する．入院初日午後4時45分「声かけに対し，返答あり．ボケ症状なし」と書かれている．同日午後9時には「廊下をウロウロしている．病室が分からなくなったと徘徊している」．翌14日午前0時には「入眠中」であったが，午前2時には「『病室がわからなくなった』と同様に徘徊している」．同日午後3時には「徘徊している．207号や201号より苦情（＋）」とあり，結局午前6時の検温，血圧測定時には「認知症症状（＋）．夜間徘徊し入眠せず」と記されている．同日午後2時には，「AMトイレ歩行するも便失禁あり．ゆかたと廊下を便汚染する」．15日午前0時には「トイレ歩行するもトイレわからず，うろついている．『御飯食べさせてもらってないんだがどうなっているんだ．Familyからも連絡がない』とpt《患者》」とある．念のため14日の食事を温度表で確かめると，3食とも全量摂取している．15日午前6時には「家に帰ると，荷物を持って，廊下へ行ったり部屋に帰ったり，往復を繰り返している．病状を聞いても，

意味不明のことばかり言う」．同日午後6時には，「妻と会話している．問いかけに対し，しっかりうけこたえをしている」．同日午後9時半には，「スリッパをはかず歩行している．『どうしたの？』と尋ねると『ばあさんはどうした!!』という．『夜になったから帰ったよ』というと，『そうですか．おやすみなさい』という」．16日午前2時半には「大声を出して，『今，何時ですか?』という．不穏であるも，時折しっかりしている為，セレネース《抗精神病薬》使用せず．ナースステーションへBedごと移動す．『腹がへったから何かたべさせて下さい』ママレードとお茶をのませる」とある．同日午前6時には，「モニターの音を『タイコの音だ』という．『朝めし食わせろ』という」とある．同日午後2時，「一日中廊下が《ママ》出て来て，帰るという．妻がくると，二人で会話している」とある．17日午後2時には「ボケ症状みられ，同じ言葉を何度もくりかえす」．翌18日午後2時にも「『家の人はまだ来ないかね．Telしてもらえないかね』と何度もくり返し言っている」．19日午前6時には「『何も手伝えなくてすみません』とpt」．「『家の人が来るように伝えてもらえないかねぇ』と．昨日奥さんが面会に来ていたが，忘れている」．同日午後2時には「明日ENT《退院》のため荷物の準備をしている．時々トイレがわからず，ろうかをウロウロしている」．20日午前0時「トイレへ行くも『自分の部屋がわからなくなった』と．Ns《看護師》室で入眠させる」．同日午後3時「多弁だが多動ではなく，殆んどBedsideですごす」という状態で退院した．

　以上から，平成6年1月頃の三吉につき，次のようなことがわかる．前回入院時と同様の睡眠障害がある．「夜間徘徊し入眠せず」とあるように，徘徊は執拗で，単にトイレや病室がわからなくて歩いている（そういう場合もあるが）のではない．一種の運動性興奮である．

　記憶障害がますます明瞭になった．御飯を食べさせてもらっていないと抗議めいた言い方をしたり，前日妻が面会にきたのを忘れるのはおろか，夕方面会にきた妻につき同日の9時半に「ばあさんはどうした!!」と看護師に詰問している．これらはいずれも短期記憶の障害で，しかもいくらか悪性健忘の性格をもっている．深夜のみならず昼間でもトイレがわからず，あるいは自分の部屋

がわからなくなることもある．場所的見当識の障害である．便失禁の一部はこれに関係しているであろう．深夜看護師に時間を尋ねても不思議ではないと思われるかもしれないが，他の入院者が寝静まっている時に大声を出して聞くようなことではない．時間的見当識の障害を示唆する所見であるが，同時にこれは常識的感覚を失っていること（人格変化）を示している．妻と看護師とは識別できているようであるから，少なくともその程度の対人的見当識は保たれていると考えられる．しかし，看護師に対して「何か食べさせて下さい」と丁寧に言うこともあるが，「朝めしを食わせろ」と命令することもある．人格が幼児化し，他人と親しい人間（家族）との区別が不安定になっている可能性がある．

　次に，「モニターの音をタイコの音だという」というのは微妙な所見である．例えば，換気扇の音が人の声（例：自分の名前をくり返し呼ぶ）に聞こえ，換気扇が止まると声も消えるということがある．精神医学ではこれを機能性幻聴と呼んでいる．統合失調症のほかさまざまな疾病状態で観察されることがある．しかし，三吉の場合，モニターの音とタイコの音にはどこか類似したところがあるかもしれない．幻聴かもしれないが，錯聴である可能性もある．いずれにしても，知覚領域においても確実性が失われてきたことを示唆する所見である．

　理解や判断にも障害が現れている．三吉は「誰某さん，どこか具合の悪いところはありませんか」というような看護師が通常かける質問には返事ができるし，妻の「問いかけに対し，しっかりうけこたえをしている」という記載もある．しかし，いずれも受動的な対応ばかりで，それ以外には知的活動を示す自発的な言動がない．むしろ，看護師が具合を聞いても「意味不明のことばかり言う」こともある．また，15日には「荷物を持って廊下へ行ったり，部屋に帰ったり，往復をくり返している」し，16日にも「1日中廊下が《ママ》出て来て帰るという」のである．妻が面会すると帰宅欲求は簡単に解消するようである．同じく家に帰るという意思の実行に関しても，行動が意味を失っている．そこが平成4年10月とは異なる点である．15日の「そうですか．お休みなさい」という対応は，挨拶としては立派に見えるが，前後の脈

絡からすると安易に過ぎる納得である．「何も手伝えなくてすみません」と謝るのも，本来患者が看護師に言うべき言葉でない．言葉のみを見ると正常に見えるが，内容が状況に適合していないのである．相当に進行した認知症の患者でも，簡単な応答や身についた挨拶のような社交性（昔取った杵柄）は保たれていることが多いので注意を要する．

3-3 平成6年7月から同7年8月にかけてB病院に入院のこと

これまでの入院は，いずれも1週間前後の短い入院であったが，三吉は平成6年7月12日から平成7年8月23日に死亡するまで，B病院に1年余り入院した．入院時の傷病名は脳動脈硬化症，心室性期外収縮，肝機能障害である．その後も多数の傷病名が追加されたが，本鑑定には直接の関係がないので省略する．

医師の診療録には精神状態に関する記述がない．頭部CT所見の報告書が5通あるが，最初の平成6年8月16日のCTですでに高度の脳萎縮と小梗塞巣が認められる．同年11月5日，翌7年2月21日，同年5月11日，同年6月23日のCT所見も高度の脳萎縮と梗塞巣を示すのみで，脳出血その他，脳に急激な異変が起こったことを示す所見はない．

看護記録の導入部には，病名として脳動脈硬化症と老人性認知症が挙げられ，主訴として，「自分で身の回りのことが不能．特に自覚症状なし」と記されている．「日常の生活時間」の欄には「9時→何にもせず，ただなんとなく1日が過ぎる」と記入されている．情報提供者は「娘」である．

以下に，看護記録の日誌の部分から重要な所見を取り出す．三吉は平成6年7月12日午後4時担送入院となり，トキと相部屋になった．「会話明瞭であるも，難しい話になると支離滅裂である」．同日午後7時には「全く別世界に来たみたいで，ここはどこか分からない．ベットよりおりてすわっている．『ばあさんがつねったので痛い』と怒っている．落ち着かない様子でいる」．この疼痛は，その少し前に実施された左足第1趾抜爪術によるものと思われる．午後9時半には不穏時の指示によりアタラックスP《抗不安薬》25 mgの筋注が施行され，両手も軽く抑制された．「ボケ症状あって『ばあさんの頭があたるのであっち行け』と言っている」と記載されている．この不穏状態は夜間せん妄と考えられる．同月13日は，午後9時に「やや不穏あり」とあり，午後10時半にはアタラックスP25mgの筋注が施行され，「ボケ症状あり．『車が通っている』等と言う」とある．これも幻視を伴う夜間せん妄と考えられる．14日は午後7時「会話明確．不穏（－）」であったが，午後9時には「不穏傾向出現．大声で独語有り」のため，アタラックスP50 mgの筋注が施行された．この興奮状態については記述が具体的でないので，確かなことは言えないが夜間せん妄が疑われる．15日午前10時には，次の記載がある．「ここはどこでしょうね『さあわかりません』病院ですか？『病院ではないでしょう』この人《妻》誰ですか『となりのばあさんでしょう』と会話トンチンカンなるも不穏なく経過中」とある．16日には午前10時に「会話トンチンカン」，17日午前10時および午後7時に「ボケ症状あり」と書かれている．両日とも夜アタラックスP25mgの筋注を受けている．7月24日午前10時には「座位でいるが，時折『トキばあさん』と話しかけている．独語あり」．午後9時「さっきとは大変にちがう．独語やら，表情硬い」とある．25日午前10時には「腰痛ありも『家に帰る起こしてくれ』と騒いでいる」．27日午前10時には「問いに対して返答ははっきりしている」．午後7時には「『米田三吉は私ですよ』と言う．独語あるも腰痛のみと」記されている．31日午後7時「腰痛『ずいぶん楽になりました』とpt．やや躁状態である」．

8月2日午前10時には，「『私が米田三吉ですが，となりの人《妻》の名前はわかりませんね』と云う」．午後7時には「会話しているも，内容不明瞭である」と記された．翌3日午前10時には「独語激しく『ヨネクラサーン』と大声を出している．腰痛ないとpt」．6日午前10時には「ボケ症状みられずも，会話はピントずれあり」．同日午後7時には「落ち着かない様子で『バーさんバーさん』とベット柵をたたいている」．7日午前10時には「オムツ使用の考慮指導する．注意するとハイハイと返事オッケ．まったく積極的体動なし」．8日午前10時「話しかけると返事明確にて，活気有るも，呆け症状有り」．9日午前9時半「ハイハイと返事あるも意欲（－）」．10日午後7時「今日は静

かに寝ましょうねと云うとptハイと元気良く返答あり」．11日午後7時「会話有るも内容は支離滅裂．何か言うとありがとうございます…と」．12日午前には「『私は米田三吉です．若い頃小学校の教員をしていました．横にいる人はトキさんで，私のつれあいです』と」．15日午前3時「覚醒中．もう起きていいですかと大声で話す」．同日午前6時「夜間不穏あって全く入眠しようとせず，『どこそこの銀行から金を借りた』と…」．この興奮はおそらく夜間せん妄であろう．午前10時「問いにハイハイと元気有り．会話あるも内容は，不明瞭なり」．午後7時「『腰はすっかり良くなりました』とpt.夫人に声をかけると，自分で返事をし，多弁である」．16日午前10時「本日，しっかりしている．となりの人は，オレの女房との事」．18日午前10時「昨日息子さん面会に来るも『昨日は誰も来てないよ』と本人」．21日午前10時「頭痛時々あるが，今大丈夫との事．会話あるも呆け会話なり」．22日午前10時「有難うございます．有難うございますの声有り．頭痛（−）．呆け会話あるも不穏（−）」．28日午前10時仙骨部処置の際「消毒時にちょっと痛いと訴えあり．問いに対しては返答OKも時々ピントずれあり」．

9月3日午前10時「特に変りみられず．奥さんをみて『どうしょうもないなー』と」．4日午前10時「トキは僕の女房．きたないおしりだ等と明確であるも呆け会話（＋）」．6日午前10時「活気（＋）．会話多くも内容不明点多し」．8日午後7時「奥さんのうなり声に『ばあさん静かにもうねろ』とどなる」．9日午前10時「となりの人は『あのー右手を振ってるクセだった』．特に変わりなし」．14日午前10時「となりでトキさんが大声を出している為に『おい静かにしろよ』と声をかけてる」．20日午後7時「会話有るも，支離滅裂なり」．28日午前10時「内容不明点あるも会話良好」．29日午前10時「『私は米田三吉です』と活気あり．時折『トキさん』と話しかけている」．

10月3日午後7時「食思良好．多弁でありも，おしりもカユクない．おかげさまでしっかりよくなりました—呆けあり」．15日午前10時「米田さん歩けますか？『それが腰が痛くて立てないんだよ』とpt．同日午後7時「同室者の佐藤さんに『具合悪くて大変だね』と」．19日午前10時「多弁（＋）．『御苦労様』の声あり」．20日午前10時「朝

食摂食中であるも，声かけに返答せず，懸命に食べている」．28日午前0時「覚醒中．もう朝かねと歌を歌っている」．午前6時「今朝『おはようございます』大声で挨拶あり．ウトウト眠そうであるが，Ns訪室すると多弁になる」．29日午前10時「大声にて独語有り．『仲良くしましょう』との多弁中．同日午前7時「『おばあちゃん，口開いて眠っているが，具合わるいのかね』と」．30日午前10時「不穏（−）．活気（＋）にて会話多し．『ばあさん口やかましい』ととなりに声掛けをしている」．

11月3日午前10時「トキさんの処置をしていると多弁にて『お世話かけます．おばあちゃんは無口で良かったんです…』と」．同日午後3時「気分？『良くなったよ．こうだもん』と両手を上げてみせる」．同日午後7時「どこか具合わるいか尋ねると『どこも皆悪い』と．『何かおいしいものをもってこい』などと大声で．『どこも悪くないよー』だと」．11日午前10時「活気良好にて多弁である．活動する様促すも病人だからと動かず，寝ていなくてはと．時に感情失禁有り．精神的不安定見られる．トキさんに話しかけていると，『迷惑掛けますね』と涙を流している」．12日午前10時「やや不穏気味あり．おこりっぽい．体動時にも，大声で『殺される』と言う」．13日午後8時「頭痛訴え，訪室する．色々聞くと，誰も痛いといった覚えがない」．14日午後7時「声かけに対し『ごくろうさん』と」．17日午前10時「感情失禁（＋）．声かけると泣き出す．『気分不快のことはないです』と」．20日午後8時「大声発し，興奮気味なり．看護師来室するに，『良く来てくれたネ』と手をとって泣き出す」．27日午後7時「食思良好．『自分で思うように動けないので不機嫌なんだよ』と話す」．

12月4日午前10時「笑顔あり．『となりのバアーさんも若い頃は良かった』と話してくれる」．同月8日午後2時「昼食未摂取であるも，どこも悪くない．風邪もおじぎをして通るなどとガッツポーズにて，様子見る事とする」．13日午後7時「トキさんが大声を出している為に，『ばあーさん具合悪いか』と声かけしている」．12月後半の看護日誌は具体的記事に乏しい．

平成7年1月4日7時「夕食全量摂取．『お世話になっています』と涙ぐむ．佐藤さんから，おせ

ち料理をもらってたべましたとpt」．10日午前10時「トキさんが『ネーネ』と話すので三吉さん話を聞いて下さいと云うと『わかったよ』」．14日午前10時「大声で『オーイオーイ』とどなっている．大きな不穏（−）．変わりなし」．19日午前10時「不穏なく，気分不快なし」．同日午後7時「会話有りも，不明点多し」．この日妻トキが死亡したが，このことに関係した記載はない．21日午前10時には「『おれのバーさん何かおいしい物持って来なよ』他変わりなし」．と記されている．妻が現に自分の隣にいなくなっているのに，平然としてこのような話かけをしているのである．現実を把握していないし，何の感懐もない．26日午後7時「時折独語あり．気分？『大丈夫だよ』とpt」．30日午前10時には「移室予定（同室者より苦情あり）」．同日午後6時には「特変なし．意味不明発語（＋）独語（＋）」とある．

1月を過ぎると「入眠中」，「特変なし」の繰り返しが多くなり，精神生活の記載は稀になる．例えば3月19日は次のような記載である．午前0時「入眠中」，午前3時「入眠中」，午前6時「特変なし」，午前10時「気分不快なし」，午後2時「他変わりなし」，午後7時「特変なし」，午後9時「特変なし」．これらは精神内界の貧困化が表現されたものと考えられる．4月5日および6日もほぼ同様の記載である．3月31日に平成7年第290号遺言公正証書が作成された．4月1日午後6時には「食事，全量摂取．対応もしっかりしている」とある．同月17日午後6時「対話にしっかり返答あり」．30日午後6時「夕食少量のみ．『オーイオーイ』とよんでいる」．5月8日午前0時には「眠剤服用するも大声発声．不穏（＋＋）」の状態で，アタラックスP25mgを筋注された．同日午前3時「大声で再度独語聞かれる」．午前6時に看護師が訪室してみると「ベットの上にいない．ベッド下に臥床．尿失禁」．午前10時「訪室ごとに大声で呼び，寺沢さんの方を指さし，お金をとってくれなどと不穏．支離滅裂なり」．同日午後2時「多弁．不穏持続なり」．これは十数時間にわたる，持続の比較的長いせん妄と考えられる．

4月頃から食欲がやや低下していたが，6月に入ると活気が失せ，食欲もさらに減少した．同月27日午後6時には「点滴中．夕食少量摂取．以前より独語少なし．活気なし．呼名に対応あり」と記されている．7月に入ると全身状態が悪化し，痩せ，全身の浮腫が目立つようになった．同月23日午前10時には「全身浮腫強度．意識あり．体交や処置ごとに『痛い．何するんだ』などの発語あるも，食思なく，云々」とある．8月12日午前10時には「大声を発し，活気あり」とあるが，22日には呼名に対して返事も消失し，9月1日死亡した．

以上から次のようなことがわかる．入院初期の看護記録は，三吉にとって，この入院という出来事に適応することがいかに難事業であったかを示している．しばしばせん妄が起こっているが，注意深くこれを避けて検討すると，大幅に認知症が進行していることが明らかになる．既述のように，場所的見当識および時間的見当識は失われて，全く別世界に来たみたいだと表現されている．入院後3日経っても自分のいるところがわからず，隣の妻は誰かと問われて「となりのばあさんでしょう」としか答えられない．対人的見当識の障害も加わった．7月24日には「時折『トキばあさん』と話しかけている」とあるが，8月2日には「となりの人の名前はわかりませんね」と言っている．入院後1ヵ月してようやく，隣にいる人が自分の妻であると認めている．同月18日には前日の息子の面会を忘れたのみならず，忘れたことを忘れて，「昨日は誰も来てないよ」と事実を否認している．悪性の健忘である．

理解力も低下している．入院初日の観察記録「会話明確なるも，難しい話になると支離滅裂である」に代表されるように，失語症はなく，単純な質問に対する返事や挨拶はよくできるが，それ以上の話はできないということである．例えば，8月10日に「今日は静かに寝ましょうね」と話しかけると「ハイと元気良く返答」することができ，8月28日に「消毒時にちょっと痛いと訴えあり．問いに対しては返答OKも時々ピントずれあり」とあるように，単純な話しかけや問いに対する返答はよいが，いくらかでも自主的に答えなければならない事態に当面すると，談話は「支離滅裂」，「内容は，不明瞭」，「内容不明点多し」，「ピントずれ」，「呆け会話」などと形容されるものになる．9月9日には隣の人（妻）について「あのー右手を振ってるクセだった」と答えている．

判断力や自主性も著しく低下している．8月7

日には「注意するとハイハイと返事オッケ．全く積極的体動なし」とあり，同月9日にも「ハイハイと返事あるも意欲（−）」とあるように，三吉は返事は明快であるが，努力をするということがない．それのみか「何か言うとありがとうございます」と答えるのは，言われたことの内容をよく考えないで肯定的な返事をする傾向があることを示唆している．また，7月27日に「米田三吉は私ですよ」と言い，8月2日にも「私が米田三吉ですが，云々」と繰り返し，同月12日，9月29日にも同様のことをいっている．自分が米田三吉であることがわかっている人は，このようなことを通常いわない．全く未知の人々が集った際に簡単に自己紹介するとか，特別な状況で誰何されたときなどを除いて，知的に成熟した人間がこのような発言をすることはまずない．病院に入院している患者も看護師に対して自己紹介する必要はない．「私は米田三吉です．若い頃小学校の教員をしていました．横にいる人はトキさんで，私のつれあいです」ということをわざわざ言う必要があるということは，自分が何者であり，自分と環境とがどのような関係に立っているかという基本的な了解が危殆に瀕しているということを示している．すなわち主体の崩壊である．仮に隣の病床にあるトキを自分の妻と認識していたとしても，これに対する配慮は適切とは言えない．9月3日トキを見て「どうしようもないなー」とあからさまに言い，翌4日にも「トキは僕の女房．きたないおしりだ等と明確である」と記されている．同月8日にも，トキが唸ると「静かにもう寝ろ」と怒鳴っていた．

入院も中盤に入ると，理解や判断の障害に加えて，躁状態とか多弁，感情失禁といった情動面の障害も目立ってくる．すでに7月31日に「やや躁状態」を指摘されていたが，10月3日には「おかげ様でしっかり良くなりました」と病識を欠いた発言をして，看護師に呆けありと判定されている．事柄を軽く捉える傾向がある．同月19日に「多弁（＋）．『御苦労様』の声あり」とある．同月28日には，午前0時から歌を歌っているような状態で，同日朝には「おはようございます」と大声で挨拶をし，看護師が病室を訪ねると「多弁になる」のである．同月29日および30日，11月3日にも多弁傾向が指摘されている．この11月3日には「どこか具合悪いかたずねると『どこも悪い』と．『何かおいしいものをもってこい』などと大声で．『どこも悪くないよー』だと」．と記されているようなトンチンカン問答があるが，単に思考の纏まりが悪いばかりでなく，応答が幼稚である．11月11日にも三吉は多弁であるが，看護師がトキに話しかけていると，三吉が「『迷惑かけますね』と涙を流している」とある．感情失禁である．同月17日，20日およびその後にも，感情失禁の記載が見られる．11月3日に気分はどうかと聞かれて，「良くなったよ．こうだもん」と両手を上げて見せるとある．いわゆるガッツポーズである．12月8日にも「どこも悪くない．風邪もおじぎをして通る」などと減らず口を叩き，ガッツポーズをしている．児戯的爽快というべきであろう．要するに，深刻な現実を捉えることができず，病識を欠き，情動面の抑制が脱落しているのである．

平成7年1月19日トキが死亡した．この日看護日誌に特別な記載はない．しかし，同月21日には2日前まで隣にいたトキがいないのに，「オレのバーさん何かおいしい物持って来なよ」などと呑気なことを言い，看護師からみても「他変わりなし」とある．隣にいた自分の妻が死亡したという認識がないのである．そもそも隣の人が妻であるという認識がどの程度成立していたかにも強い疑問がある．同年1月を過ぎると，精神生活の記載は稀になる．三吉の精神内界の貧困化（人格崩壊）と軌を一にしていると考えられる．

■4．考察と説明

4-1　精神医学的診断：精神医学用語の説明

考察と説明の便宜を考え，最初に言葉の定義をしておく．認知症は知能のみの病態ではないが，知能障害を中心とする病態であるから，まず知能から検討する．K.ヤスパース[6]によると，知能とは一切の天賦，生活課題に適応するために何らかの作業に用いられ，かつ合目的的に用いられる一切の道具である．ヤスパースは知能を分析して，知能の予備条件，知識，本来の知能を区別している．知能の予備条件に属するのは記銘力と記憶，疲れやすさの程度，運動現象および発語装置の機構などがある．本来の知能を把握するのはすこぶる困難であるが，臨床上の検査に関しては，我々は知能に関するきわめて一般的な2，3の側面に止まっている．我々は，ある人が持っている判断

力，思考力，本質的なものに対する勘，各観点および各理念を把握する能力などを見ることに特別の価値を置いている．さらに判断力と並んで特性をなすのは<u>自発性，主動性</u>である（下線は訳文の傍点に相当する）．

認知症の定義の一例を以下にあげる．「認知症 dementia, Demenz とは，普通に発達した知能が，後天的な脳の器質的障害のために，社会生活に支障をきたす程度にまで低下した状態を総称するものである」．そして，「認知症は，知的機能の障害がその基本にあるが，単に知的機能だけの障害を示すのではない．意志も感情も，人格も種々の程度に障害されるし，言語や視空間認知などの道具も種々の程度に加わってき，いわば精神機能全体の障害といってよい」（小阪）[8]．精神医学では，いったん獲得された知能が原発性かつ持続性に低下した状態であって，その基礎に多少とも広範な脳の器質性変化が証明ないし想定される場合を認知症と称するのである．

まだら認知症とは，精神機能のある領域（例えば，記憶や見当識）には障害が目立つにもかかわらず，他の領域（例えば，判断力，人格面）では障害がほとんど認められないような場合を指していうもので，空間の概念である．昨日は精神的能力に障害があったが今日はないというような，一進一退を示す時間的概念ではない．そもそもそのような考え方は認知症の持続性に矛盾する．まだら認知症は血管性認知症，とりわけ多発梗塞性認知症に特徴的とされている．

せん妄は多少とも意識障害を伴う一過性の病的状態で，大部分は夜間に生ずる．精神運動性の興奮，不安のほか，幻覚（幻視，情景的体験が多い），被害的念慮を伴うことがある．せん妄の際の周囲に対する領識は意識混濁の程度によって異なり，話しかけると応答できる程度から，幻覚などに支配されて外界との交渉ができない状態までさまざまである．せん妄はアルコール中毒者に見られる（振戦せん妄）ほか，認知症性老人にもしばしば見られる．認知症が持続性，しばしば進行性であるのに比し，せん妄は一過性で回復可能である（一進一退する）点に注目して，病状を分析する必要がある．

4-2　精神医学的診断：診療録から得られた所見

平成4年10月の三吉には，場所的見当識の障害があり，入院の意義を理解せず，入院という生活課題に適応できていないという点から，軽い認知症が存在すると考えられる．

平成6年1月には，著しい記銘力障害のほか，場所的見当識障害および時間的見当識障害が明らかである．機能性幻聴または錯聴が認められる．すでに，返答や挨拶はよいが，理解や判断は悪いという精神機能の特徴的布置が明らかである．心身の状態は，認知症や意識障害の患者においても，もっとも答えやすい課題であるが，看護師が具合を聞いても「意味不明のことばかり言う」ことがある．看護師に対して「何も手伝えなくてすみません」と詫びるように，言動が状況に適合しないこともある．荷物を持って廊下に出たり部屋に帰ったりの往復を繰り返すような，行動の無意味化が認められる．常識的感覚の喪失と人格の幼児化も見られる．以上のように，記銘力障害，見当識障害，理解や判断の障害，軽度ながら人格変化が認められ，広範な認知症が存在する．

平成6年7月以降はさらに進行した認知症の姿を見ることになる．入院時，看護師は家族から三吉の「生活時間」につき，「何もせず，ただなんとなく1日が過ぎる」と聴取している．看護日誌から窺える三吉の精神状態も，相応の状態である．入院当日からせん妄が時々起こっている．せん妄状態においては，認知症による精神機能の障害に意識障害による精神機能の低下が重畳しているから，我々はこの部分を区別して，その基盤にある認知症を調査しなければならない．

記銘力障害も見当識障害もいよいよ高度で，平成6年1月には辛うじて保たれていた対人的見当識も深刻な侵害を被り，同年7月に入院してしばらくは，トキを認識することができなかった．環境の識別のみならず，自己認識にも深刻な動揺が生じており，7月27日には「米田三吉は私ですよ」と言い，8月2日以降も「私は米田三吉です」等を何度も繰り返している．早くも7月31日には「やや躁状態」に気付かれている．明快なのは返事と挨拶で，8月15日に「問いにハイハイと元気あり．会話あるも内容は，不明瞭なり」とあるが，これに似た観察が前後に何度も繰り返し記録されてい

る．単純な問いに対する返事や挨拶以上の課題に当面すると，しばしば「支離滅裂」，「呆け会話」，「ピントずれ」等となっている．注意や指導に対しても返事はするが意欲がなく，「積極的体動なし」という状態であった．8月に入ってようやく，トキを辛うじて認識したようであるが，これについては「どうしようもないなー」とか，「きたないおしりだ」等と歯に衣着せぬ評言を加えている．病識がなく，深刻な状態を認識せず，軽躁状態にも比すべき呑気，無頓着，多弁，児戯的爽快などの徴候が認められる．これらを精神医学の述語一言でいうと，多幸症である．11月頃から感情失禁も加わった．平成7年1月19日にトキが死亡したが，同月21日には「オレのバーさん何かおいしい物持って来なよ」と呼びかけている．先日まで隣にいた妻が今は死亡してそこにいないということが認識されていない．1月を過ぎると，看護日誌に精神生活の記述が稀になる．三吉の精神内界が空虚化したことを反映したものと考えられる．2月以降，三吉は知的にも人格的にも崩壊したのである．

三吉の認知症は，平成4年頃から徐々に進行した．認知症の多くは血管性認知症またはアルツハイマー型認知症に属する《著者注：今日では前頭側頭葉変性症による認知症が増えている》．三吉の場合，脳に血管性変化があることは頭部CTスキャンによって確認されている．しかし，その臨床像を見ると，高齢（82ないし83歳）で発症し，比較的速いが基本的には緩徐な進行性の経過をとり，知的障害は早くから広範に及び（まだら認知症ではなく，むしろ全般性認知症である），早期から人格水準の低下を来し，平成7年2月以降，知的にも，人格的にも崩壊している．その病像と経過は，血管性認知症の特徴をいくつか持たないではないが，アルツハイマー型認知症の特徴（高齢発症，認知症の全般性，緩徐な進行性，多幸症等）を多く備えているのである．我々はアルツハイマー型認知症に血管性認知症が加わった混合型を目前にしている可能性もある．資料に狭い限界があるので，これ以上の検討はできないが，血管性認知症と簡単に断定することはできない．臨床的に見る限り，アルツハイマー型認知症を優先すべきであろう．なお，三吉の場合，他の特殊な認知症の類型を特に考慮すべき必要はない．

4-3 精神医学的診断：吉村三郎本人調書の検討

かつて三吉の主治医であった吉村三郎の証言は裁判に対する影響も大きいと思われ，また重大な問題を含んでいるので，これに触れないで通り過ぎることはできない．その本人調書によりこれを検討しておく必要がある．

証言の問題の第一は，吉村が認知症につき根本的な誤解をしているということである．裁判官より，「まだら模様とは時間的な意味で不均衡に出てくるということか」と問われて，これに「そうです」と答えている．さらに重ねて「すると，ある一定期間，その呆け症状が出ない普通の状態というのも当然あったという趣旨」かと問われ，これに対し「そういうことです」と答えている．すでに述べたように，まだら認知症とは空間的概念であって，「いい日もあれば悪い日もある」という風に時間的に精神機能が不均衡に現れることを意味するものではない．認知症はそのように一進一退する病態でなく，持続性（多くは進行性）を本質的特徴とする．

証言の問題の第二は，吉村が認知症（持続性の精神能力の低下）とせん妄（一過性の精神能力の低下）を区別していないということである．認知症患者にせん妄が生ずると，認知症による精神機能の障害に加えて，意識障害による精神機能の低下が重畳するから，単なる認知症状態よりもさらに機能低下した状態になる．せん妄は一過性であるからやがて消退する．するともとの認知症状態に戻るのであって，決して年齢相応の健康な老人に戻るわけではない．

証言の問題の第三は，吉村がアルツハイマー型認知症は症状が固定的でかつ進行性で，人格崩壊にまで至る重症の病態であるのに対し，脳血管型の認知症はまだら模様の認知症で，比較的軽症であるという意味のことを言っている点である．これは一般的傾向を指摘したものとしては正しいところもある．しかし，アルツハイマー型認知症にも軽症期と重症期があり，血管型でも重症になれば人格崩壊に至るのである．まだら認知症も血管型に比較的多いというにすぎず，血管型認知症に特異な症状ではない．吉村は三吉の場合は（おそらく頭部CTの所見から）血管型認知症であると断定し，血管型認知症であるからまだら認知症で

あると決めつけ，まだら認知症であるからいい日もあるという誤った結論を引き出した．ここには認知症とせん妄の混同があることは上記の通りである．まだら認知症かどうか，あるいは血管性認知症であるかどうかは臨床症状から決定しなければならない．

証言の問題の第四は，裁判官より，第三者の医師が遺言能力について鑑定することにどのように考えるかを問われ，吉村が「患者さんをじかに診てなく，カルテだけでそういった能力の判断の有無を問うのは，答えるのは非常に難しい」，端的にいって「不可能だ」と答えていることである．その理由として，「看護記録が主に異常があった場合を書きますので，(中略)看護記録だけを見ると，不穏とか徘徊とか独語とかそういうことが目立ちますけれども，この長い入院生活の間に全くそうじゃない日のほうが実はずっとあるわけです」という事情を挙げている．もちろんここには，個人の過去の精神状態をいかにして知ることができるかという根本問題もあるが，この際それはおいておこう．このような場合，主治医が精神医学的な観察や検査をしていないことが多く，観察や検査の結果を記録することはさらに稀なので，多くの場合，主治医自身も，ごくわずかの記憶のほかは，看護日誌に頼ることになるのである．個人の過去の精神状態について知ることは難しいが，看護日誌は具体的記述に富んでいるので，これを精神医学的に正しく分析すれば（とりわけ認知症とせん妄を識別して見れば），過去の一定の時点の患者の精神状態につき，正しい結論に到達する蓋然性が高いのである．実際に看護日誌を検討してみると，それは異常があった場合だけを記録しているのではないことが明らかになる．吉村の既述の根本的な誤解を取り払ってみると，吉村が実ははるかに多いと言う上記の「全くそうじゃない日」こそ認知症の日々だったのである．

以上の諸問題は，吉村の精神医学に対する根本的な誤解または無知によることが明らかである．証言の中には正すべき誤りや説明を要求すべき不明瞭な点が多数あるが，ここでは一つだけ指摘しておく．裁判官より，平成7年1月19日に妻トキが死亡した頃の三吉の病状を尋ねられて，吉村は次のように答えた．「(前略) トキさんの状態が悪いときはカーテンで仕切りまして，米田三吉さんからは見えないようにしておりまして，米田トキさんをお見送りした記憶はあります．その時，特に取り乱すようなことは米田三吉さんに関してはなかったと思います」．次いで，「トキさんがお亡くなりになられたことは，三吉さんはお分かりだったですね」の質問に「はい」と答えている．この場合，三吉の精神的能力を判断するに当たって重要なのは，三吉がトキの死亡を認識した上で取り乱すことがなかったのか，認識しなかったから取り乱すこともなかったかという点を考察することである．吉村は，トキが死亡したことを三吉はわかっていたと答えているが，問題は吉村がそれをどのようにして（つまり，どのような観察やテストにより）知ることができたかである．2日後の看護日誌は，そのような認識が三吉にはなかったことを強く示唆している．

4-4 精神医学的診断：鑑定外余説

これは鑑定事項として与えられた仕事ではないし，そのためもあって十分な資料がないので，鑑定人としてはこの問題に触れずに通り過ぎるのが賢明と考えられるかもしれない．しかし，全く無縁のことでもないので，何かの参考にでもなればと考え，憶測に近い推定にしか過ぎないが，簡単に述べておく．

それは，トキの精神状態に関する事柄である．トキは平成6年4月3日脳卒中（脳梗塞）で倒れ，A病院に入院した．リハビリテーション中に転倒する事故があり，爾来寝たきりとなった．同年6月10日B病院に転院し，三吉入院後は相部屋で療養を続けていた．

卒中を起こすほどの脳梗塞が，平成6年4月3日に突如始まったとは考えにくい．脳梗塞が何年か前から始まっていた可能性が当然高い．もっとも考えられやすいのは，平成4年頃から三吉とトキに相次いで認知症が始まったという可能性である．

原告米田亮の平成9年5月29日付準備書面の3の(2)によると「平成4年6月頃より，三吉は，現金とか大事なものを本や新聞の間にしまい込むという認知症症状を呈するようになった．そして，『父が物をしまい込み，母がなくなったと騒ぐ』ことが頻繁に起きたが，それらの物は，ほとんど見つかった」．原告の平成9年8月28日付準備書面

の第2の1の(8)には，平成4年10月頃のことのようであるが，「(前略)トキは，昼は毎日のように預金通帳を並べて，それに見入っており，午後5時か6時になるとおかしくなってきて，老人性認知症の典型的症状である物や金の紛失妄想が見られた」．午後5時か6時頃になるとおかしくなるというのは，認知症老人のいわゆる夕方症候群(例えば，自宅にいて「家に帰る」等と言い出す)である可能性もある．「紛失妄想」は後述する「物盗られ妄想」であろう．

被告大島広枝外5名の平成9年7月10日付準備書面第2の1の(3)によると，平成4年5月28日，被告小川が「(前略)現金20万円を預り，三吉の机の上に置いておいたところ，これが紛失した(後略)」ことがあり，「この件についても，三吉，トキ，被告らは原告に対し深い疑惑を持った」．同準備書面第1の6には「平成5年8月には大切に保管していた三吉の実印が紛失するということが発生した．(中略)このため，三吉，トキは，右実印は原告が盗んだものと考え，云々」とある．同準備書面第3の4には「平成6年3月31日原告が二人の隙を盗んで，三吉の実印や通帳を盗んだ(過去の経験からみて，三吉，トキは原告が盗んだと確信した)」とある．

以上の出来事の真偽につき論ずるには，鑑定人は十分な資料を持っていない．ただ，トキの認知症が平成4年頃から始まっていた(その可能性は十分ある)と仮定すると，次のような精神医学上の知識が参考になる．

認知症性疾患の初期から中期にかけて，「物がない，盗まれた」という妄想がしばしば現れる．精神医学ではこれを「物盗られ妄想」と呼んでいる．認知症老人にも嫉妬妄想や心気妄想などがあるが，妄想の中ではこの物盗られ妄想が圧倒的に多い．この妄想の特徴(小澤)[12]を簡単に述べると，以下のようになる．第一に，盗まれたと主張される物はお金，通帳，財布などであるが，ときには下着，スリッパ，調味料，米等のこともある．第二に，犯人として名指しを受けることが多いのは，身近な人，世話をしてくれている人である．嫁，配偶者，息子，娘，ヘルパー等が被害者になる．第三に，大袈裟に騒ぎ，相手(妄想の対象)を激しく攻撃する．警察に届け出ることもある．第四に，それは容易に訂正されず，説得が効かない．

妄想と呼ばれる所以である．

こうした妄想の背景には，自分が置き忘れたことさえ忘れる程の，悪性の健忘(記憶喪失)がある．他方では，当人は，自分は人から世話を受けるほど老いたり，呆けたりしてはいないと思って疑わない．にもかかわらず身近な人々はこれまでにも増して親しく関ってくる．ないはずの物があったり，あるはずのところに物がなかったりするのは日常茶飯事で，妄想はいよいよ強固になる．この妄想に家族が巻き込まれることも稀ではない．

念のため繰り返すが，以上は，トキに平成4年頃から認知症がひそかに始まっていたことを仮定し，その上であり得ることとして，認知症老人に精神医学上よく知られている妄想の知識を紹介したまでである．

4-5 民法上の精神能力

いわゆる遺言能力がどの程度の精神能力であるかを明快に規定した基準はわが国にはないようである．言うまでもなく裁判所の判決は個別判断であるから，それぞれの具体例に即した総合的判断を示しており，そこから基準を読み取るのは容易でない．「遺言が必ずしも単純な内容のものでない」ことを考慮して相対的に高い能力を要求した例もあれば，全財産を自己の出生地である市に遺贈する場合はそれほど高い意思能力を要しないとした例もある．学説においては相反した意見さえ提出されている．すなわち，一方では「通常の財産行為における意思能力よりも低目ないし緩やかに遺言能力は認定されてよい」(須永)[16]という見解があるかと思えば，「身分行為の意思能力は，身分行為の重大性に照らし，財産行為の意思能力より高い精神機能が必要であると解されている」(宇田川)[17](事例は養子縁組にまつわる訴訟に関するもの)と主張する者さえある．

イギリスではBanks v. Goodfellow[1]において首席裁判官が述べた基準にもとづき，以下のような点が，遺言能力判断の指針として司法精神医学の教科書(Faulk, M.)[2]にも掲げられている．すなわち，①遺言とその結果の性質を理解する能力，②必ずしも詳細を要しないが，自分の財産の性質を理解する能力，③近親者の氏名および彼らの遺贈に対する要求を想起する能力，④遺言者の自然な

感情を曲げ，その決断に影響する病的精神状態がないこと，の4点である．アメリカでも多くの州でほぼ同様の基準が用いられているようである．これらは常識からみてもなるほどと思わせる指針で，国情や法制度の異なるわが国においても参考になり，また個別法律行為との関係で精神能力を分析するのに適しているであろう．

平成6年6月10日に作成された平成6年第2206号遺言公正証書の内容は，過去の遺言をすべて取り消し，財産の相続を妻子の協議に委ねるというものであるから，一見したところ単純なものである．しかし，妻トキは同年4月3日に脳卒中で倒れ，事故も重なって寝たきりになっており，子らは母親を異にし，長男かどうかによって養育等の待遇が一様でなかったことや長男が家（業）を継承することになっているというような事情がある．

一方で，三吉の認知症性疾患は平成4年10月の軽度認知症から徐々に進行して，平成6年1月には記銘力障害，場所的および時間的見当識障害が明らかになったのみならず，理解力，判断力の障害も現れ，返答や挨拶は明快であるが，詳細に見ると返答は受動的であり，看護師が具合を聞いても「意味不明のことばかり言う」ようなことさえある．挨拶も状況に適合的でないことがあり，帰宅意思の実行に関しても行動が意味を失っている．相当に進行した認知症状態にあるといえよう．さらに，平成6年1月から同年7月頃にかけて認知症は確実に進行している．同年7月ないし8月頃には，記銘力障害のほか，全般的な見当識障害が明瞭になり，「やや躁状態」といわれるような，多幸症に繋がる抑制喪失，無頓着の傾向が表面化した．活発なのは「ハイハイ」という返事と，挨拶，饒舌であり，看護師と交わす日常会話でさえ支離滅裂，ピント外れ，内容不明瞭としばしば形容されるようになった．自我意識も崩壊の危殆に瀕している．平成6年6月10日の三吉の精神状態は，同年1月の精神状態よりも同年7月のそれに近いであろう．重症の認知症というべきで，意思能力の低い段階に相当する状態とみられる．この頃の三吉に，主体的に遺言書の一（平成5年第0261号遺言公正証書）を捨て，他を採るというような行為をする能力，すなわち平成6年第2206号遺言公正証書を有効に嘱託する能力を期待する

ことはできない．

三吉の認知症は同年7月以降も進行し，同年11月からは，知的崩壊に加えて人格崩壊が加わり，児戯的爽快，無頓着，感情失禁等が顕著に現れている．平成7年1月19日には相部屋にいた妻が死亡したが，三吉はこれを認識することができなかった．同年2月以降，三吉の精神内界はさらに空虚化していると考えられる．平成7年第290号遺言公正証書が示すような，複雑多岐にわたる内容につき，三吉が自主的に嘱託することができたとは考えられない．

■5. 鑑定主文

結局結論は以下の通りである．

亡米田三吉には，請求の趣旨一及び二記載の各公正証書作成時に，これら公正証書の嘱託を有効になしうる精神能力は存在しなかったと考えられる．

以上のように鑑定する．

平成11年6月7日

東京都精神医学総合研究所
客員研究員　西　山　詮
東京地方裁判所民事第○部
裁判官　○　○　○　○　殿

なお，本鑑定に要した日数は，平成11年1月14日から同年6月7日までの145日である．

C. 判　決

東京都荒川区○○○1丁目4番3号
原　　告　　米　田　亮
右訴訟代理人弁護士　高　野　則　雄
千葉県松戸市○○○7丁目15番7号
被　　告　　大　島　広　枝
東京都荒川区○○○1丁目4番2号
被　　告　　米　田　敏　子
東京都荒川区○○○5丁目2番1号
被　　告　　小　川　雪　枝
茨城県北相馬郡○○町大字○○2336番地
被　　告　　江　田　春　枝
埼玉県狭山市○○○8番地5
被　　告　　梶　原　文　子
右5名訴訟代理人弁護士　進　藤　明　良
東京都田無市○○町1丁目1番8-3
被　　告　　田　中　榮

1. 主文

1 　原告と被告らとの間で，東京法務局所属公証人山本三郎作成平成7年第290号遺言公正証書が無効であることを確認する．
2 　原告と被告らとの間で，東京法務局所属公証人上岡守作成平成6年第2206号遺言公正証書が無効であることを確認する．
3 　被告小川雪枝は，原告に対し，別紙物件目録《著者注：省略したが，平成5年および平成7年遺言公正証書が参考になる》記載の土地について平成7年8月23日相続を原因とする所有権移転登記手続をせよ．
4 　訴訟費用は被告らの負担とする．

2. 事実及び理由

Ⅰ　請求
　　主文同旨

Ⅱ　事案の概要
　本件は，2通の公正証書遺言が，遺言者の遺言能力がないのに行われたとして，右遺言書の無効確認を求めるとともに，右遺言書に基づきなされた土地の移転登記について相続を原因とする移転登記手続を求めた事案である．

Ⅱ—1　争いのない事実
Ⅱ—1—a　原告，被告らは，別紙当事者関係図《著者注：図1》記載のとおり，平成7年8月23日に死亡した訴外米田三吉（以下「三吉」という）の子らである．
Ⅱ—1—b　三吉は，別紙物件目録記載の土地（以下「本件土地」という）を所有していたところ，平成5年7月15日，東京法務局所属公証人林一平作成平成5年第0261号遺言公正証書（以下「平成5年遺言」という）において，本件土地を原告に相続させる等の遺言をした．
Ⅱ—1—c　三吉は，平成6年5月29日，東京法務局所属公証人上岡守作成平成6年第2206号遺言公正証書（以下「平成6年遺言」という）において，三吉が従前に行った遺言はすべて取り消すとの遺言をした．
Ⅱ—1—d　三吉は，平成7年3月31日，東京法務局所属公証人山本三郎作成平成7年第290号遺言公正証書（以下「平成7年遺言」という）において，本件土地を被告小川雪枝（以下「被告小川」という）に本件土地を《ママ》相続させる等の遺言をした．
Ⅱ—1—e　本件土地には，平成7年8月23日相続を原因とする被告小川を所有者とする別紙登記目録記載の登記が存在する．

Ⅱ—2　争点
　本件の争点は，平成6年遺言，平成7年遺言がされた平成6年5月29日，同7年3月31日当時，三吉は老人性認知症により遺言能力がなかったかどうかという点にある．

Ⅲ　争点に関する判断
Ⅲ—1　被告田中榮について
　被告田中榮（以下「被告田中」という）は，平成6年遺言，平成7年遺言がされた当時，遺言者である三吉は，老人性認知症により遺言能力がなかったことを認めているので，原告の被告田中に対する請求は理由がある．

Ⅲ—2　被告田中を除くその余の被告らについて

Ⅲ—2—a　三吉の平成3年から同7年（死亡時）までの病状等
　証拠及び弁論の全趣旨によれば，次の事実が認められる．

(1) 三吉は，明治41年10月1日生まれで，平成3年当時，妻トキ（明治40年8月1日生）と二人で生活していた．トキは，平成3年11月5日，低血糖症でA病院に入院し，長男である原告が一人となった三吉を自宅に引き取り扶養するようになった．平成3年12月3日，トキが退院してからは，原告が三吉夫婦を扶養するようになった．三吉は，平成4年6月以降，しばしば大切なものがなくなったといっては騒ぎ，トキは原告を犯人呼ばわりしたが，それらの物はほとんどがその騒ぎの直後ころ見つかった．

(2) 三吉は，平成4年10月19日から同月24日まで，不整脈でA病院に入院した．A病院の診療記録には「認知症（+）」との記載がある．また，同病院の看護記録からは次のよう

な状況が認められる．三吉には睡眠障害がしばしば起こっており，自分で点滴を抜いてしまうようなことがあった．入院当初は病院を自宅と間違えていた．また，三吉は，しきりに帰宅したがり，家人の説得で一時は納得するが，また身の回りのものをまとめて帰宅しようとしたりした．

(3) 三吉は，退院後原告の家に戻り生活していたが，平成5年7月頃には，部屋の隅のほうに水溜りがあるなどの幻覚を見るようになっていた．更に，三吉は，平成5年12月には，杖を使わないと立てなくなり，トイレに行くのに間に合わず，便を失禁するようになった．

(4) 三吉は，平成6年1月13日から同月20日まで，うっ血性心不全，認知症，糖尿病で再度A病院に入院した．そして，同病院の看護記録からは，三吉の次のような状況が認められる．

　a）前回の入院時と同様に睡眠障害が認められ，執拗な夜間徘徊を行っている．

　b）ご飯を食べさせてもらっていないと抗議めいた言い方をしたり，前日妻が面会にきたのを忘れるだけでなく，夕方面会にきた妻につき同じ日の午後9時半に「ばあさんはどうした！」と看護師に詰問するなど記憶障害がますます明瞭となってきた．

　c）深夜等にトイレ，自分の部屋の場所が分からなくなるなど場所的見当識の障害が認められる．

　d）午前2時半ころ大声で時間を聞くなど時間的見当識の障害が認められるとともに常識的感覚の喪失（人格変化）が認められる．

　e）「モニターの音を太鼓の音だという」など精神医学上の機能性幻聴の症状が認められる．

　f）看護師や妻からの通常の問いかけに返答できることもあるが，それはいずれも受動的な対応ばかりで，それ以外には知的活動を示す自発的な言動がない．むしろ，看護師が具合を聞いても「意味不明なことばかり言う」こともあるなど，理解や判断にも障害が現われていることが認められる．

(5) 三吉は，退院後原告の家に戻り生活していたが，平成6年3月末ころより歩行が困難となり，一人でトイレに行くことが出来なくなり，おしめを常用するようになった．三吉は，このころ，夜間騒ぐことが多くなり，トキは睡眠を妨げられストレスがたまった．トキは，こういうこともあってか，平成6年4月3日，脳梗塞の発作を起こし，A病院に入院したが，左半身麻痺の後遺症が残った．トキは，同年6月27日，B病院に転院した．

三吉は，トキ入院後も原告家族の介護を受けていたが，認知症状況がますますひどくなったため，原告は，同年7月12日，三吉をトキの入院先であるB病院の同じ部屋に入院させた．

(6) 三吉は，平成6年7月12日から死亡する同7年8月23日まで，B病院に入院した．そして，同病院の診療録，看護記録からは，三吉の次のような病状が認められる．

　a）三吉の頭部CTが5枚撮られているが，最初の平成6年8月16日のCT所見ですでに高度の脳萎縮と小梗塞巣が認められる．同年11月5日，同7年2月21日，同年5月11日，同年6月23日のCT所見も高度の脳萎縮と梗塞巣を示すのみで，脳出血その他脳に急激な異変が起こったことを示す所見は認められない．又，看護記録の導入部には，病名として脳動脈硬化症と老人性認知症が挙げられ，主訴として「自分で身の回りのことが不能．特に自覚症状なし．」との記載がされている．

　b）三吉の入院当初の状況は次のとおりである．

　　前回のA病院に入院時より大幅に認知症が進行している．入院後3日経過しても自分のいるところが分からず，隣の妻は誰かと聞かれて，「となりのばあさんでしょう」としか答えられず，場所的見当識，時間的見当識に加え，対人的見当識障害も加わった．

　　入院当初の観察記録にある「会話明確なるも，難しい話になると支離滅裂である」に代表されるように理解力も低下している．

　　更に，8月9日の記載によると，「ハイハイと返事あるも意欲（−）」，8月11日の記

載によると「何かいうとありがとうございます」とあるように，いわれたことの内容をよく考えないで肯定的に返事する傾向を示すなど，判断力，自主性の著しい低下が認められる．

　　c）三吉の入院中盤以降の状況は次のとおりである．

　　10月3日には，「おかげ様でしっかり良くなりました」と病識を欠いた発言をしたほか，同月19日には多弁であり，同月28日には，午前零時ころから歌を歌うなど理解や判断の障害に加えて，躁状態，多弁，感情失禁といった情動面の障害も目立ってきた．

　　三吉は，平成7年1月19日，同室の妻トキが死亡したのに，これを認識できないでいる．このことは，三吉がトキの死亡当日病室を訪れた被告田中に対し，トキがどこに行ったか分からないといったこと，三吉は同月21日には「俺の婆さん何かおいしい物持って来なよ」との発言をしていることから明らかである．平成7年1月以降は，三吉の精神内界が空虚化したのを反映してか，三吉についての看護記録の精神生活の記述は稀になっている．

Ⅲ—2—b　遺言の内容，作成時の状況等

証拠及び弁論の全趣旨によれば，次の事実が認められる．

(1) 三吉は，平成3年8月6日，東京法務局所属公証人林一平の公証人役場において，公正証書遺言を行った（以下「平成3年遺言」という）．なお，この遺言の内容は，トキ，原告及び被告梶原文子（以下「被告梶原」という）を除く被告らそれぞれについて相続させる財産が指定されているが，被告梶原に対する遺贈はなされていない．平成3年遺言では，原告の自宅の敷地である本件土地は，原告が相続することになっていた．

(2) 三吉は，平成5年7月15日，前記公証人林一平の公証人役場において，公正証書遺言を行った．平成5年遺言の内容と平成3年遺言の内容の異同をみると，原告，被告田中及び被告江田春枝（以下「被告江田」という）の相続財産には変動がなく，被告大島広枝（以下「被告大島」という），被告米田敏子（以下「被告米田」という）及び被告小川の相続財産が減らされ，その分トキの相続財産が増やされている．

(3) 被告小川らは，平成6年5月29日，原告方にいた三吉をトキの見舞いに連れて行くといって，被告小川方まで連れてきた．そこで，平成6年遺言が作成された．その内容は，従前に行った遺言をすべて取り消すというものである．右遺言に当たっては，事前に被告小川や被告田中から訴外木下太郎，同凛子弁護士夫妻に相談がされ，右当日も木下弁護士夫妻が証人として遺言に立ち会った．しかし，他方で平成6年遺言の作成前後に木下太郎弁護士が作成したと思われる文書には，「内容を記載した遺言書を作成するのは，お父さんの状態からみて困難がある．第三者に相続分及び分割方式の指定の委託をする程度の公正証書遺言の作成ならあるいは可能か」との記載がされている．

(4) 平成7年3月31日，B病院内の三吉の病室において，平成7年遺言が作成された．遺言内容は被告らが事前に話し合いで決めた．被告ら代理人高橋弁護士は，被告らの話し合いの結果を文章化し，これを公証人山本三郎に渡した．山本公証人は，高橋弁護士から渡された内容の公正証書を作成し，証人，三吉の署名部分のみを空白にした公正証書遺言を持参して，B病院を訪れた．山本公証人は，8条からなる平成7年遺言について，1条1条確認するのではなく，全文を読み上げ，その後に三吉に署名させた．

　平成7年遺言の内容は，平成3年遺言及び平成5年遺言では原告に相続させるものとされていた本件土地が被告小川に相続させるものとされ，また，以前の遺言では登場していなかった被告梶原に遺贈がなされ，原告についてはトキの死亡により三吉が相続した土地の共有持分を相続させるものとするなど，平成3年遺言，平成5年遺言とは全く異なった内容のものとなっている．

Ⅲ—2—c　三吉の遺言能力の有無について

(1) 認知症の概念等

　　前記Ⅲ—2—aの事実に鑑定の結果及び弁

論の全趣旨を併せ考慮すれば，次の事実が認められる．

認知症とは，普通に発達した知能が，後天的な脳の器質的障害のために，社会生活に支障を来たす程度にまで低下した状態を総称するものである．そして，認知症は，知的機能の障害がその基本にあるが，単に知的機能だけの障害を示すものではない．意志も感情も，人格も種々の程度に障害されるし，言語や視空間認知などの道具も種々の程度に加わっていき，いわば精神機能全体の障害といっていいといわれている．認知症は，精神医学上は，いったん獲得された知能が原発的かつ持続的に低下した状態であって，その基礎に多少とも広範な脳の器質的変化が証明ないし想定される場合をいうとされている．そして，老人性認知症の大部分は血管性認知症とアルツハイマー型認知症に属する《著者注：前記の通り，今日では前頭側頭葉変性症による認知症が増えている》．血管性認知症においてはまだら認知症が特徴的とされている．まだら認知症とは，精神機能のある領域（例えば，記憶，見当識）には障害が目立つにもかかわらず，他の領域（例えば，判断力，人格面）では障害がほとんど認められない場合を指すのであり，昨日は精神能力に障害があったのに，今日は障害がないといったような一進一退を示す時間的な概念ではない．これに対しアルツハイマー型認知症は全般性認知症である点に特徴がある．

三吉には，前記のとおり脳に血管性変化がある．しかし，他方，前記認定のとおり，80歳を越えて発症し，比較的速い進行であったこと，知能障害は早くから広範に及んでいることなどアルツハイマー型認知症の特徴を多く備えている．そうだとすると，三吉の病状は，アルツハイマー型認知症に血管性認知症が加わった混合型であったと推認することができる．

(2) 平成6年遺言作成時（平成6年5月29日）の三吉の遺言能力

前記Ⅲ—2—a，Ⅲ—2—bを前提にすると，以下のとおり，三吉は，平成6年遺言作成時，遺言能力を有していなかったと認めることができる．

三吉は，平成4年10月29日にA病院に入院した当時，場所的見当識障害などがみられ，すでに軽度の認知症に陥っていたが，平成5年遺言作成当時には幻覚を見るようになっている．更に，三吉は，平成6年1月に再度A病院に入院した当時には，夜間徘徊，記憶障害，場所的見当識障害，時間的見当識障害が顕著の他，常識的感覚を喪失するなど，1年余りの間に，時間の経過に従って認知症の度を深めていった．そして，平成6年遺言のなされた日から約1か月半後である平成6年7月のB病院の入院当初のころには，三吉の精神機能は，会話が難しい内容になると支離滅裂となるなど，前記記憶障害等に加え，理解力，判断力にも重度の障害をきたすようになった．以上の三吉の病状に照らすと，三吉は，平成6年遺言作成当時，重度の認知症状態にあったと認めるのが相当である．そして，右三吉の認知症状態に，平成6年遺言は三吉から持ちかけて作成したものではないこと，平成6年遺言の内容は平成5年遺言を捨てて，他の案を採用するという内容であることを併せ勘案すると，三吉には，平成6年遺言を作成するについて遺言能力を有していなかったと推認するのが相当である．

この点については，右判断に反する被告小川の供述並びに被告米田，同江田及び同梶原の各陳述書があるが，これらの証拠は前記認定事実及び平成6年遺言の証人である木下太郎，同凛子弁護士夫妻が三吉の遺言能力に疑問を抱いていた事実が窺われることなどに照らし採用することができず，他に右判断を左右するに足りる証拠は存在しない．

(3) 平成7年遺言作成時（平成7年3月31日）の三吉の遺言能力

前記Ⅲ—2—a，Ⅲ—2—b，Ⅲ—2—cの(2)を前提にすると，以下のとおり，三吉は，平成7年遺言の作成時，遺言能力を有していなかったと認めることができる．

前記Ⅲ—2—cの(2)のとおり，三吉は，平成6年遺言作成当時の平成6年5月29日当時，すでに重度の認知症に罹患し，遺言能力を有していなかった．三吉は，右遺言作成か

ら約1か月半の平成6年7月12日からB病院に入院したが，これまでの障害に加え，対人的見当識障害，判断力，自主性の著しい低下が加わり，認知症の程度は時間が経過するに連れ，深刻化の一途を辿った．ことに，平成7年1月19日には，三吉と同室に入院していた妻トキが死亡しているにもかかわらず，三吉はこれを理解できていない．これらの事実を考慮すると，平成7年3月31日当時も，三吉は重度の認知症状態にあったことは明白である．そして，右三吉の認知症状態に，平成7年遺言は三吉から持ちかけて作成したものでないこと，平成7年遺言の内容は8条からなる複雑な内容であるところ，公証人は予め用意していた遺言内容全文を1度に読み上げた上で三吉の意思を確認したことをも併せ勘案すると，三吉は，平成7年遺言を作成するについて遺言能力を有していなかったと推認するのが相当である．

この点につき，B病院で三吉の主治医であった吉村三郎医師は，三吉は，B入院当時，精神状態がよいときもあれば悪いときもあり，よいときには年齢相応の普通の老人の精神状態であったこと，平成7年3月31日当時遺言能力を有していた趣旨の証言をしているので，右証言の信用性について検討しておく．

証人吉村は，他方で，平成7年遺言書の文章を，これでいいですかと聞かれ，いいですよという程度の能力はあるが，自分の方から，平成7年遺言の内容にあるように分けてくださいという能力はなかったと証言している．そうだとすると，本件で行った前記公証人の三吉の意思確認の方法（公証人の方で用意してきた遺言内容の全文を読み上げ，その意思を確認する方法）と対比すると，三吉が平成7年遺言を作成するについての遺言能力を有していたか否かは疑問というほかない．また，証人吉村は，三吉の認知症状態を時間的にムラのあるものとしているが，前記Ⅲ―2―cの(1)で認定したとおり，認知症は持続的な精神機能の障害であること，三吉の認知症が意思能力を失わせるほど強度のものであることから，たとえ三吉に異常行動がみられない状態のときでも，判断能力の喪失状態は変化していないものと思われ，この点に関する証人吉村の証言は疑問である．以上から明らかなとおり，証人吉村の証言には疑問な点があるので採用することができず，他に，当裁判所の判断を左右するに足りる証拠は存在しない．

Ⅲ―2―d 小括

以上Ⅲ―2―aないしⅢ―2―cによれば，原告の被告ら（被告田中を除く）の《著者注：この「の」は「に対する」か》請求は理由があるということになる．

Ⅳ 結論

以上によれば，平成6年遺言，平成7年遺言は，遺言者である三吉に遺言能力がなかったことから無効である．したがって，本件土地は，平成5年遺言により，原告の所有であるところ，被告小川を所有権者とする登記が存在するので，原告の移転登記請求（実質は「真正な登記名義の回復」）は理由がある．以上のとおり，原告の本訴請求は理由があるのでこれを認容することにする．

東京地方裁判所民事第○部
　　裁　判　官　　○　○　○　○

D．事例Ⅰの考察

■1．判決理由の概要

見られるとおり，判決理由書は，鑑定に沿いまたは鑑定を補充する形で，主要な証拠である看護記録等を分析し，三吉の病状が混合型認知症であったと推認した．裁判所はこのようにして自身の事実認定を行ったのである．

そして平成6年遺言作成時には，三吉が重度の認知症状態にあったこと（病状の重度），同遺言は三吉から持ちかけて作成したものでないこと（動機の欠如），遺言内容は高度の知的選択を要するものであること（内容の複雑）を確認して，遺言能力を持っていなかったと推認した．

平成7年遺言作成時についても，認知症の重度であること，同遺言は三吉から持ちかけて作成したものでないこと，遺言内容が複雑であること，公証人の意思確認の方法が不適切であったことを

勘案して，当時三吉は遺言能力を有していなかったと推認した．

以上のように，判決はあくまで「鑑定意見」を評価したものであって，鑑定人が三吉を診察した者であるか否かというような「鑑定人」の評価に逃避していないことに注目すべきである．

■2. 過去の精神能力の鑑定

遺言者は遺言をするとき，遺言能力がなければならない（民法第963条）．公正証書遺言であれば，本来はこの遺言能力は公証人が判定しなければならない．ところが伊藤[4]によると，「わが国の公証人は，先進国のように遺言作成業務の専門家として養成された者ではないので，契約証書の作成と同感覚で，遺言受益者またはその代理人である弁護士を通じて処分の目的である財産や受益者の氏名等を予め聞き取り，それを事前に文書化して（署名前証書）遺言者と対面し，それを『読み聞かせる』手続を中心にして遺言を作成する《著者注：本事例でもまさにそのようにして作成された》．少なくとも誰を受益者にするかは遺言者からのみ聞くという程度の警戒心もないのが実務の現状である」と言われている．そして裁判官でさえ，「年月日の認識や算数の演算力あるいは世間話に相槌が打てるという程度で意思能力を判定するのが通例化しているようであり，この判例《著者注：本事例とは別の判決》でも，要するに右の水準での能力判定論議に終始している」と批判[5]されるくらいである．わが国では年月日や演算力についてさえ問いを発する公証人はほとんどいない．本事例はそうした事情を示す好個の例である．

ならば少なくとも公正証書遺言については，すべての場合に精神科医を立ち会わせるかまたは精神鑑定をするかといっても，このような提案を受容する人は少ないであろう．それは遺言を面倒または不快にし，遺言の普及を妨げる．また，Slovenko, R.[15]も指摘しているように，このような方法は遺言無能力者を発見する手段としては効率が悪い．「最も注意深い法律実務家でも遺言書作成を記録するビデオまたはテープを作ることは稀であり，遺言書を作るとき遺言者を検査するために精神科医を招くことは更に稀である．年間検認を受ける全遺言書のうち異議申立があるのは明らかに3%以下であり，これら異議申立のうち成功するのは15%以下である．このようにリスクが少ないことに鑑み，遺言作成に精神科医を立ち合わせるような用心深さは適切とは思われない」のである．このようなリスクが低いことに関しては，わが国の事情もほぼ同様であろうと考えられる．しかし，わが国で実際に民事精神鑑定を行ってみると，山本公証人や上岡公証人のように，まことに無造作に遺言公正証書を作成する公証人が少なくない．これに協働する弁護士についても同様の印象を受ける．彼らは遺言受益者から遺言内容を聞き取り，素早く文章化する技に長けている．木下弁護士は遺言能力に疑問を持ちながら，それを公証人に伝えず，むしろ証人となって平成6年遺言の成立を推進している．このような実例をしばしば見てくると，わが国には異議申立が成功してしかるべき公正証書遺言が，人々が考えているよりも多数に存在するのではないかと疑われるのである．

また，仮に，遺言をするときに精神科医を呼んで鑑定書の作成を委託したとしても，この鑑定を委託する者は，異議申立が起こった場合（遺言者の死後）には被告となるべき人々（本事件の場合は小川ら）である．彼らは当然に遺言者が正常な判断能力を持っているという鑑定結果を強く望んでいる．要するに，この鑑定人は私的鑑定人（Privatgutachter）である．彼の鑑定は遺言者を生前（しかも遺言書作成時）に診察した結果であるという点ではその証拠価値は高いが，その党派性が拭い切れない（専門的主張に過ぎない）ところから，その証明力に疑いを持たれるという弱点を持つであろう．遺言能力に関する遺言者生前の（そしてまさに遺言書作成時の）鑑定はこのようにしてあり得るが，それは以上のような性格を帯びざるを得ない．本例でも見たように，主治医の意見も同様であることが多い．

そして，ひとたび異議申立がなされると，裁判所は，そして精神科医も，過去の精神状態について判定しなければならない．主治医吉村のように，「患者さんをじかに診てなく，カルテだけでそういった能力の判断の有無を問うのは，答えるのは非常に難しい」，端的にいって「不可能だ」と言うのも慎重にしなければならない．上記のように，遺言者の遺言時の精神状態を現在の経験的事実として把握するのを諦めたのであるから，我々は遺

言者の過去の精神状態を歴史的事実として捉える他はない．カルテその他はこの歴史的事実追究のための証拠（一種の史料）として取り扱われる．そもそも裁判官自身が遺言者に面接したり，遺言者に対する尋問を聴いたりすることはないのであり，彼らが遺言者の判断能力を判定するのも歴史学的証明によるしかないのである．

なお，過去の精神状態を歴史学的に探索すべきものと見る点では刑事責任能力も同じである．この場合は，被告人を現に診察しているではないかといわれるかもしれないが，被告人の刑事責任能力は犯行時の能力であるから過去の精神状態に係るものであり，犯行時の被告人の精神状態を診察したり，実験したりした者はいない．現在の被告人は犯行の歴史学的真実を追究するために極めて重要な人的証拠ではあるが，やはり不完全な証拠である．彼自身が犯行を観察していたとしても，彼がいつも優れた観察者であるとは限らないし，仮に優れていたとしても犯行は彼の視点からしか見ることができない．また，彼は精神鑑定に非協力的であったり，これに抵抗したり，鑑定人を騙したりすることさえある．要するに，被告人は非常に情報量の豊かな証拠であるから，これを診察しないではいられないが，それはあくまで証拠の一つに過ぎないのであり，不適切な情報源である可能性も高いのである．

■3. 展望的鑑定と回顧的鑑定

木川[7]は次のように紹介している．スイスでは，「鑑定に関する民訴法，刑訴法の規定は，刑訴第184条及び民訴184条によれば，（中略）専ら裁判所が任命した鑑定人に適用され，私鑑定（Privatgutachten）ないし当事者鑑定（Parteigutachten）には適用されない．私鑑定（＝当事者鑑定）は私鑑定人と当事者との私法上の契約にもとづくものであり，裁判上の鑑定としての証明力をもたない．これは当事者の（専門的な）主張である．この点はドイツ，オーストリアにおけると同様である」．確かに裁判所の任命した鑑定人の格別な証明力は認めなければならないであろう．

日本では裁判所が精神鑑定の実施に極めて消極的であるので，当事者が精神科医に鑑定書の作成を委託することが多い．これらは「意見書」または「鑑定意見書」などと題して裁判所に提出される．精神科医は，一方当事者の委託にもとづく意見書であることを承知しながら，やはり臨床家または学者としての良心を失いたくはないので，できるだけ中立的，客観的な意見書を作成するよう心掛ける．その結果，裁判所の鑑定人が作成した鑑定書を凌ぐ意見書が作成されることも稀でなく，裁判所もこれを認めてその意見を採用せざるを得ないことがある．そこで，鑑定の意味を広義にとって，裁判所が命じた鑑定のみならず私的鑑定（当事者鑑定）も鑑定に含めることにする．そうすると，裁判所が命じた鑑定が狭義の鑑定である．

著者は鑑定というものが全て同質ではなく，極めて異質なものに分かれることを示すために，これを展望的鑑定と回顧的鑑定との二つに分けることを提唱する．

展望的鑑定とは，現在および将来の精神状態を鑑定するものであり，民事では成年後見制度における「診断」や「鑑定」がその代表的なものである．当然のことながら被鑑定人は全て存命の人々である．刑事では訴訟能力の鑑定がこれに当たる．民事であれ刑事であれ，広義（私的鑑定）であれ狭義（裁判所の命じる鑑定）であれ，いずれにおいても展望的鑑定では被鑑定人の診察が必須の条件である．鑑定人は被鑑定人の精神状態（判断能力）を経験的事実として捉えることが事柄の本質である．ここで注意すべき重要なことは，展望的鑑定は現在および将来の精神状態については証明力に優れた証拠であることが多いが，鑑定以前（つまり過去）については証明力に乏しい（しばしば物の役に立たない）証拠であるということである．裁判所もこのことを忘れて，養子縁組能力の判定の際，後に行われた成年後見鑑定の結果を有力な証拠として持ち出すことがあるが，この証拠は，よほどの事情によって補強されない限り無効なことが多い．元来展望的鑑定の視野（鑑定事項）に過去が含まれていないからである．

回顧的鑑定とは，現在から振り返って，過去の精神状態を鑑定するもので，民事では遺言能力，養子縁組能力，婚姻能力，贈与能力等の鑑定がよく知られている．被鑑定人死後の鑑定であることが多いが，養子縁組能力や贈与能力の鑑定の一部は生前鑑定である．前述のように鑑定を広義にとると，わが国の生前鑑定は多数に上ると考えられ

表1 二種類の鑑定とそれらの性格

精神鑑定	方法	実例 民事	実例 刑事
展望的鑑定	診察が必須	成年後見鑑定	訴訟能力鑑定
回顧的鑑定	民事では診察が必須でないことが多い	遺言能力，縁組能力の鑑定	責任能力鑑定

る．松下[9]が「遺言能力の精神鑑定の場合，被鑑定人は必ず死亡している」とか，「被鑑定人の生前における精神鑑定は絶対にありえない」というのは，鑑定を狭義の鑑定に限るからである．遺言能力に関して私的鑑定を受容する機運が高まれば，生前鑑定を受ける人ももっと増えるかもしれない．その場合，生前鑑定は遺言書作成時を起点として展望的鑑定を実施するのが理想である．養子縁組能力についても，死後鑑定が多いが，縁組は届出によって有効となるから，狭義の鑑定でも生前鑑定が少なくない．縁組においては，生前であれ死後であれ，振り返って縁組届が作成されたときおよび届出がなされたときの，養親の判断能力を鑑定しているのである．刑事では，責任能力の鑑定が回顧的鑑定に当たる．被鑑定人は裁判の一方当事者（被疑者または被告人）であるから，必ず存命である．

回顧的鑑定においては，鑑定人は被告人の過去の精神状態を自己自身の経験によって直接に知ることはできない．刑事鑑定でもこのことは明らかである．既述のように，被告人の犯行時の精神状態を診察したり，実験（検査）したりした人はいない．犯行時（過去）の精神状態については歴史学的に証明するしかない．これは著者の発見ではなく，これについてはすでに判例があるようである．すなわち「訴訟上の証明は，自然科学者の用いるような実験に基づく理論的証明ではなく，いわゆる歴史的証明であって，前者が『真実』そのものを目標とするのに反し，後者は『真実の高度な蓋然性』をもって満足する．通常人なら誰でも疑いを差し挟まない程度に真実らしいとの確信を得ることで証明できたとするのである」．以上は「判例六法」[3]にも紹介されている．証明の程度にいくらかの差はあるであろうが，民事訴訟法上の証明も同じである．

松下は「精神鑑定の基本」は被鑑定人を「直接に診察」することにあるといい，それに従って「精神鑑定の大前提は被鑑定人が生存していることにある」とし，これらのことを繰り返し強調している．そして「その大前提からいえば遺言能力の精神鑑定はきわめて異例である」[9]という．しかし，今や公正証書遺言に限っても年間何万件にものぼり[13]．公正証書遺言は今後も増加するであろう．養子縁組も扶養や相続にかかわるから近年増加しているであろう．こうした背景の下に遺言能力，縁組能力等の精神鑑定も年々増えこそすれ減りはしないと思われる．贈与等に関しても当人の死後に問題となることが少なくない．そうすると民事鑑定の多数を「きわめて異例」とみなすことになる．このように通常多数に行われており，方法としても歴史学的証明が社会的に承認されている鑑定（診察なき回顧的鑑定）を異例視するのは理由のないことである．

このことは精神科医が持つ鑑定人性と治療者性との両極性（西山）[11]を考慮に入れれば理解できるのではなかろうか．治療者性の極においては，診察は生きている人を治療するためであるから，その診察は当然に展望的であり，逆に言えば，治療するためには診察が必須である．診察のない治療は無診察治療（投薬）として非難されている．大多数の臨床家は基本的には治療者であるから，このような原則に日常馴染んでおり，臨床活動の基本は直接的診察であると考えるであろう．臨床家はたまたま鑑定に臨んでも，やはりこの原則を想起しないではいられない．そこで鑑定においても「直接に診察」することや「被鑑定人が生存していること」を大前提に掲げるのである．しかし，この原則（大前提）は展望的鑑定には適合するが，回顧的鑑定，とりわけ民事回顧的鑑定の場合にはしばしば適用することができないのである．

精神科医の両極性（治療者性と鑑定人性）から見る[11]と，治療者は将来の行為（治療）を実行するために，現在の診察が不可欠である．これに対し，鑑定人にとって現在の診察は必須でないこと

がある．彼はしばしば歴史家になるからである．このことについてはすでに述べているので，要点のみ引用する．

「過去の事実（犯行）は歴史家（裁判官や鑑定人）が直接観察したり，実験によって再現することのできない，一回性の『事実』である．歴史家（裁判官や鑑定人）がそれに到達することができるためには，史料（証拠）に頼るほかはない．歴史家（裁判官や鑑定人）の任務は史料（証拠）に基づく推論によって，直接には観察できない過去の出来事（行為や行為者の精神状態）を調査することである．『科学』を広義に取って，証拠と推論によって何かを発見し，知識を系統化するという意味に理解するなら，歴史学（鑑定を含む裁判の事実認定）は科学の一部門といえよう．しかしそれは，観察できないもの，実験により再現できないものを，史料（証拠）を拠りどころとして認識しようとする，特殊な方法をもった科学である．ある歴史的陳述（鑑定や判決における事実認定）の真偽を問題にするというのは，その陳述が証拠を拠りどころとして正当化できるか否かということでなければならない．出来事や状態は，もはや知覚できなくなって初めて歴史的思考（裁判における事実認定）の対象になるのである」（西山）[10]．

そういうわけで，当該者を直接に診察し得るかどうかにかかわりなく，過去の事実の歴史学的探求であることが，遺言能力等の鑑定の本質なのである．松下は「民事上の精神鑑定の基本は（もちろん刑事事件の場合でも同様であるが），被鑑定人を精神医学という専門領域の立場から直接に診察をし，被鑑定人の意思能力や行為能力を精神医学的に判定することにあるとすれば，精神鑑定の大前提は被鑑定人が生存していることにある．その大前提からいえば，遺言能力の精神鑑定はきわめて異例である」[9] というが，精神鑑定の基本は必ずしも直接に診察すること（被鑑定人が生存していること）でないことは上に述べた通りである．

なお，刑事事件の場合は，当事者の一方（被疑者・被告人）が生きていなければ訴訟そのものが成立しない．したがって，刑事事件では「精神鑑定の大前提は被鑑定人が生存していることにある」ことは自明であるが，この自明性は鑑定の本質に由来するのではなくて，刑事裁判の本質に由来するのである．

■4. 法律実務家の遺言能力の認識および診察のない精神鑑定

4-1 弁護士と公証人

平成6年遺言に際しては，被告らは予め話し合いをし，弁護士木下太郎，同凛子夫妻にも相談をしている．弁護士木下夫妻は遺言能力に疑問を抱いたが，従前に行った遺言をすべて取り消すという遺言書の作成に当たり，立会人になった．木下太郎弁護士のメモによると，「内容を記載した遺言書を作成するのは，お父さんの状態からみて困難がある．第三者に相続分及び分割方法の指定の委託をする程度の公正証書遺言の作成ならあるいは可能か」というのである．しかし，この遺言は平成5年遺言を捨てて他の遺言を作るか，たまたま相続の事態が生じたら法定相続をするしかない状態に一家を置くことになる．家族の構成も複雑なら利害もはなはだしく異なる相続人にあっては，遺産分割協議書の成立は極めて困難であろうから，相続人にとって法定相続は至難の業である．そのようなことこそ三吉が最も望まなかったことであろう．木下弁護士は三吉の遺言能力に上記のような疑問を感じながら，結局は三吉が公正証書遺言を作成するに当たり立会人になった．つまり，弁護士は遺言の真意と能力の極めて疑わしい公正証書遺言であることを知りながら，その作成の推進者になっているのである．上岡公証人は三吉の遺言能力について何らの疑問も感じなかったようである．同公証人は三吉の遺言の真意および遺言能力を確認するような質問を全くしていない．

白石[14] によれば，「（前略）弁護士，公証人の方は死期が近い遺言者からの依頼に，要件の一定の水準を厳格に守って，公正証書遺言の作成を断るべきか，方法を工夫して遺言者の真意を確認して遺言を作成するべきか，など悩まれることが少なくないようである」という．しかし，著者の30例ほどの遺言能力の鑑定の経験からいえば，このような問題に際して，水準を守ったり，方法を工夫したり，悩んだりした公証人は皆無であった．重症の認知症者の場合でさえ，公証人は受益者の依頼に応じて，易々と公正証書を作成するのが通例であった．再び白石[14] によれば，「このように弁護士，公証人が，疑わしいときには作成しないという方針で臨むか，可能性があるならば例え《ママ》

裁判で争うことになっても作成する方を選ぶという方針で臨むかによって、判断が分かれる事例もでてこよう」というのであるが、法律実務家は大抵「作成する方」を選ぶであろう。多くの公証人は今日でも、遺言能力が存在する証拠として、「ふつうに挨拶ができた」とか「顔色がよかった」ことなどを挙げるだけで十分であると考えているように見えるからである（本書Ⅱ章の事例参照）。

平成3年遺言は家（業）を継ぐ長男を優遇していることは明らかである。平成5年遺言は、これに加え長年世話になった妻トキに対する感謝を込めて妻の相続財産を増やした（その分だけ先妻の子3人の相続財産を削った）。平成6年遺言は、他の遺言書を作るか、法定相続を採るかの選択を迫って、心ならずも三吉に後者を取る危険を冒させたも同然と見ることができよう（実際は三吉の意向を問いもしなかった）。弁護士は公証人に疑問点を伝えるべきであった。そして、公証人は三吉の判断力に疑いを持って相応の質問をすべきであった。公証人は遺言者の真意と遺言能力を問うという基本的態度を堅持しなければならない。

このような問題をもっと明らかにするのが平成7年遺言である。被告らは、新たに遺言を作成するに当たり、他の弁護士高橋和郎を見出している。三吉が入院している間に、遺言内容は被告らが事前協議で決めた。高橋弁護士はその事前協議の結果を文章化して、公証人山本三郎に渡した。山本公証人は、渡された内容の公正証書を作成し、証人と三吉の署名部分のみを空白にしたまま、これを持って病院を訪れた。山本公証人は8条からなる全文を読み上げ、「これでよろしいか」——「はい」に類した問答があったのであろう。それは認否問（植松[18]によれば肯定的回答を誘導する力が強い）に対して肯定的回答があったことをもって遺言能力があったとみなす極めて安易な方法である。わが国の公正証書遺言の公証実務のほとんど全ては、公証人が認否問をして遺言者が肯定的回答をすることで終わっている。それにしても高橋弁護士も山本公証人も三吉の遺言能力に疑問さえ持つことができなかったという事実が、深刻な問題が広範に浸透していることを窺わせるのである。

伊藤[5]が指摘するように、わが国の公証人は遺言作成業務の専門家として養成された者ではない。契約証書の作成と同じ感覚で、遺言受益者またはその代理人である弁護士を通じて処分の目的である財産や受益者の氏名等を予め聞き取り、それを事前に文書化して遺言者と対面し、それを読み聞かせ、肯定の返事を手にする手続によって遺言を作成する。「少なくとも誰を受益者にするかは遺言者からのみ聞くという程度の警戒心もないのが実務の現状である。」(伊藤)[4]といわれている。要するに、公証人はしばしば遺言受益者の指示に即して遺言書を作成しており、遺言者の発言を待つのではなく、自らが発言して遺言者がそれに「はい」と返事をするのを見て（われわれの言い方では認否問に肯定の返事を得て）、意思が確認されたと考えるのである[5]。本章の事例もその一例である。

本来ならば裁判になる前に問題を解決すべきである。そのためには遺言作成業務の専門家としての公証人を養成しなければならない。判例の積み重ねの効果に期待するのも一法であろうが、これは百年河清を待つことになりかねない。速やかに公証人制度を改革することが必要であろう。公証人は遺言作成当時の遺言者を目の当たりにしているのであるから、遺言者の遺言能力を判定するために最も好都合な、それだけに最も責任の重い位置に立っているのである。鑑定人が回顧的に検討する他はないこの能力を公証人は展望的に、すなわち経験的に捉えることができる。このように公証人は遺言者を経験的に検査することができるのであるから、当然その義務を果たすべきである。公証人が、遺言能力を確認する鍵となるような、適切な質問をいくつかすることによって、遺言者の遺言能力にほぼ確実な見当がつく場合が多いであろう。遺言公正証書の信用性の大部分は、公証人がこうした質問をすることができたか否かにかかっている。そのような質問をすることができる公証人を養成するため、何らかの研修が必要になると思われる。わが国の公証人の多くは「判・検事、法務局長といった長い法律実務経験」(清水)[13]の所有者ではあるが、そのような過去の肩書だけでは遺言作成業務の専門家と認めるわけにはいかないであろう。

イギリス法においては、遺言能力の判断基準が高度であることが知られている。例えばその代表的な基準の一つに、「近親者の氏名および彼らの相続に対する要求を想起する能力」というのがあ

る．著者がかかわったある事件では，裁判所は，この「基準はわが民法における遺言能力を判断する上でも概ね妥当する」と認めながら，「遺言者の最終意思をできるだけ尊重し，それによって生じる不都合は遺留分減殺請求制度によって調整しようとするわが民法の建前に照らせば，右の基準を厳格に解することは適切でない」といって退けた例がある（平成9年（ワ）第12296号 東京地方裁判所民事第4部）．しかし，これら必要と思われる基準を甘くして，仮に本事例の平成7年遺言を三吉の最終意思として認めるとすると，原告は遺留分減殺請求制度によっては到底修復できない甚大なダメージを受けるであろう．

また，わが国では遺言時に遺言能力がなかったことを証明する実質的な責任が原告に科せられているため，原告が勝訴するのが難しいから，意思能力が明らかに低いと思われる者に遺言能力が認められ，不都合な相続が生ずることが多いといわれている．イギリス法においては遺言者に遺言能力があったことを証明する責任は遺言を執行する人格代表者（この例では被告側代理人 高橋弁護士）にあるという点でもわが国と大いに異なっている．

4-2 主治医および診察をしない鑑定人

遺言書作成当時の遺言者を実際に見ているのは，公証人または弁護士を別とすれば，多くは主治医である．高齢の遺言者はさまざまな身体疾患に罹患していることが多く，主治医は内科医であることがしばしばである．彼らに精神医学の基本的な素養があれば，遺言能力の死後鑑定を無用にする程の生前鑑定をすることが可能である．しかし，精神医学的に有意義な診察をすることができる内科医は滅多にいない．結局，精神科医による死後鑑定，つまり歴史学的証明が必要になるのである．

主治医である吉村は，第一に，まだら認知症を知能のよい日もあれば悪い日もある，つまり知能の障害が一進一退するという時間概念と理解していた．真実は知的領域の比較的よいところもあれば悪いところもあるという空間概念である．認知症が変動して「よい日」もあるのであれば，その日に有効な遺言をすることができるであろうが，それは認知症の定義に反するのである．

第二には，第一の誤解と関係があると思われるが，主治医は認知症（持続性，多くは進行性）とせん妄（一進一退する）を区別していないことを指摘した．両者の混同から生じる危険は次章の事例でもっと明らかになる．

第三には，主治医は，血管性認知症の診断を採用し，これはアルツハイマー型認知症に比べて比較的経度であり，まだら模様の（一進一退する）認知症であるとした点である．これは第一および第二の誤解と結びついている．

第四には，主治医は，患者を診察しないで，診療記録だけで遺言能力の有無を判断するのは不可能だ，という意見の持主である．主治医の診察が認知症や遺言能力について見れども見えずの作業であったからこそ，証拠資料を用いて遺言能力の有無を歴史学的に検討することが必要になったのである．以上のようなわけで，現在症を見ることができるという最も恵まれた立場にある医師でも精神的現在症を見ることができないという現実がある（Ⅲ章の事例参照）ので，精神科医による回顧的鑑定（遺言能力の場合は死後鑑定）の必要は尽きないであろう．

吉村の第四の意見は臨床家に受け入れられやすい．先に述べたとおり，臨床家の治療者性，すなわち展望性からある程度理解できる立場である．ところがこうした見解をはっきりと表明する裁判官が少なくないのに驚かされる．著者の経験では次のようなものがある．

東京高等裁判所第α民事部は，平成18年（ネ）第5329号 遺言無効確認請求控訴事件の判決理由書において，「一般に判断能力の判定は本人との面接・診察が必須又は特に重要な前提と解される」と述べて，遺言者の生前に面接をしていなかった著者の鑑定意見を退けた．また，これとは別に，東京高等裁判所第β民事部も，平成18年（ネ）第3370号養子縁組無効確認請求控訴事件の判決理由書において，「たとえ，西山医師が原審訴訟記録と同じものをその鑑定資料としたとしても，やはり西山医師は一度も自ら公雄を診察したり公雄に面接したりしたことはなかったのであるから，そのような前提で西山意見書の証拠価値を評価せざるを得ない」と言っている．一方に本章の東京地方裁判所のように，生前の診察の有無を全く問題にしないで，その意見を丁寧に検討する民事部も

あれば，上記高等裁判所の二つの事例のように，生前の診察の欠如を奇貨として，意見書の証拠価値の評価をほとんど全くしない民事部もある．「鑑定意見」の評価を「鑑定人」の評価に置き換えない努力，鑑定意見そのものを理解する努力が裁判官に要求されるのではなかろうか．遺言作成時の遺言者に面接したり，これを尋問したりする裁判官は存在しない．裁判官自身も遺言者の精神状態（判断能力）を直感的，経験的にではなく，歴史学的に証明しなければならないからである．

文　献（鑑定書に引用した文献も含む）

1) Banks v. Goodfellow：この判決については，最高裁図書館所蔵の The all England law reports reprint 1861-1873（ed. by G. F. L. Bridgman）p. 47-61, Butterworth, London, 1964 によって読むことができる．
2) Faulk, M.：Basic forensic psychiatry. p. 357, Blackwell Sci. Publ. London, 1994
3) 星野英一，松尾浩也，塩野宏（編集代表）：判例六法．平成10年版，p. 1273, 有斐閣，東京，1997
4) 伊藤昌司：家族　①今期の裁判例．判例タイムズ，No. 885；73-79，1995
5) 伊藤昌司：遺言自由の落し穴——すぐそこにある危険．高齢者の法（高野正輝，菊池高志編）．p. 179-193, 有斐閣，東京，1997
6) Jaspers, K.：Allgemeine Psychopathologie. 内村祐之他訳：精神病理学総論．上巻，p. 332-336, 岩波書店，東京，1953
7) 木川統一郎：裁判官の意見と鑑定人の意見が異なる場合について．民事手続法の現代的機能（石川明・三木浩一編）．p. 75-118, 信山社，東京，2014
8) 小阪憲司：老化性痴呆の臨床．p. 45, 金剛出版，東京，1988
9) 松下正明：遺言能力と精神鑑定．司法精神医学4　民事法と精神医学（総編集 松下正明・編集 山内俊雄，山上皓，中谷陽二）．p. 54-75, 中山書店，東京，2005
10) 西山　詮：精神分裂病者の責任能力—精神科医と法曹との対話—．p. 567, 新興医学出版社，東京，1996
11) 西山　詮：詐病と精神鑑定．p. 221-270, 東京大学出版会，東京，2012
12) 小澤　勲：痴呆老人からみた世界—老年期痴呆の精神病理—《主として第3章からまとめたもの》岩崎学術出版社，東京，1998
13) 清水勇男：公正証書遺言の傾向と実務．自由と正義，50；80-92, 1999
14) 白石弘巳：公正証書遺言作成時の遺言能力判定のあり方—弁護士，公証人に対する聞き取り調査結果—．法と精神科臨床，4；108-121, 2001
15) Slovenko, R.：Testamentary capacity. In：Psychiatry and law. p. 336-345, Little, Brown, Boston, 1973
16) 須永　醇：精神分裂病者の遺言能力-公正証書遺言のケース．私法リマークス1992〈上〉；89-92
17) 宇田川基：多発性脳梗塞の禁治産者がなした公正証書遺言について，遺言能力を認めて有効と判断した事例．判例タイムズ，1005；28-29, 1999
18) 植松　正：新版 供述の心理．p. 4, 成文堂，東京，1975

II

鑑定人もする判決批判
──被告が"事実認定"した症状
公証人の認否問が作る遺言──

問題となった能力：贈与能力　遺言能力

A．事例の概要
B．一審判決
C．亡板垣孝司　精神状態鑑定書
 　1．鑑定事項
 　2．当事者の家族関係等
 　3．本人歴（現病歴）
 　4．説明と考察
 　5．鑑定主文
D．亡板垣孝司　鑑定書補充書
E．二審判決
F．事例IIの考察
 　1．裁判の過程
 　2．認知症と意識障害
 　3．公証人の役割

適正な事実認定のために

❶ 鑑定人は，鑑定において，「専門家の事実認定」を行なっている

　裁判官は，鑑定書を正しく評価できる程度の専門知識を，少なくとも事件係属後習得しなければならないといわれている．その裁判官が鑑定意見を理解し，追思考し，専門的に筋が通っているか否かを判断することは可能であると考えられている．鑑定意見が，裁判官の研究し，習得した専門知識により合理的と判断されたとき，鑑定人の行った事実認定が裁判官の事実認定となるのである．

　もっと具体的にいえば，鑑定人が重要な証拠を余さず検討し，精神医学の原則に従って専門的意味づけを正しく行いつつ，対立する私的鑑定書や陳述書を完全に論破し，裁判所の疑問にも十分に答えていると判断されたとき，鑑定人の行った事実認定が裁判官の事実認定の性格を持つに至るのである．裁判官は自己の事実認定に基づいて初めて，法を適用し，判決を下すことができる[8]．

❷ 専門家もなすべき判決批判

　証拠価値の評価は裁判官の職責である．しかし，この仕事は鑑定人もしなければならないし，するのが通常である．与えられた鑑定資料は全て注意深く読むとしても，比較的に客観的，中立的な資料と考えられる診療記録，看護記録，介護記録，管理日誌等の外に，いろいろなものがある．準備書面はいうまでもなく，陳述書も報告書も双方当事者の主張である．これらには客観的報告に近い稀なものから，誇張の著しいもの，作り話かと思われるものまで含まれている．証人調書にも信用できないものが多々ある．私的鑑定書は，立派なものには兜を脱ぐしかないが，そもそもが一方当事者の専門的主張であるから，論理的に無理をしていることが多い．必ず批判的に評価し，必要に応じて論駁しなければならない．

　一審判決は裁判官の事実認定とこれに対して法を適用した結果である．法律学者は「判例評論」という形でこの判決を批判して，欠点を指摘したり，美点を称揚したりしている．しかし，事実認定を正面から批判的に取り上げる人は稀である．判決を批判するようなことは専門家が遠慮して従来触れないできたのであるが，裁判官の事実認定の部分についてはむしろ専門家による批判が奨励されてしかるべき領域ではなかろうか．このようにして初めて事実認定に関する裁判官と鑑定人との相互批判が可能になる．この相互批判こそ将来の裁判における事実認定の深化・正確化をもたらし，素人判断の排除に役立つであろう．

❸ 「被告の事実認定」が判決を決定することがある

　精神医学の素人である裁判官が専門事項の事実認定をすることができるのであれば，精神医学を学習すれば被告も事実認定をすることができるであろう．被告（直子）は，贈与者（孝司）が入院した病院が当初疑ってはみたがすぐに否定した尿路感染症が継続していたと主張した．私的鑑定人も数人いたが，誰もこの感染症による意識障害説には触れてもいない．感染症が増悪するたびに孝司の意識障害が悪化し，感染症が改善すると「意識が清明になり，意思能力も回復する」と，繰り返し被告一人が主張した．しかも，被告も裁判官もこの意識障害を認知症と混同していたから，感染症が改善すると意識障害とともに認知症も解消するのである．どういうわけか一審は感染症・意識障害説を採用し，意識清明になれば意思能力（事理弁

識能力）も回復すると判断したのである．一審は自己の鑑定人を持たず，事実認定は専門的でなく，精神医学的には不合理であったから，それは素人判断であったといわねばならない．

二審で鑑定人になってみると，尿路感染症に罹患した証拠も，それが増悪・改善を繰り返した証拠もなかった．孝司の場合は晩発性アルツハイマー型認知症に間違いなく，平成6年に発病して徐々にしかし着実に進行し，平成10年3月には臨床症状からしても高度の認知症を呈しており，HDS-Rも3点であった．贈与公正証書が作成された頃は，認知症は更に進行して，贈与対象が誰かもわからなくなっていた．

一審では，事実認定が主治医Oの意見書や訪問看護師の看護記録等を通じて行われたのであろう．ところが，被告が孝司の独占的な介護者であり，孝司の精神状態に関する主要な情報源であったから，意見書も看護記録もほぼ被告の思うままの内容であった．このようにして一審裁判官の事実認定は被告の事実認定に深く影響を受けたのである．

❹ 公正証書遺言は公証人の認否問で作られる

標題からは離れるが一言述べておきたい．公証人は遺言能力（贈与能力）に関して展望的な位地に立っており，これらの能力を経験的に検査することができる．ところがこの公証人のように，「贈与者は顔色も良く，非常ににこやかであり，本人の意思が明確でないとの印象は受けなかったので，意思能力を確認する必要はないものと考える」人が実際に，しかも多数いるのである．

公証人が遺言者（贈与者）の自発的な意思を聴こうとしないのも我が国の公証人の著しい特徴である．公証人は，受益者やその代理人である弁護士から遺言内容のメモを渡されて，これを書式化して遺言書を作成する技には長けている．当日これを遺言者（贈与者）に読み聞かせて，「これでよろしいか」と問い，肯定的な返事「はい」を取っている．上のような認否問が肯定的な返事を誘導する力が強いことは早くから知られている[18]．判断能力の疑わしい例においては，このような問答で遺言者（贈与者）の真意が説明されると考えてはならない．

本件において裁判所は，「本件贈与公正証書の作成の際には，公証人は，いわゆる認否問のみを行い，孝司は，それに肯定的な回答しかしなかったものであり，公証人は，さらに，孝司の判断能力を確認するために特別の質問を行ってみるなどの方法を取っていない」と指摘した．Ⅰ章の東京地方裁判所も公証人の意見確認方法に疑問を呈していた．公証実務の抜本的な改革が必要である．

A. 事例の概要

贈与者および遺言者である板垣孝司（原告，控訴人）には，平成6年ころから場所的見当識障害が現れ，平成8年ころから金銭勘定が合わなくなり，平成9年ころから見当識障害が顕著になり，同年末ころには高度の記憶障害が明らかになった．認知症は忍び寄るように発症し，緩慢ながら着実に進行していた．

孝司は妻と不仲であったが，平成7年頃から再び同居していた．平成10年2月27日から10日ほど尿路感染症の疑いおよび脱水状態等のため入院した．入院中に神経内科医により改訂長谷川式簡易知能評価スケール（HDS-R）および頭部MRIの検査が行われた．臨床症状の経過，HDS-R＝3点，MRIの特徴的所見からアルツハイマー型認知症と診断された．

平成11年8月4日，孝司は長男夫婦に引き取られた．孝司は平成12年11月1日，自筆遺言証書を作成し，全財産を長男に相続させることにしたが，同年同月5日にはこれを改め，長男の妻に対し，全財産の約半分を贈与する不動産贈与契約公正証書を作成し，同日，残る財産全部を長男に相続させる遺言公正証書を作成した．法定相続人

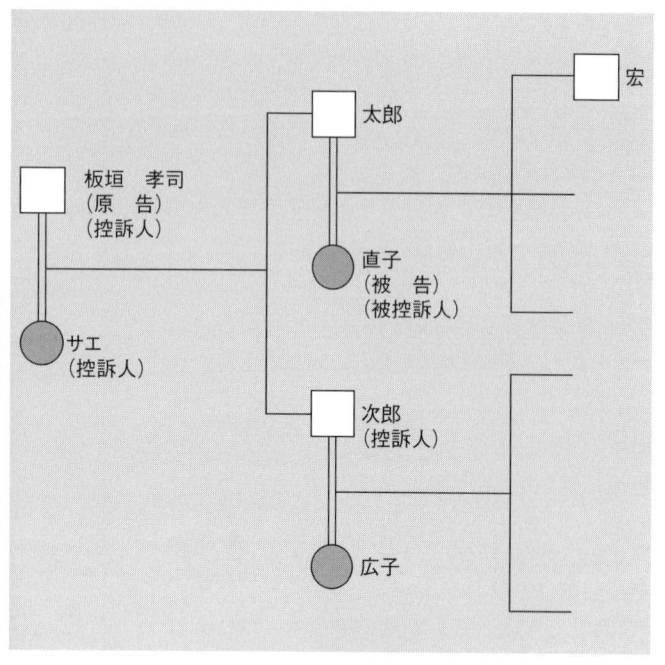

II. 鑑定人もする判決批判——被告が"事実認定"した症状 公証人の認否問が作る遺言——

図 2 当事者関係図

である妻サエおよび二男が相続から排除されたのである．

一方，平成13年7月11日，横浜家庭裁判所〇〇支部において孝司に後見開始の審判が下され，後見人に弁護士が選任された．孝司は，同年11月29日，横浜地方裁判所（以下，横浜地裁）〇〇支部に，長男の妻である板垣直子を被告として，所有権移転登記抹消登記手続等請求事件を提訴して請求棄却の判決を受けた．この判決を不服として，孝司は平成15年2月17日に東京高等裁判所（以下，東京高裁）に控訴したが，同年同月21日に死亡したので，控訴人サエ（妻）および控訴人次郎（二男）によって承継された．

控訴審において鑑定人《著者》は，原審判決には事実認定に数点の問題があること，争点に関する判断にも重大な疑問があり，意識障害と認知症との混同があることを指摘した．また，公証人による証書内容の確認方法および原告の了解を得る方法は，認否問に肯定的回答を得て十分とする（認否問は肯定的回答を誘導する傾向が強いことが知られている[18]）もので，事理弁識能力のない者をあたかも能力があるかのように捉える危険が大きいにもかかわらず，原判決は公証人の安易な方法を易々として認容していることを指摘した．

鑑定書では，T医師作成の精神鑑定報告書（平成15年10月2日付），弁護士が精神科医Hの協力を得て作成した報告書（平成15年11月17日付），上記弁護士の報告書に対するT医師の反論（平成15年12月17日付），I医師作成の意見書（平成15年12月15日付）を批判的に検討した．

さらに，平成16年6月23日，東京高裁第〇民事部の決定により，I医師の意見書補足（平成16年5月31日付）および被控訴人（板垣直子）の陳述書（平成16年6月2日付）について，鑑定人の補充意見を求められた．これに対して作成したのが「亡板垣孝司精神状態鑑定書補充書（平成16年7月8日付）」である．鑑定人の鑑定意見を敷衍するよい機会であるのでこれらに丁寧に対応した．

B. 一審判決

以下に，一審判決，著者の精神鑑定書，同鑑定書補充書，二審判決を掲げて若干の考察を加える．なお，個人が同定できないように，姓名その他を変更したほか，「痴呆」は書名に含まれるものを例外としてすべて「認知症」に，「看護婦」はすべて「看護師」に改めた．また，判決文中の証拠の表示（甲1），（証人〇〇）等の大部分を省略した．

横浜地方裁判所〇〇支部　平成15年2月4日言渡
　　　　　　判　　　　決
神奈川県〇〇市B町3丁目2番12号
　　原　　　告　　　　　　板　垣　孝　司
　　原告成年後見人弁護士　　〇　〇　〇　〇
神奈川県〇〇市B町3丁目2番12号
　　被　　　告　　　　　　板　垣　直　子
　　被告訴訟代理人弁護士　　〇　〇　〇　〇

同　　　　　　　　　　　　　○　○　○　○

　　　　　主　　　　文
1　原告の請求をいずれも棄却する．
2　訴訟費用は原告の負担とする．

　　　　事　実　及　び　理　由
第1　請求
1　被告は原告に対し，別紙物件目録記載1の土地につき東京法務局○○出張所平成13年1月15日受付第890号所有権移転登記の，同目録記載9の建物につき，横浜地方法務局○○支局平成12年12月12日受付第56700号所有権移転登記の，各抹消登記手続をせよ．
2　被告は原告に対し，別紙物件目録記載2の建物につき真正な登記名義回復を原因とする所有権移転登記手続をせよ．
第2　事案の概要
　本件は，原告がその所有土地建物を長男の妻である被告に対し公正証書により贈与し，その旨の移転登記，保存登記が経由されたが，後に選任された原告の成年後見人が，贈与の当時原告は老人性認知症により事理弁識能力がなく意思能力を欠いていたとして，贈与の無効を主張し，所有権に基づき，上記移転登記の抹消手続等を求めた事案である．
1　当事者間に争いがない事実等（後記証拠及び弁論の全趣旨により認められる事実を含む）
　(1)　当事者の関係
　　ア　原告（大正5年12月30日生）の家族は，妻サエ，長男太郎（昭和21年11月1日生，以下「太郎」という），二男次郎（昭和25年12月6日生，以下「次郎」という）であり，太郎の家族は妻である被告及び子3名であり，長男宏は被告夫婦と同居している．
　　イ　被告夫婦は，昭和58年，B町3丁目2番の原告の自宅敷地内に建物を建てて居住を始め，太郎は，同所で漁船の機関部品の製造販売を業とする株式会社レパルスを経営している．
　　　次郎は，和紙の卸を業とする会社に勤務し，昭和60年ころ，東京都葛飾区内に家族とともに居住していたが，平成5年ころ神戸市に転勤となり，平成9年に横浜市港北区○○○に，平成11年に横浜市○○区○○町に家族とともに転居した．
　(2)　別紙物件目録記載1の土地（以下「A町土地」という），同記載2の建物（以下「A町建物」という），同記載9の建物（以下「本件建物」という）は原告の所有であった．別紙物件目録記載3ないし8の土地は原告の所有である．
　(3)　平成12年11月5日付けで，横浜地方法務局所属公証人KL（以下「K公証人」という）により，原告はA町の土地建物及び本件建物を被告に無償で贈与する旨の平成12年第580号不動産贈与契約公正証書（以下「本件贈与公正証書」という）が作成されている．
　(4)　原告から被告に対し，A町土地につき，平成12年11月5日贈与を原因として東京法務局○○出張所平成13年1月15日受付第890号をもって所有権移転登記が，本件建物につき，前記贈与を原因として横浜地方法務局○○支局平成12年12月12日受付第56700号をもって所有権移転登記が，各経由され，被告に，A町の建物につき，東京法務局○○出張所平成13年1月26日受付第2690号をもって所有権保存登記が経由されている．
　(5)　次郎は，平成12年8月30日，横浜家庭裁判所○○支部に，原告を事件本人として後見開始の審判を申し立て（同庁平成12年（家）第373号），同裁判所は，平成13年7月11日，原告について後見を開始し，成年後見人として弁護士○○○○を選任する旨の審判をした．
2　争点（原告に本件贈与公正証書作成当時事理弁識能力があったか）
　（原告の主張）
　　原告は，平成10年3月ころから，老人性認知症となり，事理弁識能力を欠く常況になったため，前記のとおり，次郎は成年後見開始の申立をした．訴外OP医師（以下「O医師」という）は，平成12年9月20日付で「原告は老人性認知症であり，自己の財産を管理・処分する判断能力はない」と診断し，この診断を基に，平成13年7月11日，原告について後見が開始された．したがって，本件贈与公正証書作

成当時，原告に事理弁識能力はなかった．
（被告の主張）
（1） 原告の主張は争う．本件贈与公正証書作成当時，原告に事理弁識能力はあった．O医師作成の平成12年9月20日付診断書（成年後見用）に基づき，後見開始の審判がされているが，同診断書は当時の原告の実態を反映したものではなく，本件贈与公正証書作成当時，原告の意識状態は改善し，意思能力も回復していた．
（2） 原告は被告夫婦とともに，平成12年11月5日，公証役場に赴き，K公証人が，原告の意思を確認し，本件贈与公正証書が作成された．

第3　判断
1　本件贈与公正証書作成までの経緯について，証拠によれば，以下の事実を認めることができる．
（1） 原告とサエの夫婦は長年不和状態が続いていたところ，原告は昭和47年A町建物を建築し，サエがA町建物の1号室に住み，原告はB町に住むようになった．昭和61年原告は管理のためA町建物に住み，代わりにサエがB町に住み，このようなことが数回繰り返された．平成7年，原告は前立腺癌で入院し，その後，原告はB町の自宅でサエと同居するようになったが，サエは，原告の面倒をあまり見なかった．平成11年8月，原告は血尿を出して入院し，同月4日，被告夫婦は退院した原告を自宅に引き取った．
（2） 原告は，平成10年3月ころから，トイレの使い方がわからなくなる等老人性認知症の症状が出始めていたものであり，尿路感染症のため常時カテーテルをつけていた状態であったが，被告は，訪問看護制度やデイサービスを利用しながら，原告を介護していた．平成11年10月ころ，被告夫婦は，原告の膀胱癌の薬を処方して貰っていた内科医のO医師に介護認定のための診断を依頼し，O医師は原告の様子を見たり，被告から状態を聞き取ったうえ，主治医意見書（以下「平成11年意見書」という）を作成した．当時，原告は体重もわずか35キロ位で栄養状態も悪く，尿路感染症の影響で意識が朦朧となることが多く，昼夜が逆転した状態で，排泄のため徘徊することもあり，デイサービス中に石けんを食べる異食行動が1回あり，同意見書では，老人性認知症と診断され，障害老人の日常生活自立度としてはA1（介助があれば外出可能），認知症性老人の日常生活自立度としてはⅢa（計算が十分できない，物忘れがひどい，衣服の脱着に常に介助が必要），食事についても全面介助が必要とされ，日常の意思決定を行うための認知能力は判断できないとされ，これを基に，原告は要介護5（最重度の介護を要する）の認定を受けた．
（3） しかしながら，原告は次第に栄養状態も回復し，平成12年9月ころには体重も40キロ以上となり，徘徊もほとんどなくなり，夜もよく眠れる状態となり，尿路感染症の影響で時折意識が朦朧とする等波もあるが，問いかけにもきちんとした返答をする等意識も清明な状態の時も多く，同年10月には，より話をする時間を多くとるため，訪問看護の時間も30分から1時間に変更された．
（4） 平成12年9月，被告夫婦は2回目の介護申請のため，O医師に介護度認定の意見書作成を依頼し，同医師は被告方に赴き，被告から事情を聞き取る等して平成12年9月20日付主治医意見書（以下「平成12年意見書」という）を作成し，これを基に原告の要介護5の認定が継続された．
（5） 平成12年9月ころ，次郎とサエとの間でA町建物の家賃取得を巡ってのトラブルが発生し，次郎が太郎方に押し掛けてきたことがあり，原告もこれを目撃していた．以来，原告は日頃世話になっている被告に自分が何かできないかと言うようになり，当初は被告に全財産を分ける話もあったが，結局それならば相続人である太郎にするのが筋であるとの話になり，原告は，平成12年11月1日付で，「全財産を太郎に相続させる」旨の自筆証書遺言書（以下「本件自筆証書遺言」という）を作成した．
（6） 太郎は，原告に上記遺言を作成して貰ったが，上記（2）のようなこれまでの原告の認知症症状からみてやはり第三者に証人となって立ち会って作成して貰った方がよいと考え，O医師に立会人になってくれるよう頼んだが，O医師は公証人等の法律専門家のすべきことだとして，太郎の頼みを断った．
（7） そこで，太郎は平成12年11月初めころ公証役場に赴き，K公証人に相談し，原告に公正証書を作成して貰うこととした．その中で，原告は，やはり普段世話になっている被告に財産を分けてやりたいとの意向を示すようになり，被告夫婦もそれを了解した．原告は被告夫婦とともに，平成12年11月5日，公証役場に赴き，本件贈与公正証書が作成され，同日，さらに，K公証人により，原告は，別紙物件目録記載3ないし8の原告所有不動産，預貯金債権等を含む財産全部を太郎に相続させる旨の平成12年第621号遺言公正証書が作成された．

2　争点（原告に本件贈与公正証書作成当時事理弁識能力があったか）について
　(1)　前記平成12年意見書には，原告の症状等について，平成11年意見書と同様，老人性認知症と診断され，障害老人の日常生活自立度としてはA1，認知症性老人の日常生活自立度としてはⅢa，食事についても全面介助が必要とされ，日常の意思決定を行うための認知能力は判断できないとされている．O医師は，平成12年12月ころ，次郎に依頼され，上記平成12年意見書を基に，家庭裁判所提出用の診断書（成年後見用）を作成した．同診断書には，老人性認知症と診断され，所見として「前立腺癌加療中であり，それに伴う排尿障害のため留置カテーテル装着の状態であり，食事も全介助，昼夜逆転，家人などの認識確認も不能な状態です」と記載され，判断能力判定についての意見として「自己の財産を管理・処分することができない」との欄にチェックがされている．なお，次郎が成年後見開始の申立をしたとき，診断書は提出されていなかったが，家庭裁判所から診断書の提出を求められ，O医師に依頼して，診断書を作成して貰い，裁判所に提出した．ところが，平成12年12月21日の第1回期日で，成年後見用の診断書の書式に基づいて作成することを指示され，次郎は，再び，O医師に依頼し，上記診断書と成年後見用診断書を差し替えと言うことで作成して貰い，これを裁判所に提出したものである．そして，同診断書を基に，前記のとおり，平成13年7月11日，原告についての後見開始の審判がなされた．
　(2)　しかしながら，①平成12年9月ころ原告は栄養状態も回復し，若干の波はあるものの，意識も清明な状態が多かったことは前記1(3)のとおりであること（平成12年意見書においても，「認知症傾向は多少軽減したと感ずることもあるようです，全身状態は良好のようです」などそれを窺わせる記載がある），②前記成年後見用診断書には，O医師が「本人（原告）と直接対話し，その状況会話にて判断したものです」との記載があるが，前記のとおり，同診断書は平成12年意見書を基に記載されたものであるところ，同年9月20日O医師が原告と直接会話を交わしたかは被告本人の供述と対比して極めて疑わしく，平成12年意見書は介護認定更新のためというその作成目的からして原告の症状について平成11年意見書をそのまま踏襲したに過ぎないと考えられること，③現に平成13年3月には原告の要介護状態の区分は5から3に変更されたこと，④O医師は，成年後見用診断書の作成に当たり，当初は判断能力判定についての意見欄の4カ所を全てチェックしてしまい裁判所の指摘により書き直すなど当時成年後見制度についての理解が不十分であった点が見られること，⑤本件贈与公正証書作成にあたり，K公証人は，原告に内容を一つ一つ確認し，原告の了解を得ており，その際原告に意思能力が欠けているような不審な点は見られなかったこと，⑥上記1の公正証書作成までの経緯に照らし，原告には被告に対しA町土地建物等を贈与する十分な動機があり，それが原告の意志に反するとは認められないこと，を考慮すると，上記(1)の平成12年意見書及び成年後見用診断書をもって，原告に本件贈与公正証書作成当時事理弁識能力がなかったと言うことはできない．なお，確かに，原告については前記のとおり後見が開始されているが，医師の鑑定を経たものではなく，被告夫婦側において鑑定を拒絶したものの後見開始を争わなかったのは，結局原告の財産について次郎との間にこれ以上トラブルを起こすよりは第三者である弁護士に後見人になって貰い，財産関係を明らかにした方がよいとの趣旨によるものであることを考慮すると，後見が開始されたからといって，前記同様，原告に本件贈与公正証書作成当時事理弁識能力がなかったと言うことはできない．かえって，本件贈与公正証書作成当時，原告の意識状態は改善し，意思能力も回復していたと認めるのが相当である．
3　そうすると，本件贈与公正証書は，有効に成立したものであり，被告は原告からの贈与により，A町土地建物及び本件建物の所有権を取得したと認めることができる．
第4　結論
　以上のとおり，原告の被告に対する本訴請求は理由がないから棄却し，主文のとおり判決する．
　　　横浜地方裁判所○○支部
　　　　　裁　判　官　　　　　　　　　　○○○○

　　　　　物　件　目　録　《著者注：元は別紙》
1　所　　在　東京都大田区A町1丁目
　　地　　番　821番5
　　地　　目　宅地
　　地　　籍　89.99 m^2

2	所　　在	東京都大田区A町1丁目821番地5
	家屋番号	821番5
	種　　類	共同住宅
	構　　造	木造亜鉛メッキ鋼板葺2階建
	床 面 積	1階　53.02 m²
		2階　53.02 m²
3	所　　在	神奈川県○○市B町
	地　　番	1187番
	地　　目	畑
	地　　積	816 m²
4	所　　在	○○市B町3丁目
	地　　番	39番
	地　　目	宅地
	地　　積	301 m²
5	所　　在	○○市B町3丁目
	地　　番	40番3
	地　　目	宅地
	地　　積	499.81 m²
6	所　　在	○○市B町3丁目
	地　　番	40番2
	地　　目	宅地
	地　　積	399.98 m²
7	所　　在	○○市○○1丁目
	地　　番	408番
	地　　目	畑
	地　　積	1042 m²
8	所　　在	○○市○○1丁目
	地　　番	465番
	地　　目	畑
	地　　積	541 m²
9	所　　在	○○市B町3丁目39番地
	家屋番号	39番
	種　　類	居宅
	構　　造	軽量鉄骨造亜鉛メッキ鋼板葺平家建
	床 面 積	81.14 m²

C．亡板垣孝司　精神状態鑑定書

緒　言

　私《著者》は平成16年2月10日，東京高裁第○民事部裁判長裁判官○○○○より，以下の鑑定事項につき鑑定して，結果を書面で提出するように命じられ，宣誓の上これを拝受した．

■**1．鑑定事項**

　よって同日から作業を開始し，裁判所より提供された鑑定資料を精読し，鑑定書を作成した．鑑定資料のうち特に自筆遺言証書，不動産贈与契約公正証書および遺言公正証書を以下に掲げておく．引用に当たり，漢数字は算用数字に改めた．

1．
① 亡板垣孝司は，平成10年3月ないし4月段階で，アルツハイマー型認知症に罹患していたか．罹患していたとすれば，その程度．
② 上記時点における亡孝司の財産の管理，処分に関する判断能力の有無，程度．

③　上記時点における亡孝司の財産の管理，処分に関する判断能力は，回復ないし改善する可能性はあったか否か．
　　回復ないし改善するとすれば，どの程度の能力まで回復，改善することが考えられるか．
④　その後の亡孝司の財産の管理，処分に関する判断能力の変遷は如何であったか．

2.
①　亡孝司は，平成12年11月5日段階で，アルツハイマー型認知症に罹患していたか，罹患していたとすれば，その程度．
②　亡孝司が公正証書を作成した上記時点において，亡孝司に不動産を贈与することについての判断能力及び遺言能力（事理弁識能力）があったか否か．

遺　言　状（自筆）
私の全財産については全部を長男太郎の相続分とする．
　　　　　　平成12年11月1日
　　　　　　板　垣　孝　司　印

平成12年第580号
　　　不動産贈与契約公正証書
　本公証人は，当事者の嘱託により，次の法律行為に関する陳述の趣旨を録取し，この証書を作成する．
　　　本　　旨
第1条　平成12年11月5日贈与者板垣孝司（以下甲という）は，その所有にかかる後記不動産を次条以下の約定で受贈者板垣直子（以下乙という）に無償で贈与することを約し，乙は，これを受諾した．
第2条　甲は，乙に対し，できるだけ速やかに前条の不動産を引き渡し，かつ，同時に所有権移転登記手続をしなければならないものとする．
　　　　　不動産の表示
土　地
　所　在　東京都大田区A町1丁目821番5
　地　目　宅　地
　地　積　89.99 m^2
　　現況地積　　86.82 m^2
建　物
　所　在　東京都大田区A町1丁目821番地
　家屋番号　821番5
　種　類　居　宅
　構造等　木造亜鉛メッキ鋼板葺2階建
　現況床面積　99.89 m^2
　所　在　神奈川県○○市B町3丁目39番地
　家屋番号　39番
　種　類　居　宅
　構造等　軽量鉄骨造亜鉛メッキ鋼板葺平家建
　床面積　81.14 m^2

　　　　本旨外要件
　○○市B町3丁目2番12号
　　無　職
　　贈与者（甲）　板　垣　孝　司
　　　　　大正5年12月30日生
　右は，印鑑証明書の提出により人違いでないことを証明させた．
　○○市B町3丁目2番12号
　　会社役員
　　受贈者（乙）　板　垣　直　子

昭和 21 年 11 月 30 日生
　右は，運転免許証の提示により人違いでないことを証明させた．
　この証書は，平成 12 年 11 月 5 日本職役場において作成し，列席者に読み聞かせたところ，各自その趣旨を承認し，左に署名捺印した．板垣孝司は，署名不能につき本職代署した．
　　　　　　　板　垣　孝　司　印
　　　　　　　板　垣　直　子　印
○○市○○○1 丁目 12 番地
　　横浜地方法務局所属
　　　公証人　Ｋ　Ｌ　印
この謄本は平成 12 年 10 月 27 日本職役場においてこれを作成した．
○○市○○○1 丁目 12 番地
　　横浜地方法務局所属
　　　公証人　Ｋ　Ｌ　印

平成 12 年第 581 号
　　　　　遺　言　公　正　証　書
　本職は，遺言者板垣孝司の嘱託により証人○○○，証人○○○○の立会をもって左の遺言の趣旨の口述を筆記し，この証書を作成する．
　　　　　本　　　旨
第 1 条　遺言者は，遺言者が所有する左記不動産，預貯金債権等を含む財産全部を
　　遺言者の長男　板　垣　太　郎
　　　　　　　　昭和 21 年 11 月 1 日生
に相続させる．
　　　　　　　　記
神奈川県○○市 B 町 1088 番
　1　畑　　　806.00 m^2
○○市 B 町 3 丁目 30 番
　1　宅地　　211.00 m^2
○○市 B 町 3 丁目 3 番 2
　1　宅地　　601.01 m^2
○○市 B 町 3 丁目 3 番 3
　1　宅地　　308.00 m^2
○○市○○○2 丁目 19 番
　1　畑　　　1042.98 m^2
○○市○○○2 丁目 20 番
　1　畑　　　406.14 m^2
第 2 条　遺言者は，この遺言の執行者として左の者を指定します．
　○○市 B 町 3 丁目 2 番 12 号
　　会社役員
　　遺言者の長男　板　垣　太　郎
　　　　　　　　昭和 21 年 11 月 1 日生
　2　右長男太郎は，この遺言の執行に当たっては，遺言者が借用している貸金庫を開披することができるものとする．
第 3 条（付言事項）
　　私（遺言者）は，長男太郎の家族と同居し，太郎・直子夫婦に老後の面倒をみてもらっている上，太郎に私の後継者として今後家や墓地を守ってもらうことにしていることから，私の財産を太郎に相続させることにした次第であります．

　　以上

　　　　　　本旨外要件
○○市B町3丁目2番12号
　　無　職
　　遺言者　　　　板　垣　孝　司
　　　　　　　　大正5年12月30日生
○○市○○○2丁目10番地
　　税理士
　　証　人　　　　○　　○　　　　○
　　　　　　　　昭和9年1月6日生
○○市○○○2丁目10番地
　　無　職
　　証　人　　　　○　　○　○　　○
　　　　　　　　昭和13年10月31日生
　右遺言者は，印鑑証明書の提出により人違いでないことを証明させた．
　右遺言者及び証人に読み聞かせたところ，各自筆記の正確なことを承認し，左に署名捺印した．右遺言者は署名不能につき本職代署した．
　　　　　　　　板　垣　孝　司　印
　　　　　　　　○　　○　　　　○　印
　　　　　　　　○　　○　○　　○　印
　この証書は，民法第969条第1号ないし第4号の方式に従い作成し，同条第5号に基づき本職が左に署名捺印するものである．
　　平成12年11月5日
　　本職役場において作成
○○市○○○1丁目12番地
　　横浜地方法務局所属
　　　公証人　K　L　　印
　この謄本は，平成12年11月5日本職役場においてこれを作成した．
○○市○○○1丁目12番地
　　横浜地方法務局所属
　　　公証人　K　L　　印

2. 当事者の家族関係等

　概略は図2に示した．控訴人（第一審原告）板垣孝司は大正5年12月30日の生まれである．昭和47年，東京都大田区A町にアパートを建築して1階を孝司夫婦の住所とし，当初は二男次郎と3人で暮らしていた．昭和51年には○○市B町3-2-14に家を建てた．孝司がA町で暮らし，妻板垣サエ（大正7年2月20日生）がB町で暮らしたり，両人が入れ替わって住むようなことを何度か繰り返したが，昭和61年ころは孝司がA町に，サエがB町に暮らしていた．平成7年2月に孝司が膀胱結石により入院治療した後は，B町の自宅で孝司はサエと同居した．平成11年8月4日，孝司は被控訴人夫婦に引き取られた．孝司は平成12年11月1日，自筆遺言証書を作成し，同年同月5日には不動産贈与契約公正証書および遺言公正証書を作成した．平成13年7月11日，横浜家庭裁判所○○支部において，孝司に後見開始の審判が下され，後見人には弁護士○○○○が選任された．孝司は，同年11月29日，横浜地方裁判所○○支部に，板垣直子を被告として，所有権移転登記抹消登記手続等請求事件を提訴し，平成15年2月4日同所同支部において請求棄却の判決を受けた．この判決を不服として，孝司は同年同月17日に控訴したが，同年同月21日に死亡した．控訴人の地位は妻サエ，二男板垣次郎によって受継された．

　孝司とサエとの間に，長男太郎と二男次郎の2子がある．

長男太郎は昭和21年11月1日の生まれである．昭和43年10月10日に石田直子（昭和21年11月30日生）と結婚し，昭和47年には株式会社レパルスを設立した．太郎夫婦は昭和58年，B町3丁目2番の孝司の自宅の敷地内に建物を建てて居住を始め，今日に至っている．太郎と直子との間には3子があるが，両人は長男宏と3人で暮らしている．直子は第一審の被告であり，現控訴審の被控訴人である．

二男次郎は昭和25年12月6日に生れた．昭和48年9月30日に坂下広子と結婚し，少なくとも2人の子（双生児）がある．某和紙株式会社事業部の会社員である．昭和55年に東京都葛飾区にマンションを購入して住んでいたが，平成5年ころ同上マンションを売却して，神戸市へ転勤した．平成9年には横浜市港北区に移り，平成11年から同市○○区に住んでいる．

以下，訴訟に関連する家族は，姓名のうち姓を略して名で呼ぶことにする．

■3. 本人歴（現病歴）

3-1 発病から平成10年3月頃まで

孝司は大正5年12月30日に生まれ，昭和9年11月通商産業省に入省した．昭和13年3月法政大学専門部政治経済科を卒業，長く通商産業省に勤め，昭和38年3月同省を退職した．その後は財団法人○○○協会，次いで○○株式会社に勤め，昭和53年2月同社を退職した．退職後は年金等で暮らしていたようである．

X病院泌尿器科医師○○に宛てたY病院泌尿器科医師○○○○作成の医療情報提供書（平成11年8月16日付）によると，孝司は平成2年以前に前立腺癌によりY病院で診療を受けていたが，間もなく同病院の閉鎖に伴い（診療簿が破棄され，診療状況の詳細は不明となった），同年7月4日から平成6年10月まで，日赤病院で診療を継続した．平成5年には癌の腰椎転移が認められた．平成6年10月にはY病院が新築され診療を開始したので，孝司は同病院で治療を続けたが，平成11年8月16日に同病院より近所のX病院泌尿器科を紹介され，こちらで診療を継続するようになった．なお，この間，平成7年にはY病院泌尿器科から○○医院にも医療情報提供書が送られている．Y病院またはX病院の泌尿器科において

診療を受ける傍ら，○○医院から抗癌薬が投与されたようである．孝司の認知症性疾患については後述するが，前述のように，平成13年7月11日横浜家庭裁判所○○支部において，孝司に後見開始の審判が下され，後見人には弁護士○○○○が選任された．

以下に診療記録および看護記録等から重要と思われる所見を摘録するが，理解の便宜のため，鑑定人の説明を適宜加えることにした．

孝司は平成6年11月21日から同年12月5日まで，TUR-P《鑑定人注：経尿道的前立腺切除術》および膀胱砕石術施行のためY病院に入院した．入院時看護記録によれば，「面接中の患者の態度，理解度」および「病気に対する知識・理解度」の欄には，いずれも「良」の記載がある．サエが記入した入院時問診表によると，食事も排泄も介助不要であった．

看護日誌をみると，孝司は11月21日，「おしっこしたい気はするけど，あんまり出ない．痛みも時々あるんだ．血尿も前に出たことがある」と述べている．同月29日に手術が行われた．12月1日3時には「S：（Nsコールあり）トイレに行きたい．大か小かわからない．O：便器挿入するも，大便の排出なし」とある．なお，記録中のSは主観的所見を表し，大抵は患者の陳述である．Oは客観的所見を表し，看護師の観察および行為が記されている．12月2日1時には「S：（点滴）こんなのやっていたらわりがあわないよ．おしっこが間に合わないよ．O：失禁みられる」とある．同日3時には「S：眠れないんだよ．辛いよ．（点滴）気になるんだよ．（廊下徘徊しているため，入室促すと）私の部屋はどこかわからない．O：1：00より不眠．点滴台を押しながら，食堂方面と自室を徘徊している」とある．同日7：00には「S：あれから少し眠れたよ」とある．同日時間は不明であるが，孝司は「そんなに痛くないし，残尿感もない」と述べている．

12月2日付の「服薬指導サマリー」には，「多少ボケがあるかもしれない．理解度に問題がある可能性もあり，十分な注意が必要」と記されている．

以上から，孝司は現在（当時）の病状（疼痛，尿意，便意）を比較的詳細に報告することができ，「血尿も出たことがある」や「あれから少し眠れたよ」の陳述からもわかるように，短期記憶に粗大

な欠損はないようである．この頃はナースコールも使用することができた．学習能力があったのである．便意が不正確であるが，手術の影響もあるであろう．自分のベッドがわからず，廊下および自室を徘徊しているのであるから，場所的見当識障害が認められる．薬剤師は服薬説明に際して，「理解度に問題」を感じたが，問題を明らかにはしていない．ワークシートによると，入院中は，11月30日に始まるエストラサイト（抗癌薬）のみ「冷所保存にてNs管理」で，他は孝司の自己管理だったようである．

要するに，平成6年12月には場所的見当識障害と徘徊が認められ，服薬の自己管理にも危惧が感じられた程度である．認知症の初期と考えられる．

平成7年2月13日から同月23日まで，孝司は膀胱砕石術等のため，Y病院に入院した．孝司の記入した入院時問診表によれば，食事，入浴，排泄のいずれも介助不要であった．看護日誌には2月13日に「S：今のところ痛くないし，オシッコも6回/日行くぐらいだよ．ただ管を入れかえる時にはとっても痛いだよ」とある．ワークシートによれば，服薬は入院当初3日間のみ自己管理で，内服確認を看護師がしていたが，2月19日以降はクラビット（抗菌薬）およびベリチーム（健胃消化薬）のような通常薬も看護師管理となっている．

以上からわかることは次の通りである．過去将来は別として「今のところ」疼痛はないと言い，一般的には疼痛がないが，「ただ管を入れかえる時はとっても痛い」と病状を詳述することができる．排尿回数も日に6回くらいと勘定することができたのであるから，短期記憶に粗大な障害はない．このころはまだ会話に自発性があり，内容も比較的充実しており，断片的な返事を返すばかりということはなかった．

平成10年2月27日から3月7日まで，孝司がY病院泌尿器科に尿路感染症の疑いにより精査のため入院した際，院内紹介により，3月2日に神経内科を受診した．同科初診医の作成になる現病歴には，「約2年前からお金の計算が合わなくなり，約1年前から道を間違えるようになった．約3ヶ月前からヒトの名前がわからなくなりDementia徐々に進行」と簡略に要約されている．すなわち，孝司は平成8年ころから金銭勘定ができなくなり，平成9年ころから場所的見当識障害が顕著になり，同年末ころには高度の記憶障害が明らかになった．近時記憶のみならず長期記憶にも深刻な障害が及んでいる．認知症が緩慢に進行したことが確かめられたのである．

平成10年2月27日の入院時問診表第2頁によると，食事の介助は不要であるが，入浴には介助を要し，「着がえが出来ない．洗い方を忘れている」と記入されている．排泄については，「大便の後のふきとり」に介助を要するとある．睡眠時間は20時間位であった．

以下に看護日誌より重要な所見を摘録する．適宜句読点を補った．なお，看護師の勤務体制には病院によって多少の相違はあるが，午前0時ころから8時ころまでが深夜帯，8時ころから16時ころまでが日勤帯，16時ころから24時ころまでが準夜帯と考えてよかろう．

2月27日の日勤帯には，「清潔，更衣，排泄自立してなく，介助を要する」とある．家族からの聞取りとして，「1W前から1日中眠っている．食事は3食一人前摂取していた．便の拭き取り，更衣，入浴一人では出来ない．"はい"と言ってもすぐ忘れてしまう」と記されている．日常生活動作（ADL）の自立性が崩れ，顕著な記憶障害が認められる．

3月1日の日勤帯には，「30分～1.5h毎にトイレへ行く」とある．嫁からの情報が収録されている．それによれば，「家ではほとんど水分を摂らせていなかった．本人がいらないと言えばのませず，たべさせずだった．入院前は眠ってばかりで，こんなに活動的とは思わなかった」というのである．「S：『なんでここにいるんだ？』 年令《ママ》は？『61か62です』 O：点滴ボトルをもって歩行している．何度も420の16号室へ入る」とある．孝司の病室があるのは410棟である．すなわち，入院して点滴等の処置により孝司は活動的になったが，自己の年齢がわからず作話をしている．やはり記憶障害は近時記憶障害のみでない．場所的見当識障害が顕著で，病室のみか病棟を間違え，何のために自分が病院にいるかを理解することができない．

3月2日の深夜帯には，「同室者より，ベッドをまちがえていることがあり眠れない，と苦情あり」とある．病棟，病室のみならずベッドも間違える．

Ⅱ．鑑定人もする判決批判——被告が"事実認定"した症状　公証人の認否問が作る遺言——

なお，孝司はこの日神経内科に受診した．

3月3日の準夜帯には，「O：1度廊下をふらつく．下記の訴えきかれる．S：何しにきたんだっけ？」．

3月4日の深夜帯には，「6時トイレ誘導すると，大失禁している．本人気がついていない様子」とあるが，後述するように，これは便失禁であり，失禁したことに孝司は気がついていない．中枢性の失禁である．

3月5日の日勤帯には，「本日深夜帯で他の病室の空いているベッドで眠っていたりとボケ症状かわらず」とある．同日看護師の評価がまとめられている．「ボケ症状著明にみられており，部屋をまちがえたり，あてもなく廊下をうろついている様子がよくみられる．そのため迷子になったり，離院してしまうおそれあり．本人は自分の氏名のみしか正確に答えられず，事故につながるおそれあり」というのである．ひとたび迷子になったら，病院名も，家族の名前も，住所も，電話番号も言えないであろうから，「事故につながる」と心配されたのであろう．

3月6日の日勤帯には，「O：廊下をふらついており，以下のコトバ聞かれる．日中失禁なし．Familyずっとついている．S：『おしっこしたい気がして…』」とあり，「日中失禁ないのは家族の誘導のためと考えられる」とある．

フローシートⅠをみると，尿失禁が3月2日，3日，5日，7日に，便失禁が3月4日および6日に認められる．すなわち，9日間の入院中6日は，いずれかの失禁が認められた．しかも，4日の便失禁は孝司自身気がついていない様子であった．

看護サマリー（Ⅰ）から摘録すると以下の通りである．

「入院の1週間くらい前からほとんど寝たままとなり，濃い尿も出る様になったため当院受診．精査目的で入院となる．尿路感染については入院時発熱なく，尿の性状も混濁なかったため，問題には挙げなかった」とある．すなわち，尿路感染症とは関係なしに，一貫した認知症が認められるのである．

さらに，「入院時よりボケ症状みられ，ADL（日常生活動作）もほとんど自立していない状態であった．点滴刺入部を抜去するおそれあったため，できるだけNsステーションにつれてきて点滴を行うようにした．その結果，点滴をしていることを忘れ，歩こうとする姿や，ボトルを点滴台から外して歩こうとする姿が何度かみられたが，自己抜去することはなかった．ベッドからはなれる時はNsコール押す様何度も指導するが1度も押すことはなかった．頻回に訪室し，状態を確認していくことにした．失禁があり，時間を決めてトイレ誘導したことにより，夜間のみの失禁となった」とある．すなわち，この頃はADLの自立が崩れ，平成6年には気にしすぎるほどであった点滴を忘れて歩くようになり，ナースコールを使用することができなくなったのである．記憶障害が著しく，学習能力も低下している．

3月2日には神経内科で診察が行われた．神経内科初診時所見のうち，神経学的検査の頁をみると，Consciousness（意識）は「awake」《鑑定人注：目が覚めている，油断のない状態の意で，意識清明であることを示す》と記されている．「Mental state：HDS-R/30　MMS 3/30」とあるのは間違いで，「HDS-R 3/30」とするのが正しい．すなわち，精神状態は改訂長谷川式簡易知能評価スケール（以下は改訂長谷川式スケールと略す）で30点満点中3点ということである．MMSは行われていない．両手指に静止時振戦がある．歩行では「左足やや歩巾狭く，出にくい」とあり，バビンスキー反射が右に陰性，左に陽性である．この時点で，神経内科医は左側錐体路症状と認知症を認め，原因疾患としてひとまず多発性脳梗塞を疑い，頭部MRI検査の予約をしたのである．

まず，改訂長谷川式スケールをみると，第1問で年齢を問われて答えられず，第2問「今日は何年何月何日ですか？　何曜日ですか？」に「24年4月」と答えている．時間的見当識障害とこれに伴う作話である．第3問「私達が今いるところはどこですか？」に答えられず，「家ですか？　病院ですか？　施設ですか？」と助け舟を出されて「施設」を選択している．これも場所的見当識障害とこれに伴う作話である．病院で治療を受けているという状況認識ができない所以である．第4問「これから言う3つの言葉（例えば，桜，猫，電車）を言ってみてください」には3語とも復唱ができた．課題が単純であれば，即時記憶は保たれている．第5問「100から7を順番に引いてください」は最初からできなかった．計算力の著しい低下で

ある．第6問は数列（例えば6-8-2）の逆唱であるが，3桁ができなかった．この問題は記憶のみならず注意集中力を要求する．第7問は第4問で予告してあった3語の想起であるが，ヒント（植物，動物，乗り物）を与えられても一つもできなかった．この問いに「6-7-4」と回答しているが，これは直前の問い（第6問）に対する保続である．第8問は5つの品物を見せて後これを隠し，何があったかを回答させるものであるが，一つとして想起することがなかった．第7問と第8問から，近時記憶に高度の障害があることがわかる．第9問「知っている野菜の名前をできるだけ多く言ってください」に，5個を越えて答えることができなかった．身近な品物についても知識が枯渇していることがわかる．

以上から，単純な課題に対する即時記憶は保たれているが，近時記憶の障害が高度である上，時間的見当識および場所的見当識にも高度の障害があり，ごく単純な計算ができず，知識も甚だしく貧困化していることが確かめられた．作話や保続の傾向も認められる．要するに，重度の認知症が検出されたのである．

次に，3月3日に行われた頭部MRIについて検討する．放射線科報告書には，「橋上部左側，右視床，左放射冠に陳旧性梗塞あり．他に新鮮な梗塞や出血認めず．慢性硬膜下血腫なし．(中略)中等度の萎縮があり，頭頂葉，側頭葉に強い．～臨床的にSDAT《鑑定人注：アルツハイマー型老年認知症》の可能性はないですか！」とある．つまり，自らは臨床所見を知らない放射線科医が，画像の特徴からアルツハイマー型老年認知症を疑っているのである．

3月5日，神経内科医は，上述のMRI等の所見を確認して，「微小脳梗塞ありますが，皮質の萎縮あり，症状およびその経過（緩徐進行性の認知症）から，アルツハイマー型老年認知症と考えます」と記している．妥当な診断である．

ここで鑑定人の頭部MRI画像診断を記しておく．

MRI画像所見

大脳皮質は後頭葉を除いて脳溝が開大しており，頭回のびまん性の萎縮がみられる．脳回の萎縮は特に海馬領域を含む側頭葉の内側から底面にかけて，および島回，帯状回に強く，このために側脳室下角，シルビウス裂，大脳縦裂が広範に拡大している．萎縮には左右差があり，左側が高度である．側脳室，第3脳室ともに中等度に拡大している．側脳室の拡大も左側にやや強い．境界明瞭で小さな低吸収域が左橋被蓋から橋核境界部にかけて，左放線冠，右視床腹外側にある．これらは小梗塞と考えられる．

所見の解釈

びまん性の大脳萎縮があるが，萎縮は特に側頭葉内側，頭回，帯状回からなる大脳辺縁系に強調されており，これがアルツハイマー型認知症の脳萎縮の特徴に合致する．小梗塞が存在するが，この程度の脳血管性変化の影響は限定的であろう．経過中の認知症の原因はアルツハイマー型認知症にあると考えられる．81歳という年齢を考慮しても，脳萎縮は大脳辺縁系にとどまらず，新皮質にも及んでいるので，発病初期とはとうてい考えられない．発病後ある程度の経過を経たアルツハイマー型認知症と考えるのが妥当である．したがって，認知症は相当に進行しているものと推定される．アルツハイマー型認知症の特徴として，対人接触や言語機能は比較的よく保たれるということがあり，このため，認知症がかなり進行していても，その場を取り繕うことができる．しかし，実際には記憶障害に加えて，判断力や物事の処理能力といった高次の機能が早期から失われていくのが，この疾患の通例である．

在宅療養者看護記録によれば，平成10年4月20日の時点で，「意志の伝達」の欄のうち「言語障害」は「なし」に，「認知症状態」は「あり」に○印が付されている．認知症の程度に関しては○印がないが，これに関連して「会話理解」および「意思表示」はいずれも「可」，さらに「無為・不活発」と記入されている．具体的な事実（どのような会話か，どのような意思か）が提示されていないので，これら評価の妥当性を検討することができない．鑑定人は孝司の人格変化として無気力，無頓着を認めるが，「無為・不活発」はこれに通ずるであろう．なお，アルツハイマー型認知症に言語障害のないのは普通のことである．「備考・その他」の欄に「生活能力　食事の支度～電話の扱いまで不可」と具体的に記入してある．これは，例えば食料品の買物もできないということであろう．据膳を食すること（ADL）はできても，経済や栄養

表2 障害老人の日常生活自立度（寝たきり度）判定基準

生活自立	ランクJ	何らかの障害等を有するが，日常生活はほぼ自立しており独力で外出する 1. 交通機関等を利用して外出する 2. 隣近所へなら外出する
準寝たきり	ランクA	屋内での生活は概ね自立しているが，介助なしには外出しない 1. 介助により外出し，日中はほとんどベッドから離れて生活する 2. 外出の頻度が少なく，日中も寝たり起きたりの生活をしている
寝たきり	ランクB	屋内での生活は何らかの介助を要し，日中もベッド上での生活が主体であるが，座位を保つ 1. 車いすに移乗し，食事，排泄はベッドから離れて行う 2. 介助により車いすに移乗する
	ランクC	1日中ベッド上で過ごし，排泄，食事，着替において介助を要する 1. 自力で寝返りをうつ 2. 自力では寝返りもうたない

〔平成3年11月18日　老健第102-2号　厚生省大臣官房老人保健福祉部長通知〕

に配慮して食料を調達するようなことはできない，すなわち日常的な生活能力がないことを示している．

　以上をまとめると次のようになる．孝司の場合は，平成6年の末からアルツハイマー型認知症が，場所的見当識障害を初発症状として発病した．平成8年ころには金銭勘定ができなくなり，平成9年ころから場所的見当識障害が顕著になり，同年末ころには高度の記憶障害が明らかになった．平成10年3月ころには，食事を除いてADLの自立性が崩れ，記憶障害，時間的見当識障害，場所的見当識障害，計算力の低下が確かめられた．いずれも高度の障害で，自分が何のために病院にいるかを理解ないし判断することもできない程である．なお，改訂長谷川式スケールによる知能検査は，入院後，孝司が活動的になり，意識清明な状態で施行されている．その結果は意識障害を伴わない認知症の状態を反映していると考えてよい．すでに重度の認知症を呈している．

3-2　平成11年2月ころから平成13年4月ころまで

　現況報告書の「3．精神の状況」は，平成11年2月24日の調査結果を示したものである．これによると，「意志の疎通」は「やや悪い」に，「精神状態」は「認知症（軽度）」に，「記憶障害」および「失見当」は「中度」にチェックがしてある．いずれも鑑定人の判定と大差があるが，所見事実が提示してないので検討の仕様がない．ここでも「その他」の記入欄に「無気力」と記されているが，この点は鑑定人の評価に一致する．

　平成11年8月4日，太郎夫婦は孝司を自宅に引取った．当時孝司はかなり衰弱しており，体重が35kgしかなかった．8月15日には高熱と血尿により，X病院に入院し，9月6日に退院した．この間の入院記録は鑑定資料に含まれていない．

　医師〇〇作成にかかる平成11年10月2日付介護認定意見書によれば，孝司は障害老人の日常生活自立度（寝たきり度）につきランクAの1，認知症性老人の日常生活自立度につきランクⅢaと判定されている．さらに，短期記憶に問題があり，判断力がなく，伝達は具体的要求に限られ，食事は全介助を要し，昼夜が逆転しており，徘徊や異食症が認められ，膀胱に留置カテーテルを装着している状態であった．

　厚生労働省が定めた「主治医意見書記入の手引き」によると，上述の自立度の判定基準は以下の通りである．

　障害老人の日常生活自立度（寝たきり度）は，生活自立（ランクJ），準寝たきり（ランクA），寝たきり（ランクBおよびランクC）の3段階に分かれる．ランクAは「屋内での生活は概ね自立しているが，介助なしには外出しない」段階で，これがさらに二つに分かれる．「1．介助により外出し，日中はほとんどベッドから離れて生活する」と「2．外出の頻度が少なく，日中も寝たり起きた

りの生活をしている」というものである（**表2**）．

認知症性老人の日常生活自立度のランクは，基本的にはⅠ，Ⅱ（ⅡaⅡb），Ⅲ（ⅢaⅢb），Ⅳの4段階に大きく分かれている．そして，ランクⅠ〜Ⅳと判定されていた高齢者が，著しい精神症状や問題行動等を呈して専門医療を必要とする場合は，ランクMとするのである．ランクⅢは「日常生活に支障をきたすような症状・行動や意思疎通の困難さがみられ，介護を必要とする」段階で，時々誰かの支援を要するから，基本的には自立しているランクⅡより重度である．ランクⅢに「見られる症状・行動の例」としては，「着替え，食事，排便，排尿が上手にできない，時間がかかる．やたらに物を口に入れる，物を拾い集める，徘徊，失禁，大声，奇声をあげる，火の不始末，不潔行為，性的異常行動等」が挙げられている．Ⅲaとは日中を中心として上記状態が見られる段階であり，Ⅲbとは同様の状態が夜間を中心として見られる場合である．ちなみに，ランクⅣでは，「見られる症状・行動の例」はランクⅢに等しいが，その頻度が異なる．「日常生活に支障をきたすような症状・行動や意思疎通の困難さが頻繁に見られ，常に介助を必要とする」程度，すなわち「常に目を離すことができない状態である」とされている．

断るまでもなく，認知症性老人の日常生活自立度のランクは介護の見地に規定されたもので，必ずしも認知症の程度に並行しない．例えば，ⅢbがⅢaより重度であるのは，介護の見地から見て，より多く手がかかるということであろう．Ⅲbの人がⅢaの人より認知症の程度が高いとは限らないし，そのような一般的傾向があるわけでもない．このように，認知症の程度と要介護の程度は独立しているから，一定の認知症にもかかわらず要介護の程度が変化（悪化または改善）することは稀でない．だからこそ認知症高齢者に対する介護のやり甲斐も重要性もあるのである．しかし，長い目でみると，認知症の程度と要介護との間には，一般には緩い相関関係があることも事実である．孝司の場合も，平成6年および同7年にはADLは自立していたが，平成10年にはほとんど自立していない状態にあった．認知症の進行に伴い要介護度も進行している．

以上により，当時の孝司の自立度をそれぞれA1，Ⅲaとした医師○○の判定は概ね妥当と思われる．

平成12年8月以降の孝司の精神状態を明らかにするために重要な資料は「老人訪問看護報告書」である．これは，平成12年8月10日から翌13年2月5日にかけて，ほぼ週に1回孝司に対して担当者○○○○によって行われた訪問看護の記録である．これより重要な所見を摘録しつつ，適宜鑑定人の説明を加える．

平成12年8月10日には，「S：『たべたよ．』O：昼食たべたか問うと，上記答える．しかし，昼食は食べていない．膀洗《鑑定人注：膀胱洗浄処置》中ウトウト入眠しはじめる」とある．ここで注目すべきことは，第一に，孝司は昼食を摂っていないのに，食べたかと問われると，事実に沿ってではなく，質問に沿って食べたと肯定的に答えるという点である．食べたか否かというような，いわゆる認否問[18]に対して，答えが事実に反しても，肯定的に回答する傾向が孝司には存在するのである．注目すべきことの第二は，記憶障害の特徴である．それは近時記憶の重い障害であるが，昼食の吸物の具が何であったかとか，一緒に食べたのは誰であったか等がわからないのではなくて，昼食を摂ったことまたは摂っていないということ，すなわち体験自体を忘れているという点である．それは，通常の物忘れとは異なる認知症性老人，とりわけアルツハイマー型認知症の老人の特徴である．なお，膀胱洗浄中にもうとうとするような傾眠傾向があることがわかる．

8月31日には，「S：『うん，たのしい．』O：デイケアの入浴楽しい．デイケアに行く時も喜んで行くと嫁より情報あり」とある．ここでも，「楽しいでしょう」と誘導的に話し掛けられればもちろんのこと，「楽しいですか」と認否問で問われても，孝司は「たのしい」と答えたであろう．そういう風景が想像できる．いずれにしても内実に乏しい会話である．家族の相談および介護指導の欄には，「最近夜もよくねてくれて，回りのこともよくわかるようになったから，たすかる」という家族の報告が記されているが，漠然とした記述で，何がどのようによくなったかが不明である．

9月28日には「S：『こんにちは．』O：昼食後にてうとうとしている．膀洗中に入眠してしまう．夜の徘徊は少ない」とある．単純な返事（ここでは挨拶のオウム返し）は可能である．ここにも傾

眠傾向が認められる．

10月5日，「S：『こんにちは，…そんなことはない，わかんない，楽しい．』O：問いかけにきちんとした返答をする．訪問時ウトウトしていたが，話をすると会話がなりたち，覚醒している．(中略)日中自分の名前書きをやっているという．入浴(デイ)と名前書きは楽しいと返事する」とある．質問が明らかにされていないので，どのような会話が成立したかの詳細は不明である．返事は幼児的で，内容にも自発性にも乏しい．ここにも傾眠傾向が見られる．

10月12日の看護記録には，「S：『そんなことわからないよ，わすれちゃった．』O：質問形式の会話をすると，上記のような答え．しばらくするとまゆよせて，嫌そうにしだす．答えられる時ははっきりと返事をする」とある．「誰が何をしたか」とか「それをしたのは何時のことか」というような疑問詞詞問（植松）[18]は，会話相手の自発性，返事内容の充実を要求し，相手を誘導する可能性が少ないので重要であるが，このような質問に孝司は答えられないのである．孝司がはっきりと返事をすることができるのは，「～ですか」というような認否問であるが，この種の質問は肯定的な返事を誘導する力が強いので，注意が必要である．

同日の家族の相談および介護指導の欄には，「嫁：最近徘徊も月に数える程度になった．意識しっかりして，妻の悪さを『そんなことはいけない．しょうがないやつだ．オレはどうしたらいい』といったりする」とある．ここにも肝腎な質問が明らかにされていないので，対話の質を検討することができない．しかし，妻に関してしょうがない奴だという無気力，無頓着な感想を漏らすだけで，自分はどうしたらよいかと嫁に尋ねるのは，まさに自分がどうすべきか自己決定すべき時に，これができないことを示している．状況認識に乏しく，自己決定ができず，態度が幼児化し，他者に依存しているのである．

10月26日，「S：『うん，うん，行こう．』O：散歩への誘いにこころよく返事し，家の周囲を歩き，一服たばこを吸う．話している内容は理解しているが，うんなどの返事で会話が進まない」とある．話し掛けが散歩への誘いであることを理解する，その程度の理解力はあるが，そのような会話においてさえ話が進まない．つまり，孝司からの自発的で内容のある返事がないため，会話が進展しないのである．精神内界が空洞化していることが窺われる．

10月31日の看護記録には，「S：『うん，いたくない．』O：腹痛なし．尿流出あり．(中略)洗浄中から入眠をはじめる」とある．同日の，家族の相談および介護指導の欄には，「昨日，一昨日と昼間も一睡もせず，夜中2時頃までバタンバタンと動き回っていた．31日朝，おしっこはどこでするのというので，みたら出ていなくて，力んだ後どっと流れてきたんです」とある．29日から31日にかけて，昼間も寝ず，夜遅くまで激しく動き回り，31日朝も排尿すべきところがわからなかったというのである．3日にわたってせん妄（独特の意識障害の病像）があったと考えられる．この間，尿路感染症が悪化していたという証拠はない．以上の事実は，孝司において，尿路感染症の悪化とは直接関係なしに，認知症の上にせん妄が重畳することがあったことを示している．せん妄は一進一退するが，認知症は持続的である．なお，31日には傾眠傾向が現れ，昼夜逆転となっている．

11月9日の看護記録には，「S：『うん，うん．』O：午前中ずっと排便でトイレ行ったり来たりで，疲れて眠っていた．声かけでおきるが，眠そうであり，会話にも返事だけで，自ら話すことなし」とある．傾眠傾向が著しく，ほとんど会話が成立しない．家族の相談および介護指導の欄には，「嫁：『具合悪くなってからまた（認知症が）ひどくなったみたい．私のこともわからないといってなげくの．』自分の名前やお子さんの名前も，聞いても答えられない」とある．「私のこともわからないといってなげく」のは，嫁のこともわからず，嘆きもしない状態に比べれば，よりましな状態であろうが，身近に世話をしている嫁のことがわからないというのは，やはり深刻な事態である．対人的見当識の障害である．自分の名前も答えられないというのは，長期記憶にも深刻な障害が及んだことを示している．「これは誰ですか（対人的見当識に関わる質問）」や「あなたの名前は何といいますか（記憶に関わる質問）」は疑問詞詞問である．孝司はこのような生活上必須の事項に関してさえ答えられないのである．この日，午前中軟便のため便所通いを繰り返しているが，尿路感染症が悪化したという証拠はない．嫁は認知症が一進一退

するように述べているが，ここにあるのは認知症に重畳した傾眠傾向である．傾眠という意識状態は変動するが，基盤にある認知症は持続性，進行性である．

11月16日には，「S：『うん，うん．』O：眠そうにしている．午前中B-T《鑑定人注：膀胱留置カテーテル》交換．昨夜はずっとおちつかず起きていたため会話するといい，数回会話するが，入眠してしまう．便意，尿意おしえてくれるのはよいが，ここ数日トイレ以外にまきちらしがあり，大変だったと家人」とある．「昨夜はずっとおちつかず起きていた」とか「トイレ以外にまきちらし」があるというのは，軽い夜間せん妄を疑わせる行動であるが，詳細が不明であるので断定はできない．この日も昼夜が逆転して，傾眠傾向が著しい．

11月30日には，「S：『うん，そうだね．』O：会話で上記のように言う．わからないときはわからないと言い，家人との会話でもクリアなこと多いと．夜間11時〜朝までぐっすり眠れている．徘徊なし」とある．訪問看護師が観察したのは，自分が話し掛けたのに対し，孝司が「うん，そうだね」と応じたことだけである．「わからないときはわからないと言い，云々」は，それだけ取ってみるといかにも理解や判断がしっかりしているように聞こえるが，この部分は家人からの聞き書きである．もともと孝司は疑問詞問にはわからないと答えることが多い．「わからない」という返事は10月5日，同月12日，12月14日，同月28日にも見られる．つまり，質問に答えられないことがしばしばあるということで，記憶障害や理解力低下を示す事実である．睡眠覚醒リズムが正常に復し，傾眠傾向が消失して意識が清明なことが多くなり，「家人との会話でもクリアなこと多い」と感じられたのであろうが，認知症が改善したわけではない．

12月7日の看護記録には，「S：『うん，これ食べていい？』O：かろうじて会話でうなずく位で，かなり眠そうにしている．夜間も12時間はしっかり入眠すると．動作で麻痺（−）」とある．この頃の孝司は，夜しっかり眠ってなお，昼も眠いのである．孝司の意識は稀にせん妄の際に混濁するが，しばしば傾眠のため意識水準が低下する．家族の相談および介護指導の欄には，「なおこさん：

（前略）ショートステイを1週間以上させると，孝司さんが家を忘れてしまうので，（後略）」とある．すなわち，1週間以上施設で暮らすと，施設と家の区別がつかなくなるのであろう．家屋や家具調度からなる生活の場を忘れるのみならず，他人と家族の区別もつかなくなるものと思われる．要するに，状況全体の健忘である．

12月14日には，「O：会話すると笑顔時折みせる．質問に対してわからないよと返答すること多し．徘徊なし」とある．ほとんど会話が成立していない．話し掛けに笑顔を見せるだけで，質問に答えることができないのである．

12月21日の看護記録には，「S：『いたいよ．ものすごくいたい（瘡処置中）．まだここにいる？あっちに行こう．』O：（前略）処置中にぎりこぶしをふりあげ，痛がり，その処置後もみけんにしわよせておこっている」とあるように，言動が幼児化している．家族の相談および介護指導の欄には，「転倒したあとから，直子さん1人の時のみエッチな話やコミュニケーションはかろうとする（後略）」とある．知能の低下のみならず，性的脱抑制（人格変化）を認めることができる．

12月28日，「『うん，うん，わからないよ．』O：話しかけても，わからないよか，うんと返事が答《ママ》ってくる」とある．返事の貧困が精神内界の崩壊を示している．

平成13年1月11日の看護記録には，「S：『家はこっちだよ，近道しよう．（妻は）ばかだな．階段はめんどうくさい．』O：散歩促し，家の周辺を散歩．しっかりした足どりで，海のみえる所まで行く．自分の家へ行き，錠がしまっているのを確認して，ばかだなとつぶやく．息子の家に入り，いつもの家に入ると，家にもどってきたとうなづく《ママ》く．きちんと会話してくれるが，自分の年は言えない」とある．住み慣れた家の周辺では場所的見当識は保たれている．具体的世界では適応的に振舞うことができるが，自分の年齢というような目に見えない世界は崩壊している．

1月25日は長男夫婦が留守であった．同日，第3回訪問の時（16：25〜16：40）には，「O：ソファーで横になっている．オムツを下げて確認をしていると，エッチな内容をしようと，自ら声をかけてくる．とりあわないでいるとおちつく」とある．性的脱抑制が認められる．

II．鑑定人もする判決批判——被告が"事実認定"した症状　公証人の認否問が作る遺言——

2月1日には，「本日は会話してもわからないと答えるか，直子さんの名前を教えた直後に聞いても名前を答えられない」とある．会話が成立せず，記憶障害はいよいよ顕著である．

なお，この間，平成12年11月1日に遺言状が作成され，同年同月5日に不動産贈与契約公正証書および遺言公正証書が作成された．

証人KL（公証人）の証言によれば，K（同公証人）は贈与契約公正証書を作成するに当たって，孝司の意思確認を次のように行った．

「（前略）東京の土地と建物とB町の家ですが，これを直子さんに渡していいのかと，渡すのかということを確認しまして，孝司さんは『はい』とか，『そうです』とか，そんなようなご返事の仕方で，内容は了解なさって，（後略）」というのである．理解力や判断力の十分な人に対しては，このような方式でも意思確認は正しく行われるであろう．しかし，繰り返し指摘しているように，渡していいか否かという認否問では，上記の能力のない人々を容易に誘導して，彼らから肯定的な返事を引出すことが多いのである．したがって，このような質問形式によっては，孝司の判断能力に裏付けられた真正な意思を確認したことにはならない．Kは，孝司が意思能力を欠くように見えたことはないかと問われて，「そのときの孝司さんは，何か顔色もよく非常ににこやかな，そんなような表情でいらしたという記憶があります．そして，今，言われたような本人の意思が明確でないというような，そういう印象は全く受けなかったですね」と答えている．顔色や単なる印象から意思能力の有無を判断するのは危険である．公証人は問答の中に疑問詞問を巧みに配置するよう心掛けなければならない．

遺言公正証書についても同様で，Kは「遺言の内容で，孝司さんにご自分の財産を全部長男太郎さんに相続させると，全部渡すということかどうかと言って，それで，『はい』か『そうです』か何かそんなようなご返事をいただいて（後略）」，遺言の後の手続きも同様に進めたと答えている．認否問に肯定的な返事を得たことにより，遺言能力もあると見なしたのであるが，ここに問題があることはすでに述べたとおりである．

被控訴人直子の本人調書は多くの内容を含んでいるが，孝司の判断能力に関連するところだけを取り出すことにする．その第一は，膀胱の具合が悪いと意識も朦朧とするが，尿路感染の状態がよいと意識も改善するというような，孝司の病像における意識障害の占める役割の強調である．孝司の意識障害には2種類ある．一つは稀に見られるせん妄であり，他はしばしば見られる傾眠傾向である．いずれも一進一退するものであるが，これらは持続性，進行性の認知症に重畳して現れたものであるから，これらが消失すると意識は清明になり，従来の認知症が純粋な姿で現れるのである．認知症プラス意識障害から認知症に戻れば，それは確かに病像全体としては改善であるが，認知症自体は改善しない．また，これもすでに述べたが，尿路感染症と意識障害との間に因果関係があることを示す証拠はない．第二は，平成12年10月3日，次郎が被控訴人夫婦の自宅を訪ねてきて乱暴を働いたとき，孝司がこれを目撃し，太郎の事情説明を聞いて，「自分に何かできることはないか」といったということである．これは自力で状況を理解した上で，自分が何をなすべきかを決断することができないことを示している．平成12年10月12日の訪問看護記録には，嫁すなわち被控訴人からの情報として「意識しっかりして，妻の悪さを『そんなことはいけない．しょうがないやつだ．オレはどうしたらいい』と言ったりする」と記録されており，そのことは直子の本人調書でも確認されている．妻が10月7日に家を出て施錠していたため，散歩中の孝司が自宅に入れなかったという状況において，孝司が「オレはどうしたらいいんだ」と嫁（被控訴人）に尋ねている．孝司は日常生活において状況認識が悪く，自分が何をなすべきか判断できないと考えられる．第三に，被控訴人は公正証書作成の時の状況を詳述している．これによれば，「東京のA町1の26の5に土地がありますかって言ったら，父が『はい』，これをここにいる直子さんにあげるんですねって聞かれて『はい』って答えてましたし，もう一回同じことを聞かれて，それで，あげていいんですねって言われたんで『はい』って父が答えました」というのである．見られる通り，認否問に対する肯定的返事の繰り返しで，問われる者の判断能力の有無に関わらず最も成立し易い問答形式である．上記のような質問の仕方は，判断能力の有無を判定するために役に立たないばかりか，判断能力の

ない者を誘導する危険が大きいのである．

　平成14年6月3日付録音テープ反訳書は，平成13年4月25日午後5時頃，被控訴人夫婦の自宅において施行された録音を，被控訴人代理人が反訳したものである．録音の際の状況については，「原告板垣孝司がデイサービスから帰宅し，キッチンの椅子に座り，タバコを一服しながら，夕食の支度をしている被告に対し，『お前ばかりが可愛そうだから半々にしなきゃね』等と話しかけ始めた．そこで，被告は後日のためにカセットテープレコーダーを用意して録音を開始したものである」と説明されている．会話内容を若干取り上げてみる．文中の〈うん〉は会話の相手の応答である．

　　直子：孝司さんが私に東京のアパートをくれたの覚えてる？ 質問❶
　　孝司：おぼえてるよ
　　　　　　　　　（中略）
　　直子：そうか，だったら直子にアパートあげたよって言葉で言える？ 質問❷
　　孝司：うん　言える
　　　　　　　　　（中略）
　　直子：言ってみて
　　孝司：もー直子に〈うん〉東京のアパートをね〈うん〉くれるっていう事だって
　　直子：言ったよね
　　孝司：うん
　　直子：そうだよね　どうしてか　私が可愛そうだからって言ったんでしょ．おじいちゃん
　　孝司：うん
　　直子：ねー　そう言ったよね　今ね
　　孝司：えー？
　　直子：私が可愛そうだって言ったんだよねー〈うん〉半々にしょうねってね〈うん〉うん，もう一回言ってみれる？
　　孝司：うん
　　直子：今言ったの
　　孝司：そりゃーそうだよ
　　直子：うん
　　孝司：ねー
　　直子：大変だものね
　　孝司：半々にしなきゃね

　　直子：ねー　そうだね
　　孝司：可愛そうだよ

　この問答形式の会話の特徴は，疑問詞問がなく，基本的には認否問とそれに対する肯定的返事からなっているということである．「覚えているか—覚えている」「言えるか—言える」などがその例であるが，その他，返事の見本を示して「言ってみて」「言ったよね」と迫る場合もある．孝司が答えるべき返事の内容は，直子によって予め文章として提示されており，返事の内容は見本の域を出ていない．孝司は常に消極的で，自発的に自分の意思を自分の言葉で表示していない．

　質問❶ "孝司さんが私にアパートをくれたの覚えている？"も，質問❷ "直子にアパートあげたよって言葉で言える？"も，いずれも認否問である．いずれも肯定的に答えやすい．ところが，例えばこれを，質問❸ "私にアパートあげたよって言える？"と尋ね方を変えると（私＝直子），事態は一変する．これをそのまま孝司が復唱すると "私にアパートあげたよ"（私＝孝司）というような不合理な文章になるからである．これに正しく答えるには，"私"と言っている相手は何者かという対人的見当識にかかわる疑問詞問を，孝司は解かねばならない．振り返ってみると，質問❶ が正真正銘の認否問であるのに比して，質問❷ は必ずしもそうでない．"言える？→言える"で終っては質問者の欲求は満たされない．わざわざ見本を提示して"言葉でいえる？"と強調してあることからも明らかなように，また質問❷ においては単なる復唱で答えが返ってきても意味をなすために予め質問❶ の"私に"を"直子に"に変更してあることからもわかるように，この質問は，孝司の主体的意思の表示を求めるのではなくて，文章の復唱を要求しているのである．このように，孝司がしなければならない立場の変換を直子が予めしておいたにもかかわらず，孝司の返事は不正確で，曖昧である．"あげた"という意思表示ができないで，「くれるっていう事だって」というような他人事めいた返事をしている．「あげた」と言うのが孝司の立場であり，これを「くれた」と見るのが直子の立場である．孝司にはこの立場の変換ができない．対人的見当識障害があるからである．孝司の返事は，主体性が発揮されていないし，復

唱としても失敗している．

　また，当日，孝司は花の木公園に皆でドライブに行ったが，雨降りのため満足な花見ができなかった．しかし，お風呂に入れてよかったということを，直子が少しずつ小出しにしてわかりやすく説明して回想（体験の想起）を促すのに，孝司は「えー？」と言ったり，「うん」と生返事をしたり，「寒いよ」と見当違いの返事をして，花の木公園にドライブしたという体験を想起した風がない．ここにも体験自体の健忘が窺われる．

　これ以上一々説明はしないが，録音テープ反訳書が示す会話は，孝司の無気力で空虚な精神内界をよく現している．

■4. 説明と考察

4-1　精神医学的診断

　孝司においては平成6年から場所的見当識障害が現れ，平成8年頃から金銭勘定が合わなくなり，平成9年頃から場所的見当識障害がますます顕著になり，同年末頃には高度の記憶障害が明らかになった．家人には気付かれなかったかもしれないが，記憶障害も進行していたのである．この間，脳卒中のような急激な症状の変化およびそれに伴う急速な知的能力の低下はないから，認知症は忍び寄るように発症し，持続性，進行性に経過したと考えるのが相当である．見当識障害は，一般に時間的見当識障害，場所的見当識障害，対人的見当識障害の順に進むが，特に対人的見当識障害は認知症がかなり進行してから現れるのが普通である．

　平成10年3月，意識清明な時に行われた改訂長谷川式スケールの結果は，この進行した認知症の程度をよく現している．すなわち，自分の年齢がわからず，時間的見当識障害，場所的見当識障害のみならず，近時記憶の障害が高度で，計算力も著しく低下しており，知識もはなはだしく貧困であった．加えて作話や保続の傾向も認められた．総合して30点満点中3点で，正答できたのは単純な3単語の復唱（即時記憶）のみであった．

　改訂長谷川式スケールは記憶，見当識の評価に主たる重点があって，知能を総体的に評価していないので，その得点だけから認知症の重症度を計測するのは，一般的に言えば適切でない．しかし，認知症が進行すれば記憶障害，見当識障害等も進行するのが通常であるから，このスケールの得点は認知症の程度をよく反映するのである．ちなみに，認知症の重症度毎の平均得点は以下の通りである．非認知症：24.3±3.9，軽度認知症19.1±5.0，中等度認知症15.4±3.7，やや高度認知症10.7±5.4，非常に高度の認知症4.0±2.6[4]．

　このころすでに在宅生活で健康（例えば飲食）管理ができず，脱水状態を来して入院したようである．食膳を前にすれば食べることができたが，入浴，更衣，排泄に介助を要し，便失禁をして気が付かなかった．

　頭部MRIを参照すると，大脳に広範な萎縮が見られるばかりでなく，大脳辺縁系を構成する海馬領域を含む側頭葉内側部および底面，島回，帯状回に萎縮が特に強く，これがアルツハイマー型認知症の脳萎縮に一致すること，しかも脳萎縮は大脳辺縁系にとどまらず新皮質にも及んでいることから，相当に進行したアルツハイマー型認知症が想定される．

　以上のように，臨床的病状およびその経過と頭部MRI所見とを総合して，この時点ですでに重度の認知症状態にあると診断することができる．

　平成11年10月2日付介護認定意見書は日常生活の自立度につきA1，Ⅲaと評価しているが妥当な判定と考えられる．短期記憶に問題があり，判断力がなく，伝達は具体的要求に限られるというのも，この時期に想定される認知症状態に概ね矛盾しない．食事は全介助を要し，昼夜が逆転しており，徘徊や異食症が認められるという点についても，アルツハイマー型認知症の経過中にありそうなことである．ただし，これら自立度または要介護度は，存在する認知症とは独立に改善または悪化することがある．

　平成12年8月には，孝司はいわゆる認否問（昼食を食べたか）に対して，答えが事実に反しても肯定的に回答する傾向をもっていることが明らかである．また，記憶障害はアルツハイマー型認知症に特徴的な体験自体の健忘（記憶脱失）であることが確かめられた．その後も孝司は認否問には肯定的に答えるが，疑問詞問には答えられない．日常生活態度は無気力，無欲状で，あれをしたい，こうするという積極的欲求や決定がどこにも見られない．時に（例えば同年10月末）せん妄が起こるようであるし，しばしば傾眠傾向が認められる

が，意識が清明と思われる時でも，孝司の会話は自発性にも内容にも乏しく，児戯的である．同年10月には，家を留守にしている妻に関して，しょうがない奴だと漏らし，「オレはどうしたらいい」と嫁に尋ね，あるいはまた，次郎が訪ねてきて乱暴を働いた時も，これを自らも目撃し，太郎の説明を聞きながら，「自分に何かできることはないか」と尋ねるのである．自分自身の意見を持ち，自己決定するということができない．11月には嫁のことがわからなくなり，自分の名前や嫁の名前を聞かれても答えられなかった．12月には，1週間以上ショートステイに行くと，住み慣れた家を忘れるようになり，翌13年2月には訪問看護師が直子の名前を教えて直後に尋ねても答えられないというのである．平成12年12月から翌月にかけて猥褻な言動が繰り返されている．無気力，無頓着の傾向とともにこの性的脱抑制も脳器質性の人格変化と考えられる．平成10年から同13年にかけても認知症（知能低下および人格変化）は緩徐に進行している．

さて，議論を厳密にするために，まず認知症の定義を掲げる．「認知症 dementia, Demenz とは，普通に発達した知能が，後天的な脳の器質的障害のために，社会生活に支障をきたす程度にまで低下した状態を総称するものである．（中略）認知症は，知的機能の障害がその基本にあるが，単に知的機能だけの障害を示すのではない．意志も感情も，人格も種々の程度に障害されるし，言語や視空間認知などの道具も種々の程度に加わってき，いわば精神機能全体の障害といってよい」（小阪）[9]．

今日では，WHOが定め，わが国の厚生労働省も認めている国際疾病分類第10版（ICD-10）の診断基準[20]に従うのが適切であろう．「ICD-10 精神および行動の障害 DCR 研究用診断基準」[21]は臨床用診断基準よりも厳格であるが，明快であるので敢えてこれによると，認知症の診断基準は以下の通りである（表3）．

平成10年3月の時点で，孝司はG1については，①の重度および②の重度を満たす．したがって認知症の総合的重症度も重度である．G2については，孝司がせん妄による意識混濁を呈したと考えられるのは稀な機会であり，意識水準を低下させる傾眠傾向もしばしば認められてはいるが終始存在したわけではないので，G1項の症状を明らかにするために十分な期間，意識は清明に保たれていたということができる．G3については無気力，無頓着の人格変化が認められるから（3）を満たす．後には性的脱抑制も加わって（4）を満たすことになる．G4についてはもう言うまでもない．

以上，ICD-10によっても，孝司の認知症は重度に属する．

次にはアルツハイマー型認知症の診断であるが，ICD-10では「アルツハイマー型認知症」のことを「アルツハイマー病の認知症」と呼んでいる．その診断基準は，ここでもDCR研究用診断基準を敢えて用いると，表4の通りである[21]．

さらに，表示はしないが孝司の場合は，血管性認知症の診断基準のうちG2およびG4[21]を満たさないから，脳血管性障害を除外できる．したがってAおよびB（表4）により，ようやくアルツハイマー病の認知症の診断をすることができる．さらに，65歳以上の発病であること，発症と進行がかなり遅く緩徐であること（3年以上経過してはじめて，振り返ってみると進行の程度がわかることもある），G1 ①記憶障害がG1 ②の知的障害以上に顕著であることという基準[21]を満たすから，晩発性アルツハイマー病の認知症と診断することができる．

最後に，念のため孝司のせん妄（意識障害の特殊な病像）について検討しておく．上記基準[21]によると，せん妄（アルコールおよび他の精神作用物質によらないもの）の診断基準は表5の通りである．

平成12年10月29日から31日にかけての孝司の病状は，上記のうちA，C①，D①②，E，Fを満たしているが，Bについてはその詳細を明らかにする十分な資料がない．しかし，このような病状は，臨床経験上たいていはB項を満たすことが知られているので，せん妄であろうと想定できるのである．上記基準は研究用基準（これから研究をするために，使用する標本が備えるべき基準）であるから，これを常に臨床に要求するのは厳格に過ぎる．通常の臨床では，上記基準を完全に満たしていなくとも，せん妄と診断することが少なくない．

なお，傾眠傾向という言葉を用いたが，これは

表3　認知症の診断基準

G1	次の項の存在：
	① 新しい情報の学習におけるきわめて著しい記憶力の減退．より重症の場合には，過去に学習した情報の追想も影響を受けうる．この障害は，言語性および非言語性のもののいずれにもあてはまる．この記憶障害は，周囲の情報提供者からの確かな病歴の聴取，できるなら神経心理学検査，および定量化された認知評価法などによって他覚的に確認されるべきである．その減退の重症度は，診断の閾値となる軽度障害をもとに，以下のように評価する．
	軽度：日常生活の活動に支障をきたすほどに明らかな記憶障害ではあるが，独立した生活ができなくなるほどには重症でない．主として障害される機能は，新しいことの学習である．たとえば，どこに物を置いたとか，社会的な約束事や家族の人たちから最近知らされた社会情報などといった日常生活において種々なことを，記銘したり保持したり追想することが困難になる．
	中等度：記憶障害の程度が，独立した生活の上でかなりのハンディキャップを示すまでになる．熱心に学習したこととか本当に馴染みなことだけは維持されている．新たな情報は，ただ一時的にそしてきわめて短期間だけ維持されうる．自分の住所とか，最近行ったこととか，馴染みの人物の名前などといった基本的な情報すら追憶できないことがある．
	重度：新たな情報がまったく維持できないことを特徴とする記憶障害．過去に学習したことであっても断片的にしか残らない．近親者を認知することさえできない．
	② たとえば計画力や組織力といった判断力や思考力，および一般情報処理の障害を特徴とする認知能力の減退．（以後略）
	軽度：日常生活の活動遂行に支障となるほどの認知能力の減退であるが，他者に依存するほどのことはない．より複雑な日常的な作業やレクリエーション的活動は行えない．
	中等度：買物や金銭の取扱いを含め，日常生活をするにあたって他者の援助なしでは機能できないほどの認知能力の減退．家の中で，単純な雑用だけができる．活動は，その範囲が次第に制約され，わずかに維持されるにすぎない．
	重度：その減退は，わかりきった観念の欠如あるいは事実上の喪失を特徴とする．
	認知症の総合的重症度は，記憶力あるいは他の認知能力の減退のうち，より重症なものによって表現する方がよい（例：軽度の記憶力減退および中等度の認知能力の減退の場合は，中等度の認知症とみなす）．
G2	G1項の症状を明らかに確認できるほどに十分な期間，周囲の状況を認識する能力は保たれていること（F0.5A項に定義するような意識混濁を認めないこと）．もし，せん妄のエピソードが重畳する場合，認知症の診断は保留すべきである．
G3	次に示す情動の統制や動機づけの減退，および社会行動上の変化のうち，少なくとも1項を認めること． ① 情緒的不安定 ② 易刺激性 ③ 無関心 ④ 社会行動における粗雑さ
G4	臨床診断は，G1項の症状が明らかに少なくとも6ヵ月存在して確定されること．明らかな発症からの期間が短い場合には，仮診断としておく．

〔WHO：ICD-10 精神および行動の障害 DCR 研究用診断基準．（中根允文他訳）p. 42-46，医学書院，東京，1994〕

中等度の意識混濁を表す嗜眠とは異なる．放置するとうとうとする状態を傾眠傾向と呼んだのである．これについては説明を要しないであろう．

せん妄も傾眠も孝司においては認知症に重畳して認められた．いずれも一過性のもので，それらが経過すれば，もとの認知症が顔を出すだけである．認知症自体は改善も回復もしない．認知症と意識障害を混同しないよう注意することが肝要である．

4-2　従来の見解に対する批判的検討

ここで従来の鑑定書，報告書，意見書，一審判決につき批判的に検討しておきたい．認知症の理解を深めるのに役立つであろう．

【医師T作成の精神鑑定報告書（甲17：平成15年10月2日付）】

[解答1]は，頭部MRIにより確認できる大脳皮質の著しい萎縮と認知症が徐々に進行していることからアルツハイマー型認知症を診断し，血管

表4 DCR 研究用診断基準

A．認知症の全般基準（G1-G4）を満たすこと．

B．病歴や身体的所見および特別な検査において，認知症の原因となりうる他の疾患（例：脳血管性障害，HIV疾患，パーキンソン病，ハンチントン病，正常圧水頭症），全身性の障害（例：甲状腺機能低下症，ビタミンB_{12}あるいは葉酸欠乏症，高Ca血症），もしくはアルコールあるいは薬物濫用が，証明されないこと．

〔WHO：ICD-10 精神および行動の障害 DCR 研究用診断基準．（中根允文他訳）p.44-45, 医学書院，東京，1994〕

表5 せん妄（アルコールおよび他の精神作用物質によらないもの）の診断基準

A．意識混濁，すなわち，周囲に対する認識の明瞭性の減退，注意を集中したり，持続させたり，あるいは移行させたりする能力の減退をともなう．

B．次の認知障害がともにあること．
　① 遠隔記憶は比較的保たれるが，即時記憶および近時記憶の障害
　② 時間，場所または人物に関する見当識の障害

C．次の精神運動障害のうち，少なくとも1項があること
　① 寡動から多動への予想し難い急激な変化
　② 反応時間の延長
　③ 会話の増加あるいは減少
　④ 驚愕反応の増強

D．次の睡眠または睡眠・覚醒周期障害のうち，少なくとも1項があること
　① 不眠．重症例では，完全な睡眠の喪失があり，日中に眠気をともなったり，ともなわなかったりするし，また睡眠覚醒周期の逆転も起こりうる
　② 症状の夜間増悪
　③ 混乱した夢および悪夢，それらは覚醒後に錯覚や幻覚として残ることもある

E．急激な発症と症状経過の日内変動

F．上記A〜D項に記載した臨床症状の原因と考えられるような基礎となる脳疾患または全身性疾患（精神作用物質は関連しないもの）の存在を，神経学的診察を含む身体的診察や臨床検査，または病歴において客観的に確保できること

〔WHO：ICD-10 精神および行動の障害 DCR 研究用診断基準．（中根允文他訳）p.51-52, 医学書院，東京，1994〕

性脳病変は認知症に寄与していないと述べている．MRIによって確かめられたのは単なる脳萎縮ではなくて，アルツハイマー型認知症に特徴的な脳萎縮布置のパターンであるから，上記解答は十分とは言えないが，概ね正しいと認めてよい．

〔解答2〕は，財産の管理，処分に関する判断能力は全くなかったと診断し，その根拠として，著しい脳萎縮と改訂長谷川式スケールの低得点（3点）を挙げている．この論法も全くの誤りとは言えないが，著しい脳萎縮と改訂長谷川式スケールの低得点が示唆しうるのはせいぜい重度の認知症までである．重度の認知症という医学的所見から判断無能力の判定に至る過程を十分に説明しているとはいえない．

〔解答3〕は，判断能力の回復（改善）可能性について問われているのに，大脳萎縮の回復（改善）可能性をもって答えているのが適切でない．両者はひとまず別次元にあると考えねばならない．さらに，「大脳皮質の萎縮の程度により認知症の程度が分る」というのは誤りであり，著しい脳萎縮を見て直ちに判断能力の回復（改善）可能性を否定する点には，脳の水準と判断能力の水準を同一視するような，論理の飛躍がある．

〔解答4〕は，平成12年11月5日孝司は事理弁識能力が全くなかったと結論し，その根拠として第一に，脳萎縮の進行と精神的能力減退との並行説を挙げ，第二に，孝司の直子に対する心理的依存（不当威圧を示唆するものと思われる）を推定している．第一の並行説は，脳の萎縮と精神的能力減退を同一水準におく誤りを含んでいる．第二の心理的依存も重要な問題ではあるが，これについ

いては丁寧な事実認定が必要になろう．

【弁護士○○○○作成の報告書（乙19：平成15年11月17日付）】

　これは○○弁護士が精神科医Hに孝司の認知症の程度，判断能力等に関して質問をし，回答を得て作成したものである．

［MRI画像についての所見］

「脳の萎縮が認められることから，アルツハイマー性老人認知症と考えてよい」というのは大雑把に過ぎるが，百歩譲ってこれをひとまず認める

としても，「脳室の拡大の程度等からして，中等度の認知症であろう．少なくとも重度とは言えない」というのは間違っている．第一に，画像から認知症の程度を判定することはできない．認知症の程度は臨床的所見に基づいて判定されなければならない．第二に，脳室の拡大はアルツハイマー型認知症に特徴的な所見ではない．したがって，これを真先に掲げてアルツハイマー型認知症における認知症の程度を判定しようと試みるのは，アルツハイマー型認知症に特徴的な脳萎縮に無知な人のすることである．
[改訂長谷川式スケール3点についての見解]
　「長谷川式スケールは判断材料の一つにはなりうるが，絶対的なものではない．認知症の程度の最終的判断は，医師との会話，問答等を含め総合的に判断するものである」という回答は，それ自体としては概ね正しい．しかし，改訂長谷川式スケールはそれぞれの質問の目的が明確であるから，その結果は重要な臨床所見である．それは予め整えられた「医師との会話，問答」となっており，認知症の程度を判定するに際し，有効で鋭い質問を含んでいるからである．「他に感染症等が存在する場合は，認知症の判断材料とするのは疑問であり，それらの症状が治まった段階で再度なすべきものであろう」という回答にも問題がある．感染症等が存在すると常に必ず意識障害があるというものではないからである．このテストが施行されたのは平成10年3月2日であるが，孝司はその前日には活動的になったと嫁（被控訴人）によって評価されており，テスト当日は神経内科医によって意識清明であることが確かめられている．すなわち重畳する意識障害のない認知症状態において行われたテストであるから，その結果は認知症の程度を現す所見として重視されなければならない．なお，この当時，尿路感染症が悪化したという証拠はない．
[MRIから孝司の判断能力の有無について医学的に判断できるか]
　このような医学的判断は「到底無理」だとの回答は正しい．
[認知症の場合に，時期によって精神活動が異なることがあるか]
　これに対する回答は，「ある．他の症状によって精神活動が低下することはあるだろうし，云々」

というものである．ここに挙げられた「他の症状」は意識障害であろう．認知症に意識障害が重畳すれば，知的活動はそれだけ低下するであろう．そして，意識障害が消退すれば知的活動も改善する．しかし，この場合は，Hのいう通り，認知症すなわち「能力自体が改善されるという意味ではない」のである．
[「精神鑑定報告書」（甲17）に対する意見]
　ここでもHは「MRIから見て少なくとも重度とは言えない」と回答しているが，既述の通り，MRIから認知症の程度を計測するのは原理的に間違いである．
【〇〇〇〇弁護士の報告書への回答書（甲20：平成15年12月17日付）】
　上記報告書（乙19）に対するTの反論である．
〔回答1〕で，Tは，精神病像の臨床的診断方法につき説明し，看護記録等の情報を背景とし，MRIを参考資料の一つとして，アルツハイマー型認知症と判断したことを述べている．Hのいう「総合的に判断する」と同趣旨で，この点に関しては両人に差はない．HがMRIから認知症の程度を計測しながら，そのMRIから判断能力を導き出すのは到底無理であるというのは矛盾していないかと問うている．認知症（医学的概念）と判断能力（法律的概念）では存在レベルが異なるが，いずれも精神的能力のあり方であるという意味では共通している．MRIから精神的能力を計測するのはいずれにしても間違いである．
〔回答2〕では，結局，医学的診断は総合的に行われるべきことを述べているから，TとHとの間に原理的差はない．
〔回答3〕で，Tは精神的診断をMRIのみに拠らず，孝司の行動異常，看護記録を前提として行ったと述べている．要するに，総合的に判断したということである．Tは，入院時記録では「意識障害は全く考えられておらず，アルツハイマー型認知症として，対処されている」といっている．その通りであるし，今日検討してみても意識障害は介在していない．
〔回答4〕で，Tは「認知症症状が，殊に体力の程度によって変動することがある」と答えているが，体力という概念が曖昧である．平成10年の入院前の孝司には，認知症に傾眠傾向が重畳していたのである．この傾眠傾向は意識水準を低下させ

ることによって知的活動を低下させる．十分な休養と栄養等によって傾眠傾向が消退すれば，知的活動はそれだけ向上する．認知症そのものは短期間に変動しない．この傾眠傾向のない時に行われた検査や観察が，元来の認知症を反映しているのである．

〔回答5〕についてはすでに述べたから繰り返さない．

【医師 I 作成の意見書（乙24：平成15年12月15日付）】

「板垣孝司の平成10年のカルテ及びMRI画像について，所見と回答」とある．

[MRI（甲20）画像についての所見]

Iが「海馬周辺の萎縮」を認めたのは，画像診断として一歩前進である．81歳の年齢を考慮してなお中等度の萎縮が認められ，とりわけ海馬およびその周辺のみならず，島回，帯状回に及ぶ大脳辺縁系に広範な萎縮が認められるのである．このような特徴ある脳萎縮から記銘力障害を推定する（疑ってみる）のは臨床家の正当な習慣であるが，障害の存否および程度は臨床的所見によらねばならない．

[改訂長谷川式スケールの得点が3点であることについての見解]

Iが「3点というのは高度の認知症状態の可能性を示す」というのは正しい．テスト状況を検討する必要はあるであろう．しかし，「一回の検査で判断することはできない」などと主張するのは無意味である．一回毎の検査や観察を軽視する者は，何回それらを繰り返しても，適切な判断に到達しないからである．適切に行われた一回の検査は重要である．確かに，改訂前の長谷川式スケール（HDS）は得点によって認知症の程度を分けていた．そして，改訂長谷川式スケール（HDS-R）は，30点満点中20点以下のときは認知症を疑うこととし，主として認知症のスクリーニングを目的として，認知症の重症度評価を断念している．しかし，スケール作成者の意図はどうあれ，検査は臨床的にも本質的な質問や課題を含んでいるのであるから，得点数にとどまらずその結果を具体的に検討して，これを臨床的評価に役立てるのは当然且つ重要なことであり，これを禁ずる理由はない．

[MRIから判断能力を医学的に判断できるか]

MRIからアルツハイマー型認知症であり，記銘力障害があると推定する（疑ってみる）のはよいが，認知症の程度や判断能力を断定することはできないというのは正しい．「短期記銘力障害はあると推定されるが，このことは財産の配分について判断できない事を意味しない」というのは奇異な主張である．「このこと」すなわち推定された記銘力障害は，財産の配分について判断できないことを意味しないかも知れないが，判断できることも意味しないからである．Iは，「以前から長期にわたって持っている意思については，短期記銘力ではなく，そのことについての判断，意思は妥当であると考えてよい」というが，この文章は意味不明である．「以前から長期にわたって持っている意思」が何を指すかが明示されていない．果たしてそういうものがあるかどうかが問題なのである．「長期にわたって」というくらいであるから，それが「短期記銘力ではなく」などと断る必要はない．「そのことについての判断，意思は妥当であると考えてよい」と言っているが，「そのこと」が何を指すか不明である．それが何であれ，妥当であると考える根拠は何かを示さなければ，この文章は無意味である．「本人が贈与に関して明確な意思を持っていた可能性を否定はできない」というのもおよそ空虚な主張である．明確な意思を持っていなかった可能性が否定できないばかりか，そもそも自己の財産につき記憶または知識をもっていなかった蓋然性が高いからである．

[認知症の症状が認められる場合に，精神活動が変化することがあるか]

「認知症の人は意識状態がしばしば動揺する」というのは概ね正しいが，文章が曖昧である．次のように直すとよい．「認知症の人には，認知症に意識障害（混濁や水準低下）が重畳することがしばしばあり，この意識障害は動揺するが，認知症が一進一退することはない」．

[H医師の回答についての意見]

これについてはすでに述べたことから明かであるので繰り返さない．

【第一審判決（横浜地方裁判所〇〇支部）】

判決書には事実および理由が詳述してある．まず，その「第3 判断」の1の事実認定に問題がある．1の(2)には，「原告は，平成10年3月ころから，トイレの使い方がわからなくなる等老人性

認知症の症状が出始めていた云々」とあるが，まずこれを修正する必要がある．

原告（孝司）のアルツハイマー型認知症は，平成10年3月ころに「症状が出始めていた」のではない．平成6年に場所的見当識障害を初発症状として発病し，平成8年頃には金銭勘定ができなくなり，平成9年頃には場所的見当識障害が顕著になり，同年末には高度の記憶障害も加わって，認知症が緩慢ではあるが着実に進行していったことがわかっている．そして，平成10年3月には，近時記憶の障害，時間的見当識障害，場所的見当識障害が確かめられたが，これらはいずれも高度なものである．さらに，簡単な計算ができず，知識も貧困化していることが明らかである．ADLもほとんど自立していなかった．孝司はこの時点ですでに重度の認知症を呈していたのである．改訂長谷川式スケールは，孝司が入院して活動的になり，意識状態が清明である時に行われており，その得点が3点というのは当時の孝司の認知症状態を反映したものと考えられる．また，頭部MRIによれば，脳萎縮が大脳辺縁系にとどまらず新皮質にも及んでいるところから，発病初期とはとうてい考えられず，発病後ある程度の経過を経たアルツハイマー型認知症が想定されるが，この点も現病歴および平成10年3月当時の認知症の程度によく符合するのである．

同じく1の(2)には平成11年10月頃，「尿路感染症の影響で意識が朦朧となることが多く，云々」とあるが，この点も注意深い検討を要する．孝司は認知症性疾患の経過中，稀にせん妄を，あるいはしばしば傾眠傾向を呈したのみである．これらが尿路感染症の影響で生じたという証拠はない．当時の精神症状を単なる意識障害（「意識が朦朧となること」）の症状と解するのは間違いのもとである．仮に意識障害があったとしても，それは重度の認知症に重畳した意識障害であるから，知的能力は単なる認知症におけるそれよりも一層低下しているであろう．しかし，意識障害が消失すれば，重度の認知症が残るのであって，認知症が回復または改善するわけではない．

1の(3)に，平成12年9月頃，「尿路感染症の影響で時折意識が朦朧とする等波もある」と認定されているが，これを証明するような証拠はない．孝司は，尿路感染症とは関係なく，当時も稀にせん妄を，そしてしばしば傾眠傾向を呈していたものの，「意識も清明な状態の時も多く」あった．まさにこの意識清明な状態こそが重度認知症の状態である．

1の(5)には，「平成12年9月ころ，（中略）次郎が太郎方に押し掛けてきたことがあり，原告もこれを目撃していた．以来，原告は日頃世話になっている被告に自分が何かできないかと言うようになり，（後略）」とある．「自分が何かできないか」と他人に問うのは，他人に何らかの役に立ちたいという意思を表明したという理屈も立てられないわけではない．しかし，このような状況で自分が何をなすべきかを問うのは，自分自身の意見を持ち，自力で判断することができないことを示している，と見るのが自然であろう．

つぎに，2の争点に関する判断にも問題がある．2の(2)の①に「平成12年9月ころ，原告は栄養状態も回復し，若干の波はあるものの，意識も清明な状態が多かった」とあるが，先述の通り，この意識の清明な状態は重度の認知症状態である．②においては，裁判所は医師O作成の成年後見用診断書を取り上げて，その作成過程に疑問を付した．判決理由は，O作成の診断書等に強く拘泥するあまり，孝司の精神状態または事理弁識能力を認定するために重要な証拠（平成10年Y病院入院記録，平成12年訪問看護記録等）が他にあるのに，これらを検討する機会を逸している．③は「原告の要介護状態の区分は5から3に変更されたこと」を取り上げているが，この変更は認知症が改善されたことを意味しない．④では，医師Oが成年後見用診断書を作成する際に，同医師の成年後見制度についての理解が不十分であったことを述べているが，上記のような信用できる重要な証拠が他にあるのであるから，O作成の診断書に捕われる必要はない．⑤では，公証人Kによる証書内容の確認方法および原告の了解を得る方法に問題がないかのようであるが，Kの方法は認否問に肯定的回答を得て十分とするもので，事理弁識能力のない者をあたかも能力があるかのように捉える危険が大きい．⑥では「平成12年意見書及び成年後見用診断書をもって，原告に本件贈与公正証書作成当時事理弁識能力がなかったと言うことはできない」と述べている．上記意見書や診断書をもってしては事理弁識能力を否定することはで

きないとしても，他の有力な証拠によってそれが可能になるのである．なお，ここでも「本件贈与公正証書作成当時，原告の意識状態は改善し，意思能力も回復していたと認めるのが相当である」と結んでいる．意識状態が改善することによって意思能力も回復するとの含意があるようであるが，そうであるとすれば，認知症と意識障害との混同があると思われる．重度の認知症に重畳した意識障害において，意識障害が改善または消失しても，重度の認知症が残るので，意思能力が回復するわけではない．

4-3 事理弁識能力について

鑑定事項には「財産の管理，処分に関する判断能力の有無，程度」ならびに「不動産を贈与することについての判断能力及び遺言能力（事理弁識能力）があったか否か」が問われている．

自己の財産を管理・処分する能力については，成年後見法がその基準を示している．最高裁判所事務総局家庭局が発行した「新しい成年後見制度における鑑定書作成の手引」（平成12年1月）は，後見，保佐，補助，任意後見の対象者につき説明している．これによると，保佐の対象者は，精神上の障害により事理を弁識する能力が著しく不十分な者（民法11条）である．さらに具体的に，「これは，判断能力が著しく不十分で，自己の財産を管理・処分するには，常に援助が必要な程度の者，すなわち，日常的に必要な買物程度は単独でできますが，不動産，自動車の売買や自宅の増改築，金銭の貸し借り等，重要な財産行為は自分ではできないという程度の判断能力の者のことです」と説明している．これに対して後見の対象者は，精神上の障害により事理を弁識する能力を欠く常況にある者（民法7条）である．同様に具体的には，「これは，自己の財産を管理・処分できない程度に判断能力が欠けている者，すなわち，日常的に必要な買物も自分ではできず誰かに代わってやってもらう必要がある程度の者です」と説明している．

孝司の場合は，平成6年から場所的見当識障害が現れ，その後緩徐かつ着実に認知症が進行して，平成10年3月までには，高度の記憶障害，広汎な見当識障害，計算力の著しい低下，知識の貧困化が確かめられ，ADLもほとんど自立していない状態であった．これは重度の認知症により，民法12条1項所定の重大な財産行為ができないのはもとより，日常的に必要な買物（食料品，衣類，日常雑貨等）もできない状態であることを示している．アルツハイマー型認知症は持続性，進行性を特徴とするから，同年4月にこれらの病状が回復または改善したとは考えられない．すなわち，孝司は平成10年3月ないし4月の段階で，財産の管理，処分に関する判断能力を欠く常況にあったということができる．

不動産を贈与するのは言うまでもなく財産行為である．不動産を贈与することについての判断能力（簡便のため贈与能力と略す）を考えるにあたっては，孝司が不動産の規模と性質，財産全体に占める贈与分の割合，したがって全財産の規模と性質，自己と受贈者との関係，贈与が相続に与える影響，法定相続人の要求などについて，概略でも記憶や理解をもっていたかどうか，自己決定ができたかどうかを検討しなければならないであろう．

孝司は，平成10年3月までには広汎な見当識障害，高度の記憶障害，計算力低下，知識の貧困化のあることが確かめられている．平成12年にはこれらの症状は増強することはあっても軽減してはいない．平成12年11月5日の段階で，日常の金銭勘定を間違え，単純な計算もできない孝司に財産の規模と性質を理解し，それらの価値をあらましでも評価することは困難であろう．高度の記憶障害があり，野菜の名前を5つ以下しか答えることができず，自分の年齢を答えることができない孝司に，自己の財産を概略でも想起するのはほとんど不可能であろう．平成10年3月には自分の姓名しか正確に答えられず，平成12年11月には嫁のことがわからなくなり，自分や直子の名前もわからない孝司に，受贈者との関係およびそれぞれに要求を持った法定相続人を想起することもまた不可能と思われる．同年10月には自分に何ができるかを被控訴人らに尋ねたというのであるから，自己決定する能力を失っていたことが明らかである．以上から，平成12年11月5日の段階で，孝司が不動産贈与契約を自らの意思で結ぶことは不可能と考えられる．公正証書作成に際し，公証人は予め作成された原稿を読み上げ，認否問に対する肯定的返事を得るだけであるから，孝司の贈与能力を有効にチェックすることができな

かったのである.

遺言能力についてはさまざまな考察がある. まず判例であるが, 裁判所の判決は個別判断であるからそれぞれの具体例に即した総合的判断を示しており, 「その意味では各事件が極めて個性をもつことになる」(右近)[19] 結果, そこから遺言能力判定の基準を読み取るのは容易でない. 「遺言が必ずしも単純な内容のものでない」ことを理由に相対的に高い能力を要求した判決もあれば, 全財産を自己の出生地である自治体(市)に遺贈する場合はそれほど高い意思能力を要しないとした判決もある.

学説においては, 相反する意見さえ提出されているようにみえる. すなわち, 一方では「通常の財産行為における意思能力よりも低めないし緩やかに遺言能力は認定されてよい」(須永)[15] という見解があるかと思えば, 「通常人と同程度の判断力・理解力・表現力」(大田)[13] を要求する意見もあり, また, 人事訴訟手続に関するものであるが, 「身分行為の意思能力は, 身分行為の重大性に照らし, 財産行為の意思能力より高い精神的能力が必要であると解されている」(宇田川)[17] という主張もある.

遺言は死者の最終意思を尊重する制度であるから, 遺言者の意向を第一に考えなければならないが, 他方では「高齢病者は肉体的・精神的に弱っており, 第三者とりわけ親族の介入により, 意思を仮装されやすいから, 遺言能力の判定には慎重を期さねばならない」(鈴木)[16] と言われる. 鹿野菜穂子[6] も, 遺言の場合, 意思能力の捉え方に問題があるとし, 「遺言能力を低く捉えることによってもたらされるものは, 本人の自己決定の尊重とは逆に, 周囲の一部の者の欲望の満足にすぎない場合が多い」こと, 遺言はもともと財産行為ではなく身分行為と観念されてきたが, 「今日の裁判例において問題になるほとんどの事例は, 財産処分に関するものである」こと等を挙げ, 「『遺言に必要な能力は財産取引に必要な能力よりも低くて足りる』とされることの根拠は今日では妥当しない」と述べている. 升田純[10] も, 遺言が財産に関する法律行為としての側面を強くもっていることを指摘し, 「通常の財産をめぐる紛争と同様に利害の調整が必要になることが多い」といっている. さらに近時, 遺言能力の動的側面を強調する大塚

表6 イギリスの遺言能力判断の指針[2]

①遺言とその結果の性質を理解する能力
②必ずしも詳細を要しないが, 自分の財産の性質と規模を想起する能力
③近親者の姓名および彼らの遺贈に対する要求を想起する能力
④遺言者の自然な感情を曲げ, その決断に影響する病的精神状態がないこと

明[14] の見解もある. すなわち,「他からの希望や影響が全くない, いわば無菌状態での高齢者は, 意思能力がかなり低下していても遺言能力を認めてあげたいし, 逆に他から影響がきわめて強く, 動機レベルとはいえ本人意思が事実上他者の影響のもとに形成されているのではないかと思われるケースでは, 他からの影響を排除しつつ自己決定する能力というのは, かなり高いレベルの意思能力でなければならない」と言われる. 孝司の場合はまさにこのことを考慮すべきケースである.

イギリスでは Banks v. Goodfellow[1] において, 裁判長が述べた基準に則り, 以下のような点が遺言能力判断の指針として司法精神医学の教科書に掲載されている (**表6**：Faulk, M.)[2]. 法体系と国情の違いがあり, それぞれの基準を仮に採用したとしても, それらをいかに厳格に評価するかは裁判所の仕事であるが, 遺言能力を検討するに当たって考慮すべき妥当な指針ではあるであろう. 遺言は, 目の前にある日用品を手にとって, 目の前に並んでいる近親者に, 一々手渡すというような具体的な行為ではないから,「理解する能力」や「想起する能力」を重視したものと思われる.

平成12年11月5日における孝司の精神状態は既述の通りである. **表6**①の能力については, これを検討する直接の拠り所がない. しかし, 孝司は, 早くから, どうして自分が病院にいるのかが理解できず, 同年同月には家族の紛争に当面して自己のなすべきことが理解できなかったのであるから, 遺言のような非日常的な行為を理解するのは難しいであろう. ②については, 金銭勘定ができず, 計算力を失い, 高度の記憶障害のある孝司に, 6筆の不動産 (畑, 宅地) と預貯金債権を含む財産を概略でも想起することは不可能である. ③については, 孝司は, 平成10年3月には自分の姓名しか正確に答えられず, 平成12年11月には嫁

のことがわからず，自分の名前も嫁の名前も答えられなくなっていた．法定相続人の全員を想起し，それぞれの遺贈に対する要求を概略であれ適切に評価するような能力は，対人的見当識障害，計算力欠如，高度の記憶障害により，失われていたと考えられる．④については以下のことが重要である．孝司は一般に著しく無気力，無頓着になっていたが，平成12年8月には認否問に対して，答えが事実に反しても，肯定的に回答（作話）する傾向のあることが判明している．公証人は孝司の意思確認に当たって，「土地建物を直子に渡すのか」と認否問で問い，「はい」とか「そうです」のような肯定的返事を引出すという方法をとっている．孝司には上記のような傾向性があるので，これら肯定的返事は必ずしも孝司の真意を代表するものではない．無気力，被影響性が遺言者の自然な感情を歪めた蓋然性が高い．大塚[14]も言う通り，他からの影響を排除しつつ自己決定する能力は，かなり高いレベルの意思能力でなければならない．

以上から，アルツハイマー型認知症の重度の認知症状態にある孝司に，遺言能力はなかったと考えなければならない．

■5. 鑑定主文

1 (1) 亡板垣孝司は，平成10年3月ないし4月段階で，アルツハイマー型認知症に罹患していた．認知症の程度は重度である．

(2) 上記時点において亡孝司は財産の管理，処分に関する判断能力を欠いていた．

(3) 上記時点における亡孝司の財産の管理，処分に関する判断能力が回復ないし改善する可能性はなかった．

(4) その後の亡孝司の財産の管理，処分に関する判断能力は，認知症の進行に伴い，さらに低下しこそすれ，改善ないし回復した形跡はない．

2 (1) 亡孝司は，平成12年11月5日段階で，アルツハイマー型認知症に罹患していた．認知症の程度は重度である．

(2) 亡孝司が公正証書を作成した上記時点において，亡孝司に不動産を贈与することについての判断能力及び遺言能力（事理弁識能力）は，いずれもこれを欠いていた．

以上の通り鑑定する．

平成16年4月12日

錦糸町クボタクリニック
院長　西　山　詮

東京高等裁判所第〇民事部
裁判長裁判官　〇　〇　〇　〇　殿

なお，この鑑定に要した日数は平成16年2月10日から同年4月12日までの73日である．

D. 亡板垣孝司 鑑定書補充書

緒　言

鑑定人は平成16年6月23日，東京高裁第〇民事部の決定により，以下の事項につき意見を求められた．すなわち，「鑑定人の鑑定意見に関し，I医師の『意見補足』（乙47号証）及び被控訴人の陳述書（乙48号証）について，鑑定人の補充意見を求める」というものである．

そこで，I作成の平成16年5月31日付意見書補足および板垣直子作成の平成16年6月2日付陳述書によって提示された意見または疑問等に順次答えることにより，鑑定書を補充する．用語法は鑑定書に準じ，訴訟当事者は姓を略して名で呼ぶことにした．

第1　意見書補足（乙第47号証）について

鑑定書においてI医師の意見書を批判しておいたが，同医師が自らの意見書を補足したものである．裁判所から意見を求められたので，鑑定書補充書では丁寧に応接したが，長文である上，格別に新しい意見が含まれていないので，ここでは意見書補足もそれに対する回答も，紙幅の都合で省略する．

第2　陳述書（乙48号証）について

これも長文なので再録できない．以下は被控訴人直子の陳述書の章立てに従って順次，回答または説明をする．章節の表題がないので冒頭の字句をこれに当てた．

1　はじめに

ここには主として被控訴人の感想が述べられているので，特に回答の必要はないと思われる．

2　平成6年11月入院時の孝司の状態云々

同年12月2日3時の記載を見ると，「S：眠れないんだよ．辛いよ．（点滴）気になるんだよ．（廊下徘徊しているため，入室を促すと）私の部屋はどこかわからない」とあり，これに続いて，「O：1：00より不眠．点滴台を押しながら，食堂方面と自室を徘徊している」という文章がくる．すなわち，3時の時点で孝司が廊下を徘徊しているので，看護師が孝司に入室を促すと，孝司は自分の部屋がどこかわからないと答えたのである．深夜帯の看護師は多くの時間を看護室で過ごすが，病室見回りのため，時をおいて病棟を巡回し，必要があれば処置等をするであろう．第二の引用文は，1時から3時までを総括したもので，この間孝司はある時は食堂方面を徘徊しており，ある時は自室を徘徊していたというのである．夜勤看護師が廊下に佇立して，2時間はおろか数十分でも，廊下を徘徊する孝司を眺めていたわけではない．あるとき看護師が巡回に行ったら孝司が自室を徘徊していたのであろう．自室を徘徊するということは自分のベッドがわからないということである．このことを鑑定書には「自分のベッドがわからず廊下および自室を徘徊している」と記した．鑑定人の夜勤（精神科のみならず他の診療科の病棟にも往診する）の経験からも，そのように読むのが自然と感じられる．「食堂方面と自室を徘徊」というのを，被控訴人のように「食堂と自室の間の廊下を徘徊」と読むことは絶対にできないとまでは思わないが，夜勤看護師の行動パターンを考え合わせると，先のように読むのがより自然で，合理的と考えられる．後日のことであるが，平成10年3月2日には「同室者より，ベッドを間違えていることがあり眠れない，と苦情あり」ということが実際に起こっている．

「食堂方面と自室を徘徊」から，被控訴人は孝司が「自室の場所は認識していた」と主張するが，この「自室」は看護師の認識で孝司の認識ではない．孝司は「私の部屋はどこかわからない」といっている．さらに，被控訴人は孝司が「入室を拒んだ」とか，「一時的な意識障害を起していた」と主張しているが，これらを支持する証拠がない．いずれも空想である．同日7時の時点で「あれから少し眠れたよ」というのであるから，深夜の不眠時のことは一眠りした後も孝司の記憶に残っているのである．徘徊のころに意識障害がなかったことを示す証拠である．

ついでながら同日1時には，孝司は，「（点滴）こんなのやっていたらわりがあわないよ．おしっこが間に合わないよ」といっている．実際，孝司は失禁をして，オムツを使用している．点滴をしていると排尿に間に合わず失禁するのであるから，わりがあわないと文句を言うのは，孝司の立場から見て合理的で，正当である．しかし，病院の立場から見ると，術後の水分および薬物を確実に注入する点滴が第一次的に重要であるから，失禁という不利益を越えて優先すべきものとなる．孝司は上記のような合理的な主張をすることができるという意味では，この時点でまだかなりの理解力を保っている．しかし，病院の立場（それがまた孝司の利益でもある）に立って見ることができないという意味で，すでに理解・判断に相応の障害をきたしていることがわかるのである．そして，後述の人格変化に関連するが，このような文句が言えるというところに，この時点では保たれていた孝司の自発性，気力，気概をみることができる．

3　平成10年2月27日の云々

「入院時，孝司が認知症であるとは家族の誰も認識しておらず，云々」はいくつか重要なことを示唆している．一つは，これほどに重症の認知症に陥っているのに，日常的に世話をしている家族の誰もこれに気づかなかったということに注目しなければならない．これについてはこの補充書の第1の5《省略》で述べた知能の定義を想起する必要がある．人の知能を評価するには課題事態（大熊）[12]に当面させることが必須であり，そのためにさまざまな工夫がなされるが，保護的介護状況ではこのことが極力回避されるので，その人の知能（この場合知能の低下）を正しく評価できないままに終わるのである．家族，とりわけ被控訴人が孝司の認知症に気がつかなかったのは，孝司ともどもこの保護状況に浸っていたせいではないかと考えられる．被控訴人に限らず，介護者が被介護者の重症な認知症に気がつかない，または納得しないというのは珍しくないことである．

もう一つは，孝司の認知症に気づかなかったのは，果たして「家族の誰も」であったかという疑問である．被控訴人は，家族の誰一人として孝司

の認知症を認識していなかったと断言できるであろうか．3月2日の神経内科初診に同席していない被控訴人が，「私を含め家族は誰も付き添っておりません」と，どうしていえるのか．同日記載の現病歴は神経内科医が記録したことに間違いはないであろう．この現病歴と現在症（HDS-Rによって示される能力の欠陥）は極めてよく適合しているので，現病歴が真であれば，現在症も真であり，現在症が真であれば，孝司がこのような現病歴を語ることはとうていできないことと考えられる．神経内科医は誰か孝司の病歴を知っている人（おそらく家族の誰か）から，直接面接によって，または何らかの間接的方法によって，現病歴を知ったと考えるのが妥当であろう．被控訴人一家だけが孝司の家族ではない．

現病歴は大まかな時点とそれぞれの時点の欠陥症状を，日常的な言葉によって記していて，信用するに値する．病院記録に不自然，不合理な点がなければ，これを信用するのが鑑定人の方法である．神経内科医が病歴を創作（到底無理である）したのではないか，不正な記述を後から（例えば訴訟が始まってから何者かの依頼を受けて）加えたのではないか，というような「捜査」に類する作業が鑑定人に期待されているとは考えていない．現病歴の情報提供者は誰か，神経内科医はどのようにして現病歴を記録したか，について知らねばならないのであれば，家族全員または神経内科医を証人として裁判所が喚問するほかはないのではないかと考えられる．

4　平成10年の入院時の云々
（1）　孝司の入院中云々

孝司は3月1日，「なんでここにいるんだ」と尋ねているが，孝司が自宅で目覚めたのであればこのような質問はしなかったであろう．自宅であれば馴染んだ家屋，調度があり，家人がいて，課題事態がないからである．入院という環境変化によって，日常の生活空間とは異なる病室におり，制服を着た見知らぬ人間が来たり去ったりし，頼みもしないのに腕に針を刺し，固定さえする．要するに孝司は入院することによって課題事態に当面したのである．しかもその事態を理解も打開もできないから，上記のような質問が飛び出すのである．孝司は入院して障害が作られたのではなく，保護的介護環境では隠れていた（すでに進行していた）場所的見当識障害が，入院によって歴然と目に見えるようになったというに過ぎない．

孝司は，入院前は1日20時間も眠る（鑑定書Ⅱ-1）過眠状態にあった．しかし，「はいと言ってもすぐ忘れてしまう」という観察は，孝司がうとうとしているときを狙って声を掛け，それをすぐ忘れることを確かめた結果ではないであろう．覚醒時に声を掛け，あるいは声を掛けて覚醒したのを確認して，孝司が「はい」と返事をしても数分または数十分もするともう覚えていない，というようなことを指していうのであろうと考えられる．これは少なくとも短期記憶の顕著な障害である．入院前にも，入院治療により病状（脱水状態）が急速に改善して後にも，著しい記憶障害が認められるのである．このころ孝司はせん妄もうつ状態も呈した形跡がない．

（2）　西山医師の鑑定書云々

鑑定人は「尿路感染症とは関係なしに，一貫して認知症が認められる」と書いているが，これは，尿路感染症があろうとなかろう（治癒していよう）と関係なしに，一貫して認知症が認められるという意味であるから，尿路感染症の存在を否定する趣旨を含んでいない．また，臨床家は尿路感染症（一般に疾病）の存在が確実でなくても，それが疑われるときは治療を開始しなければならない事態が多々あることを承知している．従って，抗生剤を投与したとしても，それは必ずしも尿路感染症が存在したことの証明にはならない．

念のため付け加えておくと，尿路感染症や肺炎等が存在すれば必ず意識障害が生ずるということはない．例えば肺炎で高熱等の全身症状が顕著なときにせん妄（熱性せん妄）が現れることがあるが，これとて必発ではない．激しい全身症状を呈していない局所的な尿路感染症によって意識障害が生ずるのは稀なことであろう．いずれにしても尿路感染症は病院によって否定されている．

（3）　看護記録によると，云々

被控訴人は「点滴ボトルをもって歩行している（何度も420の16号室へ入る）」との文章を引用して，「孝司は自分で危険回避できていたのです」と主張する．たまたまそのときは（おそらく看護師に保護されて）結果的に危機を回避することができたのではあろうが，上記行動に危険がないと

はいえない．病棟看護師はこのような行動に関して被控訴人のような楽観的な所感を述べることはない．平成6年12月2日には，孝司は「（点滴）気になるんだよ」といってむしろ神経質に気を使い，「点滴台を押しながら，食堂方面と自室を徘徊してい」たのである．それが平成10年3月1日になると，点滴を気にする様子がなくなり，点滴台を押すという正常の態様ではなく，点滴ボトルをもって，何度も他の病棟にまで足を伸ばして16号室に入るというのであるから，点滴に無頓着になり，徘徊も度合いが進んでいると考えられる．

なお，「活動的」という用語に医学的に特別な意味はないし，鑑定人が特別な意味を付与したこともない．覚醒時間が長くなり，身体の動きが多くなった，というほどの意味で理解している．

5　便失禁について

被控訴人は孝司の便失禁を否定している．フローシートははっきりとHr（排尿）とKot（排便）の欄を分けており，3月4日については，Hrの欄は斜線が引いてあるだけで空欄で，Kotの欄に大失禁×1と記載されている．つまり，大量の便失禁が1回あったということである．この欄では一（正の字の一）も×1も便通としては1回という意味である．3月6日を見ればさらに明瞭になる．ここではHr欄の深夜帯は空欄で，Kot欄に「失禁一」と記されている．これも便失禁が1回あったことを示している．

6　長谷川式テスト云々
（1）　西山医師は，云々

意識状態に関して用いる場合，awakeとalertはほぼ同義である．意識状態の判定について専門家である神経内科医〇〇が，意識に問題がある状態であることを知りながら上記テストをして，そのことを注記しなかったとは考えにくい．最終的にはこのテストと現病歴およびMRIを総合して，アルツハイマー型認知症と診断したのであるから，意識障害を除外していたと考えられる．また近年「夕暮れ症候群」と呼ばれ，一見意識清明と見えて，実は極めて軽微な意識障害によるせん妄ではないかと考えられている状態について論じられている．そこでは，夕方近くになると，例えば自宅にいる患者がふと居住まいを正し，「私，帰らせていただきます」と挨拶するような奇異な言動があり，それらによってようやく意識の異常が疑われるというような状態である．孝司の場合はそうではなく，うとうとするが声を掛ければ覚めるという，わかりやすい意識水準の低下である．

被控訴人の挙げている文献については①②③《表題省略》は一般的な解説書である．④《表題省略》も一般論であるが，これは成年後見を論ずるものであるから，将来の財産行為や身上看護を考慮して展望的に判断能力を判定する場合を中心に述べている．この場合は，その後の病状の変化を知るためにテストを繰り返すことが必要になるであろうし，テストを繰り返すことも可能である．これに対して，今度の鑑定で問題になっているのは，過去の一定の時期，時点の判断能力の回顧的判定であるから，能力判定の方法が基本的に異なる．過去の時点で実施されなかったテストを今になって実行せよ，さもなければ何もわからない，と要求するのはないものねだりである．テストを繰り返すのではなくて，既存の証拠を綿密に分析して事実を決定するのである．改訂長谷川式スケールの価値を貶めたように聞こえるかもしれないので念のため述べておけば，このテストは簡便で，一見したところ貧相なテストと見えるが，認知症に相関して進行することの多い記憶，見当識，計算，知識等の障害を正面から調査しており，疑問詞問を多く含んでいるので，意識障害に注意すれば，その価値は高い．特に，認否問でしかない問答（公証人によるもの，録音テープによるもの）に比較すると，知的能力の様相を検出する方法としては天地の差がある．平成10年3月2日の神経内科医初診時に意識障害を疑うのであれば，公平のため，平成12年11月5日の公正証書作成時にも意識障害を疑わなければならない．

（2）　高齢者の知能判定云々

この節は，被控訴人の学習した一般論，感想，医師記録に対する不満，鑑定に対する不満等すでに述べたことの反復からなっており，論評すべき実質的内容を欠いている．

（3）　看護サマリー等に云々

この節も上記（2）同様で，特に回答すべき主題を見出せない．入院による環境の変化については本補充書第1の5《省略》，点滴ボトルに関しては第2の4の（3）で答えた．

(4) 結局，上記の孝司の状態は，云々

鑑定人が訪問看護記録を基に，平成12年10月末，孝司に認知症の上にせん妄が重畳することがあったことを示したのに対して，被控訴人は，「上記《鑑定人注：平成10年の入院中》の孝司の状態は，入院前の悪い環境ないし身体状態から生じた『せん妄』と考えています」と主張する．しかし，平成10年2月から3月に掛けて，入院することによって「悪い環境」から逃れ，入院治療によって「身体状態」の目覚しい改善を見たのであるから，上記理屈は通らない．在宅時すでに進行していた認知症があったからこそ，以前の何回かの入院時とは異なって無能力を露呈し，孝司は病院環境に適応できず，重症化していた認知症を目に見える形で示したのである．退院して一見したところ認知症が軽快したように見えたとしたら，それは長年馴染んだ保護的環境に戻ったせいであろう．認知症が改善したのではなく，生活が単純で馴染んだものとなり，認知症症状が表立って見えることが少なくなったのである．入院中の9日間だけせん妄状態にあったというのは不自然であるし，何よりも入院中の観察と相容れない仮説である．

なお，孝司は入院して間もない平成10年3月1日，「なんでここにいるんだ？」と尋ねている．すなわちこのころは，病院がわからなかったか，病院にいる理由がわからなかったのであって，少なくとも病院が自宅と異なる場所であることはわかっていたのである．その後平成12年12月にもなると，「ショートステイを1週間以上させると，孝司さんが家を忘れてしまうので，云々」とあるように，施設と住み慣れた家との区別もつかなくなる．これはせん妄とは関係のない状況全体の健忘であって，その後も認知症が進行していることを示している．

(5) 平成10年4月20日の調査云々

平成10年4月20日の調査（乙20の3）や同11年2月24日の現況報告書（乙21の2）のうち，ADLについては，特別の訓練を受けて特別の資格を持った者でなくても，知的に誠実な人であれば調査が可能であり，その結果は信用できるであろう．しかし，認知症状態（乙20の3）や精神の状況（乙21の2）については，何をどのように調査したかを明らかにしなければ，その調査結果の証拠価値は低い．乙20の3では認知症状態ありとしてあるが，程度の判定はせず（またはできず），「会話理解可，意思表示可」と記入してある．果たしてこれで，どの程度・種類の認知症とわかるであろうか．「会話理解可」と無造作に記入してあるが，「さあご飯を食べましょう」で始まる会話と，「あなたの年齢は？」で始まる会話と，「あなたの財産にはどんなものがありますか」で始まる会話では，それぞれ異なった理解力が必要であろう．この調査がこれら質問と孝司の具体的な返事をそれぞれ記していたのであれば，それは有用で，証拠価値も高い．鑑定人もこれを評価して自らの所見事実として採用するし，そうしなければならないであろう．ところがそのような記載は存在しない．調査もできなかったのであろう．「意思表示可」についても同じことがいえる．備考・その他の欄に「生活力 食事の支度〜電話の扱いまで不可」とあるのは参考になる．これは鑑定書（11頁）にすでに書いたことである．乙21の2も同様である．歩行が自立か，杖使用か，その他か，車椅子を使わないか，使うかの判定は信用してよい．しかし，意思疎通がやや悪いと判定してあっても，少なくともどのような意思の疎通を，どのようにして調べたかを明らかにしなければ，この判定を信用することはできない．介護施設ではこれで足りるのかもしれないが，鑑定の資料としてみると，調査結果はおよそ空疎というしかない．精神状態につき，認知症軽度，記憶障害中度，失見当中度と判定しているが，これらについても同じことがいえる．被控訴人は「これらの事実を採用されなかったのでしょうか」と尋ねているが，鑑定人は以上のように検討してこれを採用しなかったまでである．ついでながら，この調査票に比べると，知的能力の判定に関して，改訂長谷川式スケールがいかに優れているかがわかる．質問が適切で具体的であるから，認知症に切り込むことができるのである．

現病歴は神経内科医が聴取した事実であるが，この現病歴は，鑑定人が発見した平成6年の入院時所見（場所的見当識障害と今回明らかにした理解障害）および平成12年の入院時所見（重症の記憶障害，見当識障害，計算力の障害等）によく適合するので，所見事実として評価したのである．

（6）　西山医師は，云々

この節の前半は繰り返しであるので論じない．

後半もすでに述べたことではあるが，被控訴人が一番理解できないところであるので，新たな説明を試みる．被控訴人は「自宅で療養し，体調が回復した同年4月頃には，本来の姿に近い状態に戻り，本来認知症の程度は軽く，入院中が異常な状態だったと考える」といっている．ところが，被控訴人は3で「入院時，孝司が認知症であるとは家族の誰も認識しておらず，（後略）」と述べている．そして今日では，「私達家族は孝司の認知症について否定しているわけではありません」と6の（5）で述べる．認知症を認識しなかったとか，認知症の程度は軽いとか，いろいろにいっているが，要するに，在宅介護においては，被介護者の認知症が介護者に見えにくいということである．

鑑定人から見ると，平成10年2月から3月にかけてのY病院第4回目の入院によって，重症認知症が初めて明らかになった（進行していた欠陥が顕在化した）のであるが，このことは，この時期に至ってようやく入院という環境変化（課題事態）[12]に当面して孝司がこれを打開することができず，入院生活に適応できなくなっていたからである．在宅生活では，行動空間も自宅と自宅周辺に限られ，平生交わる人物も妻と長男一家のほかは訪問看護師くらいのものであろう．買物に出て，食料や衣類を調達する必要もなく（日常の金銭管理も不可能になっていた），年齢を問われることもなく，100-7はいくつかなどと聞く人もない．家屋や備品の修理や処理を心配する必要もない．すべて誰かがしてくれる．毎日が同じような生活で，孝司が新奇な事態に当面しないですむよう，家族が気を遣ってくれる．しかし，孝司は独力でできることが少ないので，妻の介護が適切でないと基本的な健康管理もできなかったのである．こういうわけで，金銭管理不能，栄養管理も不能という事実を見れば，相当の能力低下がわかるはずであるが，身近な介護者ほどこれに気づかないということがある．特に家族介護者は他人（観察者）の目で被介護者を見ることが難しいのである．

平成6年ころは認知症が軽かったから，入院をしてもわずかな破綻（認知症症状としては場所的見当識障害と理解障害）を示したに過ぎない．平成7年の入院でもほとんど認知症症状に気付かれていない．ところが平成10年の入院では，その間に認知症が進行して，多数の認知症症状が露呈されたのである．入院という環境変化が全体的なテスト（課題事態）であったと考えればよい．孝司は，平成6年および同7年にはこのテストをわずかな失点で通過したが，平成10年には惨憺たる成績を示し，重症認知症であることが明らかになった．退院して刺激や新奇な出来事の少ない元の環境に戻されると，知的欠陥は相変らず存在するものの，この保護的介護環境により目立たなくなる．「入院中が異常な状態だった」と被控訴人がいうのは，ある意味では正しい．それは自宅における日常の生活と異なったテスト状況下に置かれていたという意味で異常というに過ぎず，継続してせん妄のような状態にあったのではない．退院後の同年4月の状況は，認知症が改善されたのではなく，認知症の症状が見えにくくなっていた（テストに曝されることが稀になっていた）というに過ぎない．

7　MRI画像について

（1）　まず，西山医師の鑑定書云々

神経内科医はひとまず多発性脳梗塞（従って血管性認知症）を疑ってMRI等の検査を申し込んだ．神経内科医が放射線科に提供した「臨床情報」は左片麻痺および認知症である．通常この情報はどちらかといえば血管性認知症を示唆する所見である．ちなみに認知症の9割は血管性認知症とアルツハイマー型認知症とによって占められる《著者注：近年この分布は変化している》．鑑別診断の多くはこの二つの間で行われる．放射線科医は血管性認知症の情報を提供されながら，自分で臨床検査を追試してアルツハイマー型認知症の臨床所見を確認するという立場にないから，画像の特徴を見て，「臨床的にアルツハイマー型認知症の可能性ないですか！」と臨床家に問いを投げ返したのである．鑑定書でいう「自らは臨床所見を知らない放射線科医」とは，「血管性認知症を示唆する情報しか与えられず，自らアルツハイマー型認知症を支持する臨床所見を挙げることができない普通の放射線科医」という意味である．

（2）　西山医師は，云々

被控訴人は，鑑定人のいうことは矛盾している，

二面性を感じると批判している．鑑定人は，一方では「①発病後ある程度の経過を経たアルツハイマー型認知症と考えるのが妥当であると考える．②したがって，認知症は相当に進行しているものと推定される」といいながら，他方では③「画像から認知症の程度を判断することはできない．認知症の判断は臨床的所見に基づいて判定されなければならない」と述べている．そこに被控訴人は二重性を感じるというのである．説明の便宜上引用文に番号を入れたが，①については，そのように考える根拠をこの文章の前に提示していることからもわかるように，これは脳病理学的診断である．②はこれを基に臨床症状（進行した認知症）を推定する（疑ってみる）ということを述べている．鑑定書の27頁《著者注：本書C-4-2》にはIの画像診断を評価した折に，「このような特徴ある脳萎縮から記憶障害を推定する（疑ってみる）のは臨床家の正当な習慣であるが，障害の存否および程度は臨床所見によらねばならない」と鑑定人は述べている．さまざまな根拠から臨床診断を推定する（仮説を立てる）ことは，臨床家が日常行っていることである．画像から臨床症状を推定（仮説設定）するのは正当な習慣であり，この推定は自由でなければならないが，臨床症状の確定，究極的には臨床診断は現病歴と現在症によって決定されなければならない．しかし，この診断も新たな重要所見が加わると次なる診断に取って代わられる仮説に過ぎない．余計な説明まで加えたが，以上により①と②は③と矛盾も撞着もしないで，首尾一貫している．

（3）　私は，少なくとも云々

この節は，上記のような画像診断と臨床診断の誤解に基づいて，被控訴人がその信念を披瀝しているに過ぎないので，論評をしない．

8　人格の変化について

孝司の人格変化については確かに資料が乏しい．泌尿器科医や神経内科医および看護師は人格に関して考察する習慣を持たないので，観察記録も少ないのであろう．しかしそれでもいくつか人格変化と考えられる言動を摘出することはできる．

孝司は平成6年12月2日には「（点滴）こんなのやっていたらわりがあわないよ．おしっこが間に合わないよ」と抗議している．この抗議は自発的で，理屈も通っており，かなり長文である．平成7年2月13日にも「今のところ痛くないし，オシッコも6回/日行くぐらいだよ．ただ，管を入れ替える時はとっても痛いだよ」と自己の病状を説明している．平成10年以降に比較すると，会話内容が充実しており，自発性があり，文章としても長い．この頃は，後日のように，ごく短い返事を返すのみということはなかった．排尿回数を勘定して回答し，カテーテルを入れ替えるときの激痛についても自ら説明を加えている．平成10年にはすでにこのような自発的主張，自発的説明，長い会話文章は姿を消し，入院中記録されたのは以下のような発言だけである．すなわち，3月1日「トイレへ行きたいんです」，「なんでここにいるんだ？」，年齢を聞かれて「61か62です」，3月3日「オシッコ？　ふつうにでますよ…」，「何しにきたんだっけ？」，3月6日「おしっこしたい気がして」である．文章の長さ，自発性ともに減少している．独語に近い文章もあり，話が途中で途切れることもある．平成12年8月以降は，8月10日「たべたよ」，8月31日「うん，楽しい」，10月12日「そんなことわからないよ，わすれちゃった」等である．殆どがごく短い返事や挨拶のみであることがわかるであろう．会話に現れた無気力であるが，それが時とともに進行していることも見て取れる．

孝司の無気力を最も印象的に伝えるのは，平成12年10月3日，孝司が「自分に何かできることはないか」といったときの光景であるが，これについてはすでに鑑定書17頁《著者注：本書C-3-2》および本補充書第1の1《省略》で述べた．すなわち，病歴の中で人格の変化を読み取ることができるのである．無頓着については本補充書第2の4を参照されたい．

無気力および無頓着は，器質脳症候群（認知症はその一つ）にしばしば認められる症状であり，それが認知症の進行につれて顕著になり，あるいは際立った特徴を示すので，元来人格とは到底考えられないことが確かめられる．

9　在宅中の看護記録云々

（1）　鑑定書には云々

被控訴人は「実感」を持ち出して，尿路感染症

とせん妄の因果関係を主張している．せん妄については既に鑑定書で述べた．せん妄の基準Fには「脳疾患または全身性疾患」とあるところ，孝司はアルツハイマー型認知症であるから，この「脳疾患」の基準を満たすのである．尿路感染症がせん妄の原因である可能性までを否定はしないが，全身症状（高熱等）を伴わない尿路感染症がせん妄の原因となることは通常はないことと思われる．基準も全身性疾患を要求している．

（2）　訪問看護記録には云々

鑑定人は尿路感染症が存在していることを否定しているのではない．このことについては本補充書第2の4の（2）で述べた．被控訴人は自らの看護の実感から，孝司におけるせん妄の出現および呆け症状の悪化を主張している．しかし，そのような説明は精神医学の経験則に沿わない．

（3）　鑑定書14頁《著者注：本書C-3-2》云々

ここに書かれている介護の実際はせん妄の終末期の様子であると思われる．3日にわたる不眠と興奮（せん妄）の後，「洗浄中に入眠し始めて当然だ」というのは賛成できる．しかし，10月31日の体温は36.2℃であり，尿については「尿流出あり．色が黄黒い．10/26と同じ．ハルンバック中には白色浮遊物あり．洗浄では100 ml位の洗浄で浮遊物はなくなり，きれいになる《後略》」とある．同日「抗生剤を変更してから尿の色が黒ずんで，云々」と嫁が説明している．尿路感染症が格別悪化した根拠はなく，まして全身症状を呈したこともない．

（4）　鑑定書15頁（同上続き）に云々

「わたしのこともわからないといってなげくの」に関する考察はすでに本補充書第1の3《省略》で行った．また，ここでも「尿路感染症の悪化」が繰り返されている．尿路に外傷を受けたこと，腸管の異常については記録に述べられているが，感染症が悪化した，とりわけ全身症状を呈した形跡はない．

（5）　西山医師は，云々

11月30日の訪問看護記録から，鑑定人が「家人との会話もクリアなこと多い」は家人からの聞き書きであると述べたのに対し，被控訴人は「何の根拠もないのに決め付けています」といって非難している．そして次のように述べている．すなわち，「『《前略》家人との会話でもクリアなこと多い』は，看護記録の枠内の記載であり，家族の相談及び介護指導欄に記載されたものではありません．看護師の前でなされた，孝司と家族の会話がクリアだったので，看護師がその事実を記載したのです．《後略》」というのである．しかし，記録をよく見ると，「家人との会話でもクリアなこと多いと」とある．ドイツ語であれば接続法（間接話法）を用いるところであろうが，日本語では最後に「と」を加えることにより，その前の文章は他人が語ったことを聞き書きしたものである，ということを示すのである．従って，「家人との会話でもクリアなこと多い」というのは被控訴人の主張または主観的報告であって，看護師が観察した事実ではないことが明瞭である．

（6）　当時，孝司は，云々

ここには孝司と嫁および看護師との会話がまとめて再録されている．これは改めて見ても，鑑定書に「返事の貧困が精神内界の崩壊を示している」と述べたとおりである．被控訴人は「言葉は単純で幼稚であっても，相手には伝わっていましたし，会話として十分だと思います」と述べている．これが通常人またはある程度以上の能力をもった成人の会話として十分であるかどうか，相手すなわち被控訴人に果たして何が伝わったと思われたかは一考に値する．

10　WHOが定めた云々

G1ないしG4について意見が述べられているが，いずれも論駁してきたものばかりであるので，付け加えることは何もない．

11　贈与及び遺言云々

（1）　先ず，孝司には，云々

確かに，孝司に，乙1にあるような贈与をし，乙3のような遺言書を作成する，動機があった可能性を全く否定することはできない．しかし，動機（要求）ということであれば，孝司の上記動機に限らず，直子にも贈与をしてほしいという動機があったであろうし，太郎にも遺言書を作成して欲しいという動機があったであろう．法定相続人であるサエと次郎にも何ほどかの贈与を受けたいとか相続をしたいという動機はあったであろう．そして，孝司の動機は別として，直子および太郎の動機とサエおよび次郎の動機とは相容れずに対

立している．しかし，鑑定人に命じられたのは，これら法律行為を有効にするだけの判断能力または意思能力が孝司にあったかどうかという問いに答えることであって，訴訟当事者双方のいずれに正義（正当な動機）があるか等の問いではない．鑑定人は判断能力等がないとの参考意見を提出している．そうすると贈与契約書・遺言書作成の能力のない孝司に，それらの動機はあることになるが，果たしてその動機はどのように形成されたか，が問題になるであろう．このように鬩ぎ合う動機について考察するのは，鑑定人の能力を超えている．

ただし，平成12年10月3日，孝司が「次郎の暴力などの状況や事態を自ら認識していた」とはいえないことを鑑定書17頁《著者注：C-3-2》および本補充書第1の1（省略）で論じた．被控訴人は「孝司は，生活している環境や周りの事態について充分理解していたのです」と主張するが，孝司の理解はきわめて限定されたものであったことを鑑定書は明らかにしている．

（2）そのような中，云々

被控訴人は，「孝司は，私達夫婦の為に自分に出来ることはないかと考え始めたのです」といい，「その後，何をなすべきかにつき具体化していったのです」と述べている．孝司が被控訴人夫婦とどのような対話をし，いかにして自分の意思を形成していったかが問題になる．当時の能力状態からして，孝司が自主的にこのような意思形成をすることができたとは考えられない．

平成12年10月12日の「訪問看護記録Ⅱ」には，確かに「意識しっかりして，云々」とあるが，これは「看護記録」欄ではなく「家族の相談及び介護指導」欄の中に嫁の報告として書かれている．つまり上記語句は，看護師の客観的な観察ではなく，嫁（被控訴人）の主観的判断（もっとはっきりいえば主張）である．看護師の「看護記録」には，「S：そんなことわからないよ．わすれちゃった．O：質問形式の会話をすると，上記のような答え．しばらくするとまゆよせて，嫌そうにしだす．答えられる時は，はっきりと返事をする」とある．答えられるときの例がその次に書いてある．すなわち，「楽しみは喫煙，入浴，食事」というのである．もちろん楽しみは何であってもよいが，このとき答えることができたのは身体の快苦に関するものばかりである．身体の欲求や知覚−運動的能力（据えられた食膳を見て食事をする等）は重症認知症者にも保たれていることが多い．孝司は質問形式の会話には応じられないで，しばらくすると嫌がる，というのが重要な所見である．

「10月7日，次郎が連れに来てサエは無断で自宅を出て行きました．その際，孝司が『どうしたんだ』と私に聞き，私が説明しましたら，『しょうがないやつだ』といったのをおぼえています」と被控訴人はいう．このことからも明らかなように，孝司は自分の妻や次郎について独自に情報を収集する能力がなく，このようないわば外部情報を嫁から仕入れるほかないのである．「しょうがないやつだ」というのは一種の常套句であろう．これは妻を非難しているのか，哀れんでいるのか，今なお情愛を抱いているのか，これだけでは判断することができない．被控訴人はこれを妻に対する孝司の批判であると解している．一つの解釈ではあろうが，それが正しいかどうかを判断する資料はない．医師―患者，弁護士―依頼人という関係とは少し異なるであろうが，介護者―被介護者も一種の信認関係にあると見ることができる．被介護者は介護者の機嫌を損ねるようなことはいいにくいであろう．

余談になるが，英米法ではこのような信認関係にある時，受任者が贈与等の受益者になると，それが不当威圧の結果でないことを証明する負担を背負うことになる．介護者―被介護者関係においても，被介護者が情報上孤立している場合には，このような関係において形成された被介護者の意思がどの程度本人の主体的意思であるか，を一度は問うて見るべきであろう[3]．

（3）西山医師は，云々

被控訴人は，孝司が「自分で決めて遺言書を作成したのです」といい，「『うまい』『まずい』の意思表示をしていました」と付加する．しかし，食べ物の好悪感覚の表示と財産分割の意思表示は次元の異なる問題であるから，前者の能力が存在するからといって後者の能力も存在することが保証されるわけではない．被控訴人は9の（6）において「言葉は幼稚であっても，相手に伝わっていましたし，会話として十分だとおもいます」といい，ここでもほぼ同趣旨のことを述べている．介護者がこのような信念の持主であるとすると，被介護

者の断片的な言葉から，客観的な言葉以上の意味を受け取っている危険がある．

12　公正証書作成の経緯について
(1)　孝司は，云々
　これは財産を贈与するという孝司の意思に関する，被控訴人の主張に過ぎない．ここに意思能力を判定するための資料は何もない．
(2)　公証役場には，云々
　鑑定書で述べたとおり，公証人○○○○は，孝司の意思能力を知る機縁となるような，有効な質問を一つとして発していない．
(3)　公正証書遺言作成中，云々
　ここでは，平成12年11月5日，公正証書作成後に孝司が交わしたという会話を被控訴人が想起して，これを紹介している．被控訴人の主張に過ぎないが，これらを事実と仮定して，最初の一つだけ検討すると，孝司は「お仕事は何をなさっているんですか」という疑問詞問に直截に答えることができない．的から大きく逸れた質問「ご商売ですか」にはさすがに「いいえ」と答え，「会社にお勤めでしたか」と質問による手助け（「お勤め」がヒント）を受けて，ようやく「通産省」と答えたのである．質問も保護的であるが，返事も児戯的である．名前，生年月日，長年勤めた通産省は，孝司の自己同一性に関る，いわば原始的な記憶である．しかし，同年11月9日には嫁のことがわからなくなり，自分の名前を聞かれても答えられないのである．この頃「通産省」は風前の灯であったのではないかとおもわれる．
(4)　公正証書への云々
　公正証書に公証人が代署した光景が述べられている．鑑定人が意見を述べるべきことはない．
(5)　これから一連の云々
　被控訴人の感想や主張が述べてあるだけである．

13　「事理弁識能力について」云々
(1)　西山医師は，云々
　鑑定書が納得できないという態度表明をしている．
(2)　先ず，西山医師は，云々
　平成13年4月25日に録取されたという会話について，鑑定人が「孝司は常に消極的で，自発的に自分の意思を自分の言葉で表示していない」と述べたのにつき，被控訴人は鑑定人が「そりゃーそうだよ」という孝司の言葉をことさら無視しているといい，「上記の会話の孝司の言葉は，孝司が自分の意思で自発的にしゃべった事実です」と反論している．第一には，鑑定人が「自発的に自分の意思を」といって，自発的に「何を」語ったかを，つまり内容または主題を問うているのに，被控訴人は「自分の意思で自発的に」と言い換え，「自分の意思を」を「自発的に」と殆ど同義にしてしまい，意思内容を脱落させている．「そりゃーそうだよ」は相槌のようなものであろうが，相槌としてもずれている．いったいこれにどのような意思内容があるというのか．この言葉は「私の要求した言葉には含まれていません」と被控訴人はいうが，そうすると，被控訴人は復唱を要求したのであるから，孝司は長い文章の復唱に失敗したのである．そもそも鑑定人は「孝司が答えるべき返事の内容は，直子によって予め文章として提示されており，返事の内容は見本の域を出ていない」と述べて内容を強調している．これに「孝司は常に消極的で，云々」の文章が続くのである．直子は「私が可愛そうだって言ったんだよねー〈うん〉半々にしようねってね〈うん〉　もう1回言ってみれる？」と復唱を促すが，孝司が「うん」，「えー？」，「そりゃそうだよね」，「ねー」などという要領を得ない返事ばかりして埒があかないので，「大変だものね」と誘いをかけて「半々にしなきゃね」を引き出し，「ねー，そうだね」と促して「可愛そうだよ」の返事を獲得したのである．孝司の意思といわれるものは，このように直子と孝司との共同で形成され，しかも主導的な役割は直子が果たしている，ということがこの録音テープ反訳書から明らかになる．孝司は断片的な言葉を復唱しているだけである．これら断片を繋ぎ合わせ，全体を統合して理解しているのは直子，すなわち被控訴人である．録音する前に孝司が「お前ばかり可愛そうだから半々にしなきゃね」と話しかけたと被控訴人は主張するが，この話は被控訴人の頭の中にだけあって，公的な場面に出ていないから，録音テープまたはその反訳書と同価値の証拠として扱うわけにいかない．
　被控訴人は高齢者ケアについて語り，「何をしたいか，何を求めているか，高齢者の心を読み，

感じ取ることが重要なことだと思います」といっている．しかし，他人の心を感じ取るのは本来極めて難しいことである．被介護者である孝司が，介護者に対して贈与等の行為をする場合は，個々の身上監護の場合の心掛けとは異なる注意が必要ではないかと思われる．

　(3)　西山医師は，云々

被控訴人は遺言能力の判定基準について問題にしている．1の能力については，被控訴人はこれを誤解している．遺言は法定相続とは異なった結果を生み出すということを理解する必要がある．本件訴訟もこれに関わるものであろう．2について，被控訴人は，孝司が「自宅と東京のアパートが，全財産の約半分であることが理解できていました」というが，このことは被控訴人の頭の中だけにあることである．他の客観的資料から測定できる孝司の理解能力は極めて低いので，動産や不動産の価値を評価し，これを折半するような能力はないと考えられる．3について，被控訴人は「家族は，長男の太郎，直子，孫の宏であることは当然理解していました」という．しかし，これはあくまで被控訴人の理解であろう．孝司の理解は今や誰にもわからない．そして，「家族は，長男の太郎，直子，孫の宏である」というのは間違っている．妻のサエ，二男の次郎も孝司の家族であることを被控訴人は忘れている．4については，平成12年8月10日に記録された訪問看護師と孝司の会話に関して，被控訴人が説明を加えている．記録には「S：たべたよ．O：昼食食べたかと問うと，上記答える．しかし，昼食は食べていない」とある．「昼食は食べていない」というのは看護師が家族から聞いたのであろう．看護師の記録は，昼食は食べていないのに，孝司に昼食を食べたかと尋ねると，食べたと答えるので，記憶テストに失敗したという文脈で書かれている．もし，ここで被控訴人がいうように，被控訴人が「朝食を昼前に食べ，昼食はまだです」と看護師に伝えたのであれば，よほどの悪意でもない限り，看護師はそのとおり注記するか，より簡単に「朝食を昼前に食べた」と書いておくであろう．当時の記録を注意深く読むか，今回想起されたという被控訴人の説明を信じるかという問題が生じているのであるが，上記のような不自然な点があるので，被控訴人の想起を簡単に信用することができない．仮に被控訴人の追加想起を信じるとすると，介護者のこのように込み入った説明なしには単純な問答の一つも満足にできないほど，それほど孝司の判断力が落ちていたということを，この追加説明は示すことになる．

　(4)　また，云々

孝司が否定，拒否等をしている例を挙げてみよう．訪問看護記録平成12年10月12日の「質問形式の会話をすると，(中略)，まゆをよせて嫌そうにしだす」，12月12日の「処置中にぎりこぶしをふりあげ，痛がり，その処置後もみけんにしわよせておこっている」，平成13年1月25日の「冷たいな，やめてくれよ」等である．質問形式の会話（疑問詞問，あるいはAかBかを選択させる質問が含まれるであろう）には答えられないで拒否的態度を示し，身体的不快に拒否的態度をとるのである．これらは重症認知症者の特徴であり，また重症認知症者にも可能なことばかりである．また，1月11日「自分の家に行き，錠がしまっているのを確認して，ばかだなとつぶやく」とあるが，この「ばかだな」が果たして妻に対する批判であるかについては，同類の言葉「しょうがないやつだ」に関して11の(2)で述べたことが当てはまる．

重症認知症者にも可能なことといえば，次のような事実がある．訪問看護記録の平成12年12月21日には，「直子さん1人の時のみエッチな話やコミュニケーションはかろうとする」とある．また，平成13年1月25日は長男夫婦が留守であった．この日孝司は「ソファーで横になっている．オムツを下げて確認しているとエッチな内容をしようと自ら声をかけてくる．とりあわないでいるとおちつく」とある．身近には女性一人と見ての言動であろう．このような知覚－運動（言動）系の能力は認知症が重症になっても保たれているのである．しかし，これをみて知的能力がまだ高いとか，認知症は軽度であると考えるのは間違いである．現に重症認知症相当の性的脱抑制が認められ，差恥心のような高等感情が失われていることが見て取れるからである．

　(5)　孝司自身の云々

被控訴人は「少なくとも鑑定書には5つの重大な誤りがある」という．すでに論駁したことばかりであるが，陳述書も終わり近くになって鑑定書に重大な謬見があるというのであるから，繰り返

しであっても回答をした方がよかろう．

1）被控訴人がいうのは平成6年12月2日，つまり術後3日目の深夜を指していると思われる．看護記録によると，1時頃から3時頃まで眠らず，「(点滴)こんなのやっていたらわりがあわないよ．おしっこが間に合わないよ」と一面で合理的なことをいい，「眠れないんだよ．辛いよ」と自覚し，「気になるんだよ」といって点滴を気にしている．しかも同日7時には「あれから少し眠れたよ」というのであるから，あれ（不眠時のこと）を覚えているのである．これら（発言の合理性，不眠の自覚，点滴の意識，記憶の保持）は全て上記不眠時の意識が清明であったことを示す所見である．この意識清明な時に，食堂方面と自室を徘徊し，自分の部屋がどこだかわからないのであるから，（意識障害に基づかない）場所的見当識障害のあることが明らかである．そして，孝司による上記点滴批判は，点滴によって身体を不自由にされ，そのために失禁に至るのであるから，患者の立場からは一理ある抗議といえよう．しかし，孝司は，点滴が術後の栄養や薬物を投与するために重要で必須の処置であるという病院の立場を理解していない．このように，軽い理解障害も認められるが，場所的見当識障害が際立っているので，これを認知症の初期症状として挙げたのである．

2）「活動的」に医学上特別な意味はない．神経内科医がawake（目覚めている）として，他に特別な注記もなく，改訂長谷川式スケールを施行したのは，孝司の態度言動などのあらゆる観察を経て，意識は清明であると判断したものと考えられる．

3）神経内科医が聴取した現病歴は，病院の診療録に記載されたものであるから，専門的職業人として通常の良心を備えた者が記載したものと考える．平成11年の現況報告書には「認知症　軽度」等の記載はあるが，このような高度の判断をするにあたり，どのような問診・観察・テストをし，その結果はどうであったかが，すなわち所見事実がないのである．「認知症　軽度」等の証拠は，神経内科医の所見に比して証拠価値が著しく低いと考えられる．

4）他の証拠から記憶や知識が極めて乏しいことを確かめてあるので，単純とはいえない自己の財産の規模，性質，特に財産的価値につき，記憶や知識を持っていなかった蓋然性が高いと考えたのである．蓋然性は単なる可能性ではなく，もちろん絶対でもない．孝司の自己の財産に関する記憶や知識については，これを直截調査した資料がないので，これがあるともないとも端的にはいえない．孝司が財産に関する記憶等を持っていた可能性を完全に否定することはできないが，その蓋然性は極めて低いと考えている．

5）MRI画像所見について，鑑定人は鑑定人自身の読影が「アルツハイマー型認知症の特徴に合致する」と鑑定書10頁（同書Ⅱ-1）で述べ，20頁（同書Ⅲ-1）にも同様のことを指摘している．被控訴人が「アルツハイマー型認知症に特徴的な所見ではない」というのは鑑定書25頁の記述《著者注：C-4-2の初期の記述》を指していったものと思われる．よく読めばわかるように，「脳室の拡大はアルツハイマー型認知症に特徴的な所見ではない」と述べている．これは弁護士○○○○作成の報告書（乙19）の中に含まれた精神科医○○○○の読影を批判して，単なる脳室の拡大は「アルツハイマー型認知症に特徴的な所見ではない」といったのである．画像から認知症の程度がわかるというのは誤りであることは，鑑定人の見解として鑑定書の25頁に述べており，同様の見解は26頁及び27頁（以上のいずれも同書Ⅲ-2）にも見られるように，必要に応じて繰り返し指摘している．これらの点に関しても鑑定書は首尾一貫している．

14　鑑定主文について
全て論駁し尽くしたことばかりであるので，特に付け加えることはない．

15　裁判官に望むこと
この章では被控訴人の希望と所信が述べられている．鑑定人が述べるべきことはない．

16　最後に
第一審判決が下されたときの孝司と被控訴人との会話および被控訴人の所感を述べたものである．これに対して鑑定人が述べることはない．
以上のとおり鑑定書の補充をする．
平成16年7月8日
　　東京都墨田区錦糸2-6-10（現在は3-5-1）

　　　　　　錦糸町クボタクリニック　　　　　　　　裁判官　○　　○　○　殿
　　　　　　　　院長　西　山　詮
東京高等裁判所第○民事部　　　　　　　　　　なお，この補充書作成に要した日数は，平成16
　　　裁判長裁判官　○　○　○　○　殿　　　年6月23日から同年7月8日までの16日であ
　　　　　裁判官　○　○　　　○　殿　　　　る．

E. 二審判決

東京高等裁判所第○民事部　平成16年9月15日判決言渡

　　　　　　　判　　　決
横浜市○○区○○○124番地20
　　　控訴人（原告）亡板垣孝司承継人　　　板　垣　次　郎
　　　　　　　　　　　　　　　　　　　　　（以下「控訴人次郎」という）
同所
　　　控訴人（原告）亡板垣孝司承継人　　　板　垣　サ　エ
　　　　　　　　　　　　　　　　　　　　　（以下「控訴人サエ」という）
　　　上記両名訴訟代理人弁護士　　　　　　○　　○　　○　　○
神奈川県○○市B町3丁目2番12号
　　　被控訴人（被告）　　　　　　　　　　板　垣　直　子
　　　訴訟代理人弁護士　　　　　　　　　　○　　○　　○　　○
　　　同　　　　　　　　　　　　　　　　　○　　○　　○　　○

　　　　　主　　　　　文
　1　原判決を取り消す．
　2　被控訴人は，控訴人らに対し，別紙物件目録記載1の土地につき，東京法務局○○出張所平成13年1
　　月15日受付第930号所有権移転登記の，同目録記載9の建物につき，横浜地方法務局○○支局平成12
　　年12月12日受付第56901号所有権移転登記の，錯誤を原因とする各抹消登記手続をせよ．
　3　被控訴人は，亡板垣孝司に対し，別紙物件目録記載2の建物につき，真正な登記名義の回復を原因と
　　する所有権移転登記手続をせよ．
　4　訴訟費用は，第1，2審とも，被控訴人の負担とする．

　　　　　事　実　及　び　理　由
第1　当事者の求める裁判
　1　訴訟の趣旨
　　　主文と同旨
　2　訴訟の趣旨に対する答弁
　　（1）本件訴訟をいずれも棄却する．
　　（2）訴訟費用は控訴人らの負担とする．
第2　原判決（主文）の表示
　1　原告の請求をいずれも棄却する．
　2　訴訟費用は原告の負担とする．
第3　事案の概要
　　　本件は，控訴人サエの夫で，控訴人次郎の父である亡板垣孝司（孝司）所有の土地建物につき，孝司から
　　孝司の長男板垣太郎（太郎）の妻である被控訴人への贈与を原因とする所有権移転登記がなされ，かつ，孝

II．鑑定人もする判決批判——被告が"事実認定"した症状　公証人の認否問が作る遺言——

司所有の他の建物につき，孝司から贈与を受けたと主張する被控訴人による所有権保存登記がされているところ，これらの登記後に選任された孝司の成年後見人が，孝司から被控訴人へのこれらの贈与の当時，孝司は老人性認知症により事理弁識能力がなく意思能力を欠いていたとして，それらの贈与の無効を主張し，孝司の名において，土地建物の所有権に基づき上記の所有権移転登記の各抹消登記手続，他の建物の所有権に基づき真正な登記名義の回復を原因とする所有権移転登記手続をそれぞれに求めた事案である．

原判決は，孝司から被控訴人への贈与の当時，孝司の意識状態は改善し，意思能力も回復していたと判断し，孝司の本件請求を棄却したので，孝司が控訴した．孝司は，控訴の後まもなく死亡したので，控訴人サエ及び控訴人次郎（両名を以下「控訴人ら」という）が，これを承継した．

1　当事者間に争いのない事実等（後記証拠及び弁論の全趣旨により認められる事実を含む）
　(1)　当事者の関係
　　ア　孝司（大正5年12月30日生）は，昭和17年5月，控訴人サエと婚姻の届出をし，長男太郎（昭和21年11月1日生）及び二男控訴人次郎（昭和25年12月6日生）をもうけた．太郎は，昭和44年5月，被控訴人と婚姻の届出をし，子3名をもうけた．
　　イ　被控訴人夫婦は，昭和58年，神奈川県○○市B町3丁目2番の孝司の自宅の敷地内に建物を建てて居住を始め，太郎は，同所で漁船の機関部品の製造販売を業とする株式会社レパルスを経営している．
　　　　控訴人次郎は，和紙の卸を業とする会社に勤務し，昭和60年ころ，東京都葛飾区内に家族とともに居住していたが，平成5年ころ神戸市に転勤となり，その後，平成9年に横浜市港北区○○○に，平成11年に横浜市○○区○○○に家族とともに転居した．
　　ウ　孝司は，原判決後の平成15年2月21日，死亡し，控訴人ら及び太郎が相続した．なお，太郎は，孝司がした本件控訴については，太郎に関しては，これを取り下げた．
　(2)　別紙物件目録記載1の土地（以下「A町土地」という），同目録記載2の建物（以下「A町建物」という），同目録記載9の建物（以下「本件建物」という）は孝司の所有であった．別紙物件目録記載3ないし8の土地は孝司の所有である．
　(3)　平成12年11月5日付けで，横浜地方法務局所属公証人KL（以下「K公証人」という）により，孝司は，A町土地，A町建物及び本件建物を被控訴人に無償で贈与する旨の平成12年第620号不動産贈与契約公正証書（以下「本件贈与公正証書」という）が作成されている．
　(4)　孝司から被控訴人に対し，A町土地につき，平成12年11月5日贈与を原因とする東京法務局○○出張所平成13年1月15日受付第890号をもってなされた所有権移転登記が，本件建物につき，平成12年11月5日贈与を原因とする横浜地方法務局○○支局平成12年12月12日受付第56700号をもってなされた所有権移転登記が，各経由され，A町建物については，東京法務局○○出張所平成13年1月26日受付第2690号をもって，被控訴人名義の所有権保存登記が経由されている．
　(5)　控訴人次郎は，平成12年8月30日，横浜家庭裁判所○○支部に，孝司を事件本人として後見開始の審判を申し立て（同庁平成12年（家）第373号），同裁判所は，平成13年7月11日，孝司について後見を開始し，成年後見人として弁護士○○○○を選任する旨の審判をした．
2　本件の争点は，本件贈与公正証書作成当時孝司に事理弁識能力があったか否かである．
3　争点についての控訴人らの主張
　(1)　①　平成6年11月21日，孝司のY病院の入院診療録の中の薬剤師の「服薬指導サマリー」において，「多少，ボケがあるかもしれない，理解度に問題がある可能性もあり，十分な注意が必要」と記載され，孝司に老人性認知症の症状が出始めていた．
　　　②　孝司は，平成10年2月27日から，Y病院に再度入院した．
　　　　平成10年3月2日，泌尿器科の○○医師から神経内科の○○医師に対する診断依頼の返事には，多発性脳梗塞の疑いとあり，「長谷川式3/30点」の認知症との記載がある．同年3月5日，MRIの結果に対し，神経内科○○医師は，「微小脳梗塞ありますが皮質の萎縮あり症状（緩徐進行性の認知症）からアルツハイマー型認知症と考えます」と記載しており，孝司は，アルツハイマー型認知症と診断されている．同日の看護師の経過記録には，「ボケ症状著明にみられており部屋をまちがえたりあてもなく廊下をうろついている様子がよくみられる，そのため迷子になったり，離院してしまうおそれあり．本人は自分の氏名のみしか正確に答えられず事故につながるおそれあり」と記載されている．なお，改訂長谷川式簡易知能評価スケール（改訂長谷川式スケール）は，知能評価のスケールとして，

精神科医において広く一般的に使用されており，認知症の弁別及び重症度評価に有効であることが確認されている．

同年3月10日の看護サマリーでは，入院時よりボケ症状が見られ，日常生活動作も自立しておらず，点滴をしていることを忘れて歩こうとする姿などが何度もみられたなどと記載されている．

以上のとおり，Y病院に入院していた当時，孝司に，MRIの検査で皮質の萎縮があり，アルツハイマー型認知症と解される以上，進行の緩急はあっても改善することはないというのが現在の医学的知見である．しかも，孝司は，改訂長谷川式スケールで30点満点中3点しかなく，重症度別平均得点からみると「非常に高度」に分類され，柄澤式「行動評価による老人知能の臨床判定基準」においても，孝司は最高度に分類される．

(2) OP医師（O医師）の平成11年10月2日付け主治医意見書（平成11年意見書）の「5．その他特記すべき事項」欄には，「奥さん以外の家人の顔はわからない」とあり，同医師の平成12年9月20日付けの主治医意見書（平成12年意見書）の「5．その他特記すべき事項」欄にも，「家人の判別は困難な状態が続いている」と記載されている．

アジサイ訪問看護ステーション作成の平成12年11月9日付けの訪問看護記録Ⅱでは，「家族の相談及び介護指導」欄には，「嫁：『具合が悪くなってからまた（認知症が）ひどくなったみたい，わたしのこともわからないといってなげくの』自分の名前やお子さんの名前も聞いても答えられない」と記載さている．

これらの記載は，いずれも被控訴人自身が，アジサイ訪問看護ステーションのヘルパーあるいはO医師に話したことである．また，孝司が被控訴人の顔が分かるといっても，それは，日頃身近に接していることから，違和感なく接触を受け入れているというにすぎず，長男である太郎の顔が分からなくなっていることからすれば，長男の嫁であることをわかっていたということはできない．このような状態にあった孝司が，「日頃世話になっている被控訴人に自分が何かできないか」などと言ったとすることは到底信用し得ない．

(3) 証人KL（公証人）の証言（K証言）によれば，孝司の事理弁識能力あるいは意思能力に不審を抱かせる点が多々ある．すなわち，K公証人は，介護認定を受けているとの説明を聞いた覚えがないと証言している．K公証人は，このような重要な事実をしらないまま本人の意思を確認したものである．K公証人は，孝司と会話らしい会話をした形跡はまったくうかがわれない．K証言によれば，孝司は「はい」とか，「そうです」といった短い言葉を発したのみであり，これをもって，内容を理解していたとは到底言えず，オウム返しの言葉が返ってきたといって，その内容を理解していたことにならないのは明らかである．K公証人のところでは，署名できなかったのであるから，わずか4日前の自筆証書遺言を書けたこと自体，極めて不自然である．また，K公証人は，日時等を問いかけるなどして，判断力等を確認することをしていない．

被控訴人は，孝司が，平成10年3月に，Y病院でアルツハイマー型認知症と診断されたことを，O医師にもK公証人にも一切告げていない．

(4) 孝司には，B町の自宅まで贈与する理由はない．むしろ，被控訴人及び太郎には，これを取得しなければならない強い動機があった．すなわち，太郎は，それまで多額の生前贈与を受けており，相続を受けても，控訴人らの遺留分権により，実際に相続できる遺産はほとんどないことが予想され，法定相続人でない被控訴人に贈与する方法をとったのである．

(5) 孝司は，平成10年3月ころから，老人性認知症となり，事理弁識能力を欠く常況になったため，前記のとおり，次郎は成年後見開始の申立をした．これに基づき，平成13年7月11日，孝司について後見が開始された．

(6) 老人性認知症は，多くの場合，非可逆的で改善が困難であり，有効な治療方法もなく，症状が好転ないし軽減して意識状態《認知症の誤り》が改善したということは医学的には一般にあり得ない．

このような孝司に，不動産の贈与という重大な財産処分に関し，意思能力があったとは到底いえない．したがって，本件贈与公正証書作成当時，孝司に事理弁識能力はなかった．

4　争点についての被控訴人の主張

(1) 平成6年に孝司が認知症の症状を呈していた事実はない．孝司は，平成6年11月21日に，膀胱結石の治療のために，Y病院に入院したが，面接中の患者の態度・理解度は「良」と記載され，病気に対する

知識・理解度の程度も「良」とされているのであり，何の問題もなかった．そもそも，入院するまで，孝司は，東京で一人暮らしをして自立して生活をしていた．
(2) 孝司は，平成10年2月27日に，尿路感染症の疑いにより検査目的でY病院に入院したが，控訴人サエが自宅で十分水分を摂らせず，食事も十分でなく，一週間ほど前からほとんど傾眠状態になっており，検査のため入院したものである．長谷川式簡易知能評価スケールは，5分程度で場所を取らずに施行できる簡便さがあり，認知症のスクリーニングには有用であるが，認知症を決定することはできず，絶対的な評価とはできない．孝司には，尿路感染等の持病があり，しかも，入院前，水分不足，栄養不足で一週間も傾眠状態だったのであり，衰弱し意識が混濁している状態だったのであり，このような状態での長谷川式の結果には信頼性はない．

MRI検査の結果，脳の萎縮が認められるが，老年者の場合，生理的にも脳萎縮が認められるのであり，脳の萎縮は中等度とされており，脳の萎縮と認知症の程度は直ちに一致し得るものではないことは統計的にも明らかであり，孝司に脳萎縮があるからといって，アルツハイマー型認知症とは認められない．
(3) ヒカリ健康福祉センター作成の在宅療養者看護記録によれば，平成10年4月20日の時点では，言語障害はなしとされ，認知症状態はありに丸印が付されているが，「会話理解，意思表示可」と記載され，十分なコミュニケーション能力を有していたことがうかがわれる．しかも，ADL欄は，すべて自立ないし一部介助であり，この当時，認知症をかかえながらも，自立した行動を取ることができたことがうかがわれ，極度の認知症状態にあったとはいえない．

高齢者福祉センター○○作成の現況報告書によれば，孝司が，同所にショートステイした際の生活状況の記録を見ても，平成11年2月当時，言語は正常であり，意思疎通について「やや悪い」程度であり，問題行動は，「無」となっており，歩行も食事も自立であり，精神状態は「認知症」「軽度」となっており，孝司は，認知症をかかえながらも，また，一部介助を要しながらも，自立した姿がうかがわれる．

平成11年ころに，ボケ症状があったこと自体は否定しないけれども，当時，孝司を自宅に引き取って間がなく，栄養状態も悪く，体重は35キログラムしかなく，引き取る前には控訴人サエの虐待があったり，大量の血尿を出すような事態が発生したように心身の状態が悪かった．このような状態で，当時，意欲も低下し，精神状態も芳しくなく，精神的にも肉体的にもまだ衰弱しているような状態にあった．O医師の平成11年意見書は，その当時作成されたもので，公正証書作成時の孝司とは状況が異なる．
(4) O医師は，内科医であり，精神科は専門外であり，定期的に孝司と接触していた者ではなく，Y病院で処方された薬を調合していただけの関係であり，孝司の状態を正確に把握できる立場にはなく，同医師の意見書は，十分な検査の上で作成されたというものではなく，介護度が上がれば良いサービスが受けられるという善意の思惑も絡んでいたと推測される．

平成12年のO医師の意見書は，基本的に平成11年の意見書を踏襲しており，高度の要介護認定が孝司の利益になるとの発想から，介護認定のために実態とは違う記載がなされていた．例えば，両意見とも，食事は全面介助となっているが，摂食には問題なく，介護をする必要もなく，自ら食事を取っていた．

控訴人次郎の依頼により作成した成年後見用の診断書は，当初，O医師は，判断能力判定についての意見欄のすべてにチェックをしたが，控訴人次郎に，使い物にならないといわれ，再度の作成を求められて作成したものであり，また，本人と直接対話して判断した旨記載されているが，平成12年9月20日は，O医師は，孝司と一切会話をしていないなど，同意見書は信用できない．
(5) 本件贈与公正証書が作成された平成12年11月5日ころは，孝司の意識は清明であり，十分な意思疎通も可能であった．

平成12年夏から秋にかけての訪問看護記録によれば，栄養状態も良くなり，昼夜逆転や徘徊は影を潜め，本件贈与公正証書の作成のころには，意識状態は清明であったことがうかがわれる．しかし，平成12年11月9日付けの訪問看護記録でも分かるように，持病の状態が悪化すると，意識状態も悪化することもあったが，当時，基本的には病状は安定し，意識状態も良く，普通にコミュニケーションが取れる状態にあった．なお，訪問看護記録の作成者は，医療の専門職である看護師であり，日々，本人と接触しその状態を把握している者の記録であって証拠価値は高いというべきである．

控訴人らは，平成10年当時，最高度の認知症症状が発現しており，これが進行性のものであるから，本件贈与公正証書の作成時に意思能力があるはずがない旨主張するけれども，平成12年10月の訪問看護

記録にある言動等が説明できず，孝司には，体調の好，不調によって精神活動に波があったとしても，十分なコミュニケーション能力が保たれていたことは，看護記録からも認められ，平成 12 年 10 月当時，孝司には意思能力があったことは認められる．
(6) K 公証人は，長年検察官を勤めた後，平成 5 年 10 月に公証人に任命され，本件贈与公正証書の作成まで約 7 年間の実績を持つ公証人であり，意思能力が疑われる事案では，公正証書を作成しなかった経験も有する．また，公正証書の作成の際には，裁判所の調停委員を務めていた夫婦が証人として立ち会っているが，意思能力について何の疑問も持っていない．K 公証人には，介護度 5 の認定を受けていることは説明している．

本件贈与公正証書の内容は，被控訴人に，東京のアパート及び孝司の自宅建物を贈与するという極く単純なものであり，6, 7 歳の年齢の者でも理解し得るものであり，本件贈与公正証書の内容と要求される意思能力との関係からしても，孝司には，本件贈与公正証書を作成するについて，十分な意思能力を有していた．

5 証拠関係
証拠関係は，原審及び当審控訴記録中の各証拠関係目録記載のとおりであるから，これを引用する．

第 4 当裁判所の判断

1 当事者間に争いのない事実に証拠及び弁論の全趣旨を総合すると，次の事実が認められる．
(1) ① 孝司は，平成 6 年 11 月 21 日，Y 病院に入院し，同月 29 日，膀胱砕石術を受けた．入院時看護記録によれば，「面接中の患者の態度，理解度」は，「良」，「病気に対する知識・理解の程度」も「良」と記載されている．看護日誌によれば，12 月 2 日 3 時の欄には，孝司は廊下を徘徊しており，看護師に入室を促されたのに対し，自分の部屋がどこか分からない旨述べ，点滴台を押しながら，食堂方面と自室とを徘徊している旨記載されている．服薬指導サマリーには，「多少，ボケがあるかもしれない．理解度に問題がある可能性もあり，十分な注意が必要」と記載されている．

② 孝司は，平成 7 年 2 月 13 日から同月 23 日まで，膀胱砕石術のため Y 病院に入院した．入院時問診表には，食事及び排泄の介助は不要である旨自ら記入した．

③ 孝司は，平成 10 年 2 月 27 日から同年 3 月 7 日まで，尿路感染の疑いで，Y 病院に入院した．同年 3 月 2 日，院内紹介により，神経内科の○○医師の診察を受けたが，神経内科初診時所見によれば，孝司《著者注：本人ではなく恐らく付添人であろう》は，同医師に対し，約 2 年前からお金の計算が合わなくなったこと，約 1 年前から道を間違えるようになったこと，約 3 か月前から人の名前が分からなくなった旨説明した．同医師は，「Dementia 徐々に進行」と記載している《「Dementia」は認知症のこと》．入院時問診表には，食事は介助不要と記載され，「排泄」の欄の介助は，「要（大便の後のふきとり）」と記載されているが，「入浴又はシャワー」の欄の介助について，「要（着がえができない．洗い方を忘れている）」旨記載され，睡眠は 20 時間くらいとされている．

看護日誌によると，30 分から 1 時間半ごとにトイレに行き，被控訴人は，「入院前は眠ってばかりで，こんなに活動的とは思わなかった」旨述べており，孝司は，「なんでここにいるんだ？」と述べ，年齢を聞かれても「61 か 62 です」（当時の年齢は 81 歳）と誤った答えをし，病室を間違えて他の部屋に何度も入り，「何しに来たんだっけ」などと述べ，トイレに誘導すると大失禁しており，本人は気付いていない様子である旨それぞれ記載されている．

フローシート I には，孝司は，同年 3 月 4 日と同月 6 日に便失禁をしたことが記載されている．

看護サマリー（I）には，「入院の 1 週間くらい前からほとんど寝たままとなり，濃い尿も出る様になったため当院受診，精査目的で入院となる．尿路感染については，入院時発熱なく尿の性状も混濁なかったため問題には挙げなかった」，「入院時よりボケ症状みられ ADL もほとんど自立していない状態であった．点滴刺入部を抜去するおそれあったため，できるだけナースステーションに連れてきて，点滴を行うようにした．その結果，点滴をしていることを忘れ歩こうとする姿や，ボトルを点滴台から外して歩こうとする姿が何度か見られたが，自己抜去することはなかった．ベッドから離れるときはナースコールを押す様何度も指導するが 1 度も押すことはなかった．頻回に訪室し，状態を確認していくことにした．失禁があり，時間を決めてトイレに誘導したことにより，夜間のみの失禁となった」旨記載されている．これらの記載によると，尿路感染の疑いはあったが，入院時発熱もなく，尿の混濁も認められず，深刻な状態でなかったことが認められる．しかし，孝司には，記憶障害が著しく，学習能力の低下が認められた．

II. 鑑定人もする判決批判――被告が"事実認定"した症状　公証人の認否問が作る遺言――

　同年3月2日になされた神経学的検査表によると，Consciousnessは，awakeと記載され，改訂長谷川式スケールの結果は，30点満点で3点であり，両手指に静止時振戦があり，歩行では，左足の歩幅がやや狭く，出にくいと記載されている．神経内科の○○医師は，左側錐体路症状と認知症を認め，多発性脳梗塞を疑い，頭部MRI検査を行うこととした．なお，改訂長谷川式スケールの結果によれば，検査当日が何年何月であるかとか現在の場所がどこかとも正確に答えられず，100から7を引く計算や3桁の数列の逆唱が全くできず，5つの品物を見せて隠したら，一つも想起できなかった．これらについて，西山鑑定人は，単純な課題に対する即時記憶は保たれているが，近時記憶の障害が高度である上，時間的見当識及び場所的見当識にも高度の障害があり，ごく単純な計算ができず，知識も甚だしく貧困化しており，作話や保続の傾向が認められ，重度の認知症が検出された旨判断している．

　MRI検査（カルテ用）には，「橋上部左側，右視床，左放射冠に陳旧性梗塞あり．他に新鮮な梗塞や出血は認めず．慢性硬膜下出血なし．……中等度の萎縮あり．頭頂葉，側頭葉に強い」と記載され，放射線科の担当医は，アルツハイマー型認知症の可能性を指摘している．そして，神経内科○○医師は，「微小脳梗塞ありますが皮質の萎縮あり，症状（緩徐進行性の認知症）からアルツハイマー型認知症と考えます」と記載している．

④　ヒカリ健康福祉センター作成の在宅療養者看護記録の平成11年2月2日の部分には，「現病歴・病状」欄には，「認知症登録」と記載され，「意志の伝達」欄の「認知症状態」は「あり」とされ，会話理解及び意思表示可能であるが，無為で不活発である旨記載されている．また，平成10年4月20日ころの聞き取りとして，生活能力について，「食事の支度～電話の扱いまで不可」と記載されている．

⑤　高齢者福祉センター○○作成の平成11年2月24日の調査に基づく現況報告書によると，現症・既往歴欄に「アルツハイマーの疑い」と記載され，「意志の疎通」欄は「やや悪い」，「精神状態」欄は「認知症」「軽度」，「記憶障害」は「中度」で，「失見当」は「中度」，その他として「無気力」にそれぞれ印が付されている．また，「排泄」は「便所まで介助」，「入浴」は「一部介助」，「食事」は「自立」に印が付されている．

⑥　O医師作成の平成11年10月2日付けの平成11年意見書には，診断名として老人性認知症，発症年月日を平成8年ころ，短期記憶については「問題あり」，「日常の意思決定を行うための認知能力」については「判断できない」，「自分の意思の伝達能力」については「具体的要求に限られる」，食事については「全面介助」，「問題行動の有無」については「昼夜逆転」「徘徊」「異食行動」に印が付され，「介護に関する意見」の欄には，「常時介護実施の必要」と記載し，「その他特記すべき事項」として「奥さん以外の顔はわからない．夜間徘徊も家人も閉口している」と記載している．なお，「心身の状態に関する意見」欄には，「A1」（「A」は，「室内での生活は概ね自立しているが，介助なしには外出しない」，「1」は，「介助により外出し，日中はほとんどベッドから離れて生活する」との段階である）に，「認知症性老人の日常生活自立度」欄には，「Ⅲa」（「Ⅲ」は『日常生活に支障をきたすような症状・行動や意思疎通の困難さがみられ，介護を必要とする』，「Ⅲaは，『日中を中心として上記状態が見られる』との段階である」に，それぞれ印が付されている．

⑦　アジサイ訪問看護ステーション作成の老人訪問看護報告書には，次の記載がある．

　平成12年8月10日には，訪問者が昼食を食べたか尋ねると，食べていないにもかかわらず，食べた旨を答えた旨記載されている．これについて，西山鑑定人は，質問に対し，事実に沿ってではなく，質問に沿って肯定的に答えている点を指摘し，いわゆる認否問に対して，答えが事実に反しても，肯定的に回答する傾向が孝司には存在し，また，近時記憶の重い障害が認められるとする．孝司は，同日，膀胱洗浄の間にうとうと入眠し始め，西山鑑定人は，傾眠傾向の存在を指摘する．

　同年8月31日には，家族が，「最近夜もよく寝てくれて，回りのこともよくわかるようになったから助かる」旨述べたことが記載されている．

　同年9月28日には，「昼食後にて，ウトウトしている．膀胱洗浄中に入眠してしまう．夜の徘徊は少ない」旨記載されている．

　同年10月5日には，「問いかけにきちんとした返答をする．訪問時ウトウトしていたが，話をすると会話なりたち覚醒している」と記載され，また，家族から「だいぶしっかりしてきて話を多くするようになったので，訪問時話をしてほしいので30分→1時間にできないか」と相談を受けた旨記載されている．

　同年10月12日には，「そんなことわからないよ．忘れちゃった」「質問形式の会話をすると，上記のよ

うな答え．しばらくすると眉を寄せて嫌そうにしだす．答えられる時ははっきり返事をする」と記載されている．被控訴人は，「最近徘徊も月に数える程度になった．意識がしっかりして，妻の悪さ『そんなことはいけない．しょうがない奴だ．俺はどうしたらいい』と言ったりする．O先生に言ったら，春・秋は正気に戻ることが多いとのこと」と述べた旨記載されている．西山鑑定人は，妻に関してしょうがない奴だという無気力，無頓着な感想を漏らすだけで，自分はどうしたらよいかと嫁に尋ねるのは，まさに自分がどうすべきか自己決定すべきときに，これができないことを示しており，状況認識に乏しく，自己決定ができず，態度が幼児化し，他者に依存している旨指摘する．

同年10月26日には，「うんうん行こう」，「散歩への誘いに快く返事し，家の周囲を歩き，一服煙草を吸う．話をしている内容は理解しているが，うんなどの返事で会話が進まない」と記載されている．

同年10月31日には，「洗浄中から入眠始める」と記載されている．家族が，「昨日，一昨日と昼間も一睡もせず，夜中2時ころまでバタンバタンと動き回っていた．今朝，おしっこはどこでするのというので見たら，出ていなくて，力んだ後どっと流れてきた」旨述べている．西山鑑定人は，この間尿路感染症が悪化していたという証拠はないから，尿路感染症の悪化と直接関係なしに，認知症の上にせん妄が重畳することがあったことを示しており，傾眠傾向が現れ，昼夜逆転となっている旨指摘する．

同年11月9日には，「午前中ずっと排便でトイレへ行ったり来たりで疲れて眠っていた．声かけでおきるが，眠そうであり，会話にも返事だけで，自ら話すことなし」と記載されている．被控訴人が「具合が悪くなってからまた（認知症が）ひどくなったみたい．私のこともわからないといってなげくの」と述べた旨記載され，「自分の名前や被控訴人の名前をも《ママ》聞いても答えられない」旨記載されている．西山鑑定人は，嫁のことも分からず嘆きもしない状態に比べれば，よりましな状態ではあろうが，身近に世話をしている嫁のことが分からないというのは長期記憶にも深刻な障害が及んだことを示しているとし，「あなたの名前は何といいますか」といった生活上必須の事項に関する疑問詞問に答えられない点を指摘している．

同年11月16日には，孝司は，「うん，うん」と述べ，訪問者は「眠そうにしている．午前中B-T交換，昨夜はずっと落ち着かず起きていたため，会話すると言い，数回会話するが入眠してしまう．便意，尿意を教えてくれるのはよいが，ここ数日トイレ以外にまきちらしがあり大変だったと家人」との記載がある．

同年11月30日には，孝司は，「うん，そうだね」と述べ，訪問者は「会話で上記のように言う．分からない時には分からないと言い，家人との会話でもクリアなことが多いと．夜間11時～朝までぐっすり眠れている．徘徊なし」と記載している．

同年12月7日には，孝司は，「うん，これ食べていい？」と述べ，訪問者は「かろうじて会話でうなずく位でかなり眠そうにしている．夜間も12時間はしっかり入眠すると」と記載している．被控訴人は，「4～5月に旅行に行きたいが，ショートステイを1週間以上させると，孝司が家を忘れてしまうので，ヘルパーに1日何回か来てもらうことはできるのかしら」と相談している．なお，これについて，西山鑑定人は，1週間以上施設で暮らすと，施設と家の区別がつかなくなるとの意味で，家屋や家具調度からなる生活の場を忘れるのみならず，他人と家族との区別もつかなくなるものと思われ，状況全体の健忘であると指摘する．

同年12月14日には，訪問者は「会話をすると笑顔時折見せる　分からないよと返答すること多し　質問に対して　徘徊なし」と記載している．

同年12月21日の「家族の相談」欄には，ここ2，3日，被控訴人が一人の時のみエッチな話やコミュニケーションはかろうとする，どう対応したらよいか，と訪問者に相談していることが記載されている．これについて，西山鑑定人は，知能低下のみならず，性的脱抑制（人格変化）を認めることができるとする．

同年12月28日には，孝司は，「うん，うん，分からないよ」と述べ，訪問者は，「話しかけても，分からないよか，うんと返事が答えて《ママ》くる」旨記載している．

平成13年1月11日には，家の周辺の散策をしており，会話は保たれているが，自分の年齢を言えない旨記載している．

同月25日午後4時25分ころ訪問した時点では，訪問者は，「ソファーで横になっている．オムツを下げて確認しているとエッチな内容をしようと自ら声をかけてくる．とりあわないでいると落ち着く」と記載している．これについて，西山鑑定人は，性的脱抑制が認められると指摘する．

同年2月1日には，訪問者は，「本日は，会話をしても，分からないと答えるか，被控訴人の名前を教え

II．鑑定人もする判決批判──被告が"事実認定"した症状　公証人の認否問が作る遺言──

た直後に聞いても名前を答えられない」旨記載している．
(2)　O医師は，内科一般を専門分野とする開業医である．平成7年ころ，孝司は，膀胱癌の治療をY病院で受けていたが，遠方で通院に不便であったために，O医師に薬剤の投与を受けていた．
　　O医師は，介護認定に関する医師の意見書の作成を求められ，平成11年10月2日，孝司を診察の上，平成11年意見書を作成した．この作成に当たって，O医師は，孝司宅を訪れ，孝司に会ったが，孝司は，ベッドで休んでいたり，足を投げ出して，ほとんど寝ている状態で座っていたりしていたが，質問にも返事がないので，O医師としては，診断をするに当たりテストを行う方法はあったものの，具体的にテストのしようがなく，被控訴人らから，孝司には，昼夜逆転や徘徊，デイサービスで石鹸をかじる異食行動があったなどの話を聞いて，これをもとに前記意見書を作成した．
　　O医師は，平成12年にも，同様の意見書の作成を求められ，同年9月20日ころ，孝司宅を訪れたが，孝司と直接話しをすることなく，被控訴人らから，認知症は多少改善しているが，夜は徘徊して動き回り，昼間はほとんど眠る昼夜逆転はまだあり，食事はほとんど自分では食べず，全介助という形で食事を取っているなどの話を聞き，これらに基づき意見書を作成した．
　　平成12年11月1日ころ，太郎は，相続のことでO医師に相談をもちかけたので，O医師は，禁治産者の制度や公証人による公正証書の制度があることを紹介した．
(3)　平成12年8月30日，控訴人次郎は，横浜家庭裁判所○○支部に，孝司について，成年後見開始の申立てをした．
(4)　K公証人は，平成12年10月中旬ころ，被控訴人及び太郎から，孝司から被控訴人へのA町土地，A町建物及び本件建物の贈与契約についての公正証書の作成と，孝司から太郎に孝司のその余の全財産を相続させる旨の遺言についての公正証書の作成を依頼された．
　　11月5日，孝司，被控訴人及び太郎は，K公証人の公証役場を訪れた．K公証人は，孝司に対し，「東京のA町の土地と建物，B町の家を直子さんに渡していいのか，渡すのか」ということを確認し，孝司が「はい」か，「そうです」とかと答えたので，K公証人は，被控訴人に贈与を受ける意思を確認した．K公証人は，孝司が，内容を理解しているものと判断し，以上の意思確認の後，公正証書の全文を読み上げ，さらに，孝司に内容が理解できたかどうかを確認したが，孝司は，分かった旨の応答をした．その後，K公証人は，孝司に署名を求めたが，孝司の手が揺らいだり，片仮名で書いたりして，孝司は思うように書けないので，孝司の承諾を得て，K公証人が代筆した．なお，K公証人は，被控訴人に贈与する理由などは聞かなかった．K公証人は，意思能力に疑問がある場合は，それを確認するために質問等を行うこととしていたが，孝司は顔色も良く，非常ににこやかであり，本人の意思が明確でないとの印象は受けなかったので，意思能力を確認する必要はないものと考え，特段の質問はしなかった．
　　なお，平成13年4月25日に被控訴人が録音したという被控訴人と孝司との会話によると，被控訴人が，孝司が本件の贈与をしたことの意思確認を求めても，「うん」などの応答はみられるものの，積極的に自ら具体的に説明する様子は認められない．
(5)　認知症（Dementia）とは，普通に発達した知能が，後天的な脳の器質的障害のために，社会生活に支障を来す程度にまで低下した状態を総称する．認知症は，知的機能の障害がその基本にあるが，単に知的機能だけの障害を示すのではなく，意志も感情も人格も，種々の程度に障害されるし，言語や視空間認知などの道具も種々の程度に障害が加わって，いわば精神機能全体の障害といってよい，とされる．
　　WHOの国際疾病分類第10版（ICD-10）の診断基準によれば，認知症の全般基準を満たすもので，病歴や身体的所見及び特別な検査において，認知症の原因となり得る脳血管性障害等の他の疾患，全身性の障害，もしくはアルコールあるいは薬物濫用が証明されない場合に，アルツハイマー型認知症と診断される．
(6)　西山鑑定人の鑑定意見は，要旨次のとおりであり，この鑑定意見は，孝司の症状とその経過とに関する記録を専門的知見に基づき克明かつ丹念に分析・解明し，その鑑定主文に至る判断の手法及び過程については，高度の専門性がうかがわれると同時に，何らの偏頗，不合理は見当たらず，その信頼性は揺るがないものと認められる．
　　孝司は，平成6年から場所的見当識障害が現れ，平成8年ころから金銭勘定が合わなくなり，平成9年ころから場所的見当識障害が顕著になり，同年末ころには，高度の記憶障害が明らかになった．この間，脳卒中のような急激な症状の変化及びそれに伴う急速な知的能力の低下はないから，認知症は忍び寄るように発症し，持続性，進行性に経過したと考えるのが相当である．

平成10年3月の意識清明時に行われた改訂長谷川式スケールの結果では，自分の年齢が分からず，時間的見当識障害，場所的見当識障害のみならず，近時記憶障害が高度で，計算力も著しく低下しており，知識も甚だしく貧困であった．加えて作話や保続の傾向も認められた．総合して30点満点で3点であり，正答できたのは，単純な3単語の復唱（即時記憶）のみであった．改訂長谷川式スケールは，記憶，見当識の評価に主たる重点があって，知能を総体的に評価していないので，その得点だけから認知症の重症度を計測するのは，一般的に言えば適切でない．しかし，認知症が進行すれば，記憶障害，見当識障害等も進行するのが通常であるから，このスケールの得点は認知症の程度をよく反映する．ちなみに，認知症の重症度毎の得点は，非常に高度な認知症が4.0±2.6である．このころ，既に在宅生活で健康（例えば飲食）管理ができず，脱水状態を来して入院したようである．食膳を前にすれば食べることができたが，入浴，更衣，排泄に介助を要し，便失禁をしても気が付かなかった．頭部MRIを参照すると，大脳に広範な萎縮が見られるばかりでなく，大脳辺縁系を構成する海馬領域を含む側頭葉内側部及び底面，島回，帯状回に萎縮が特に強く，これがアルツハイマー型認知症の脳萎縮に一致すること，しかも脳萎縮は大脳辺縁系にとどまらず新皮質にも及んでいることから，相当に進行したアルツハイマー型認知症が想定される．以上のように，臨床的病状及びその経過と頭部MRI所見とを総合して，この時点で，既に重度の認知症状態にあると診断することができる．

　O医師作成の平成11年10月2日付け平成11年意見書の評価は妥当な判定と考えられる．短期記憶に問題があり，判断力がなく，伝達は具体的要求に限られるというのも，この時期に想定される認知症状態に概ね矛盾しない．食事は全介助を要し，昼夜が逆転しており，徘徊や異食症が認められるという点についても，アルツハイマー型認知症の経過中にありそうなことである．ただし，これら自立度又は要介護度は，存在する認知症とは独立に改善又は悪化することがある．

　平成12年8月には，孝司は，いわゆる認問（昼食をたべたか）に対して，答えが事実に反しても肯定的に回答する傾向を持っていることが明らかである．また，記憶障害は，アルツハイマー型認知症に特徴的な体験自体の健忘（記憶脱失）であることが認められた．その後も，孝司は，認問に対する肯定的返事を与えるが，疑問詞問には答えられない．日常生活態度は，無気力，無欲求で，積極的欲求がどこにも見られない．時に，（例えば同年10月末）せん妄が起こるようであるし，しばしば傾眠傾向が認められるが，意識清明と思われる時でも，孝司の会話は自発性にも内容にも乏しく，児戯的である．同年10月には，家を留守にしている妻に関して，しようがない奴だと漏らし，「オレはどうしたらいい」と嫁に尋ね，控訴人次郎が乱暴を働いた時も，これを自ら目撃し，太郎の説明を聞きながら，「自分に何かできることはないか」と尋ねるなど，自分自身の意見を持ち，自己決定することができない．11月には嫁のことが分からなくなり，自分の名前や嫁の名前を聞かれても答えられなかった．12月には1週間ショートステイに行くと住み慣れた家を忘れるようになり，翌平成13年2月には訪問看護師が被控訴人の名前を教えて直後に尋ねても答えられなかった．平成12年12月から翌月にかけて猥褻な言動が繰り返されており，無気力，無頓着の傾向とともに，この性的脱抑制も脳器質性の人格変化と考えられる．平成10年から平成13年にかけても認知症（知能低下及び人格変化）は緩徐に進行している．

　孝司の症状は，WHOが定め，わが国の厚生労働省も認めている国際疾病分類第10版（ICD-10）に照らしても，晩発性アルツハイマー型認知症と診断することができる．

　不動産を贈与するのは，いうまでもなく財産行為であり，不動産を贈与することについての判断能力（贈与能力）を考えるに当たっては，孝司が不動産の規模と性質，財産全体に占める贈与分の割合，したがって，全財産の規模と性質，自己と受贈者との関係，贈与が相続に与える影響，法定相続人の要求などについて，**概略でも**記憶や理解をもっていたかどうか，自己決定ができたかどうかを検討しなければならない．

　孝司の経過は前記のとおりであり，平成10年3月には自分の姓名しか正確に答えられず，平成12年11月には嫁のことが分からなくなり，自分や被控訴人の名前も分からない孝司に，受贈者との関係及びそれぞれに要求をもった法定相続人を想起することもまた不可能と思われる．同年10月には自分に何ができるかを被控訴人に尋ねたというのであるから，自己決定する能力を失っていたことが明らかであり，平成12年11月5日の段階で，孝司が不動産贈与契約を自らの意思で結ぶことは不可能と考えられる．本件贈与公正証書作成に際し，公証人は，あらかじめ作成された原稿を読み上げ，認否問で問い，肯定的な返事を得ただけであるから，孝司の贈与能力を有効にチェックできなかったのである．

　したがって，孝司は，平成12年11月5日段階で，アルツハイマー型認知症に罹患しており，認知症の程

■ Ⅱ．鑑定人もする判決批判──被告が"事実認定"した症状　公証人の認否問が作る遺言──

　　度は重度であり，本件贈与公正証書を作成した時点において，孝司には，不動産を贈与するについての判断能力及び遺言能力（事理弁識能力）は，いずれもこれを欠いていた．
　2　以上に基づき，本件贈与公正証書作成時の孝司の贈与に関する判断能力について検討する．
　（1）　孝司は，平成6年11月21日からY病院に入院した際，夜間に廊下を徘徊し，自室が分からない旨述べたことなどから，ぼけの存在と理解力に問題がある可能性がある旨指摘された．平成10年2月27日から，尿路感染の疑いで同病院に入院した際，神経内科の診察を受け，担当の○○医師は，孝司《著者注：恐らく付添いの家族と思われる》から，約2年前からお金の計算が合わなくなったことや，約3か月前から人の名前がわからなくなった旨の説明を受け，改訂長谷川式スケールによる検査結果では，30点満点で3点しかなく，同医師は，多発性脳梗塞を疑い，頭部MRI検査を行ったところ，微小脳梗塞は認められたが，皮質の萎縮があり，症状からアルツハイマー型認知症と判断した．ヒカリ健康福祉センターの在宅療養者看護記録の平成11年2月2日の部分には，孝司が「認知症」である旨の記載があり，高齢者総合福祉センター○○作成の平成11年2月24日の調査に基づく現況報告には，現症・既往歴欄には「アルツハイマーの疑い」と記載されている．また，O医師の平成11年意見書によれば，昼夜逆転，徘徊が認められ，妻以外の家人の顔が分からなくなることが認められる．そして，アジサイ訪問看護ステーション作成の老人看護報告書によると，平成12年8月10日には，昼食を食べたかどうか尋ねられると，食べていないにもかかわらず，食べた旨答えており，いわゆる認否問に対しては，事実に反して肯定的に回答する対応をすることが認められる．孝司の症状は，時としてやや回復することもあったが，同年11月9日には被控訴人や自分自身の名前が分からなくなることもあり，同年12月には，ショートステイを1週間もすれば，自宅を忘れてしまうのではないかと懸念するほどの状態であり，話しかけても，十分応答できなくなり，翌13年1月には，自分の年齢がいえないことがあり，性的脱抑制が現れた．
　　これらによると，孝司は，平成6年ころから，アルツハイマー型認知症が発症していることが認められ，その後，時として症状がやや軽快する時期もあったが，概ね徐々に進行し，本件贈与公正証書を作成したころは，認知症の程度は重度であり，自分の名前や年齢が分からず，昼夜を食べていないのにもかかわらず，食事を摂ったか聞かれれば，肯定的な応答をするまでに悪化していたことが認められる．
　（2）　そして，平成12年11月5日に，公証役場において，本件贈与公正証書を作成した際は，公証人には，孝司の顔色が良く，その意思は明確であると思われたので，意思能力の有無を確認するための特別の質問等をすることなく，公証人は，孝司に対し，「東京のA町の土地と建物，B町の家を直子さんに渡していいのか，渡すのか」といった，いわゆる認否問を発するのみにとどまり，孝司も，「はい」などと答えるだけで，孝司がさらに積極的な発言をした経過は認められない．
　（3）　そうすると，本件贈与公正証書作成のころ，孝司は，アルツハイマー型認知症が進行し，認知症の程度は，重度であり，自分の名前や年齢も分からないほどの状態になることもあったのであり，本件贈与公正証書の作成の際には，公証人は，いわゆる認否問のみを行い，孝司は，それに肯定的な回答しかしなかったものであり，公証人は，さらに，孝司の判断能力を確認するために特別の質問を行ってみるなどの方法を取っていない．
　　本件贈与公正証書及び同時に作成された他の公正証書によれば，孝司は，その全財産を被控訴人夫婦に取得させるというものであって，それは，控訴人である妻や次郎の相続を否定するほどの内容であるが，上記の事実関係からすれば，孝司は，その趣旨を十分理解して本件贈与公正証書を作成したものとは認められず，本件贈与公正証書は，無効であるというべきである．
　3（1）　被控訴人は，孝司には，本件贈与公正証書の作成は，孝司の意識は清明であり，約7年の経験を有するK公証人も，孝司の意思能力について何の疑問ももっておらず，本件贈与公正証書の内容も，A町の土地建物と本件建物を贈与するという極く単純なものであり，孝司には，本件贈与公正証書を作成するについて，十分な意思能力があったとして，詳細な主張をする．
　（2）　孝司のアルツハイマー型認知症の症状には，多少の変動があったことは前記認定のとおりであるが，孝司の症状が徐々に悪化しており，平成12年8月ころには，昼食を食べていないにもかかわらず，質問に対して肯定的な応答をしており，孝司との会話を見ても，肯定的な応答をする形での会話が著しく，自ら積極的に説明をするなどの発言は乏しく，自分の名前や身の回りの世話を受けている被控訴人の名前さえ言えないことも少なくなくなっているのである．被控訴人が，孝司は，被控訴人に本件の贈与をしたことを記憶にとどめていたとして提出する録音テープをみても，被控訴人の問いに対して，単純な肯定の応答を

するのに終始し,「半々にしなきゃあね」との孝司の発言も,被控訴人の同様の表現の問いを受けての応答であり,真に創造的な表現とはいえない.本件贈与公正証書作成時ころの判断力の著しい低下は否定し難いところというべきである.

　被控訴人は,贈与の判断は,単純なものであり,複雑な判断作用は要しないかの如く述べるけれども,なるほど,孝司は,被控訴人らに身の回りの世話をうけ,それに感謝する思いを抱いていたことは想像に難くないところではあるが,本件贈与公正証書の2か月足らず前には,控訴人次郎は,孝司について,成年後年開始の申立てを家庭裁判所に対して起こしていることにもみられるように,孝司には老齢の妻である控訴人サエや二男である控訴人次郎という太郎以外の2人の法定相続人も存在するのであり,それまでの長きにわたる板垣家の経過の中で,その人生の最後に,孝司の財産をどのように配分することが相当であるかという判断は,必ずしも容易なものということはできない.

　本件に顕れた事実関係からすれば,孝司は,本件贈与公正証書の際に,自らを取り巻くかかる状況を冷静に認識し,法定相続人ではない被控訴人にその重要な財産を贈与することの意味を十分認識しこれを判断する能力を有していなかったと認めるのが相当であり,被控訴人の主張は,採用できない.

第5　結論
　以上によれば,控訴人らの本件請求は,いずれも理由があるので,認容すべきところ,これと異なる原判決は不当であり,本件控訴は,理由があるから,原判決を取り消した上,控訴人らの請求を認容することとし,控訴費用について民訴法67条2項,61条をそれぞれ適用して,主文のとおり,判決する.

　東京高等裁判所第○民事部
　　　裁判長裁判官　○　○　○　○
　　　　　裁判官　　○　○　　　○
　　　　　裁判官　　○　　　　　○　○

　　　　物　件　目　録
《一審判決に別紙として付せられたものに同じであるので省略する.》

F. 事例Ⅱの考察

1. 裁判の過程

　一審判決は簡略なもので,その本文は原稿用紙(400字)にして20枚にも足りないものである.争点は原告の本件贈与公正証書作成当時の事理弁識能力の有無を問うものであった.原告はO医師の診断書等に依拠し,重いアルツハイマー型認知症のため事理弁識能力はなかったとした.これに対し被告は意識障害を前面に出し,当時意識状態は改善し,意思能力も回復していたと主張した.一審は認知症の存在することは認めたのであるが,認知症に持続性(多くは進行性)があることを知らなかったようである.アルツハイマー型認知症の経過を明らかにせず,認知症の程度も決定していない.主治医の平成11年意見書作成当時,「尿路感染症の影響で意識が朦朧となることが多く,云々」といい,その後原告は回復し,平成12年9月頃には「尿路感染症の影響で時折意識が朦朧とする波もあるが,問いかけにもきちんとした返答をする等意識も清明な状態の時も多く,云々」と認定した.

　尿路感染症が原因で意識障害の症状が発生したが,意識清明の時も多かった,というのは被告に淵源する仮説である.主治医Oはこれを信じて,平成11年および平成12年に同趣旨の意見書を書いている.

　一審には主治医のほかに私的鑑定人が3人もいて,この3人は全て認知症説であったのに,裁判所はなぜかこれを採らず,結局,意識障害説が判決の基礎となった.意識障害は認知症に重畳したものであるから意識が清明となれば純粋な認知症(重症)が表れるのである.意思能力が回復する余地はない.磐石の認知症に一過性に意識障害が重畳するに過ぎないという両者の関係を明らかにした私的鑑定人もいなかった.この程度の精神医学は習得しておいて,一審裁判官が正式の鑑定を命ずべきであったのである.一審ではいわば被告が事実認定をして裁判官がこれを採用したのであ

II．鑑定人もする判決批判——被告が"事実認定"した症状　公証人の認否問が作る遺言——

る．

公正証書作成についても一審は全く疑問を感じていない．「K公証人は，原告に内容を一つ一つ確認し，原告に了解を得ており」，結局本件贈与公正証書は有効に成立したものであると認めた．

孝司は平成15年2月17日に控訴し，4日後に死亡した．原告サエおよび原告次郎が訴訟を承継した．著者が鑑定書を提出したのが平成16年2月10日である．これに対して同年5月31日にI医師の意見書補足が，同年6月2日には被控訴人直子の陳述書が東京高裁に提出された．同裁判所からこれらに対する意見を求められたので，鑑定人は同年7月8日，鑑定書補充書でもって回答し，I医師意見書補足（本書では省略）および被控訴人直子陳述書を完全に論駁することができた．東京高裁の事実認定は，裁判所独自の努力ももちろんあるが，これら論争の首尾を見極めたうえで，鑑定人の意見に沿ってなされていることが明らかである．

二審は公証人の実務を明らかにしている．「K公証人は，孝司に対し，『東京のA町の土地と建物，B町の家を直子さんに渡していいのか，渡すのか』ということを確認し，孝司が『はい』か，『そうです』とかと答えたので，K公証人は，被控訴人に贈与を受ける意思を確認した」という．これに次いで「K公証人は，孝司が，内容を理解しているものと判断し，以上の意思確認の後，公正証書の全文を読み上げ，さらに，孝司に内容が理解できたかどうかを確認したが，孝司は，分かった旨の応答をした．（中略）K公証人は，意思能力に疑問がある場合は，それを確認するために質問等を行うこととしていたが，孝司は顔色も良く，非常ににこやかであり，本人の意思が明確でないとの印象は受けなかったので，意思能力を確認する必要はないものと考え，特段の質問はしなかった」というのである．何度も指摘するが，認否問は肯定的回答を誘導しやすい問いであるので，認否問に肯定的回答があったことを以って意思能力があったことの根拠にしてはならないのである．

贈与や遺言に関する精神鑑定をしていると，これと同様の公証人に遭遇することがしばしばである．このことからして，孝司の場合がそうであったように，極めて複雑な贈与（または遺言）であっても，重症の認知症者が意思能力を確認される場合が多数存在するのではないかと疑われる．我が国の公証人制度は判例の積み重ねを待たず，早期に改革を断行する必要があるのではなかろうか．

事実認定と法の適用とは裁判官の専権である[8]．一審判決と二審判決を比較してみれば明瞭であるが，一審は事実認定を誤り，そのことによって終局的判断をも誤った．誤りの中心は認知症と意識障害との混同にあった．すなわち，一審は，贈与者（原告）には，尿路感染症の影響で意識が朦朧とすることもあったが意識清明のときも多く，本件贈与公正証書作成時は贈与者の意識状態が改善し，意思能力も回復していた，と認定した（以上，判決理由の第3　判断の1）のであるが，これについては専門的な証拠の裏づけがなく，単に被告の主張があったのみである．

そして，この意識状態が改善し，意思能力も回復していたという時期（本件公正証書作成の時）には，孝司は，その数年前に発病し，緩慢ながら着実に進行したアルツハイマー型認知症がいよいよ重症となり，自分の名前も，世話になっている嫁（被告）の名前もわからない状態になっていたのである．

鑑定人は，鑑定書の中で，裁判所に寄せられていたいくつかの意見書，報告書および一審判決書を批判した．一審は複数の意見書が提出されているのであるから，裁判所は自己の鑑定人を指定して，専門事項（意識障害と認知症の鑑別等）に関して鑑定させ，私的鑑定人と討論させた上で，自己の事実認定をすべきであった．一審裁判官は精神医学の素人であるにもかかわらず，専門家の意見を徴することなしに，自己判断で重度の認知症を見逃すという決定的な誤りを犯したのである．このようなことからも，裁判所の鑑定に対する消極的な姿勢を見ることができる．二審鑑定人である著者は，最終的には鑑定書補充書によって，I医師の意見書補足および被控訴人（被告）直子の陳述書と対決した．二審はこれら論争の結果を審査して，鑑定書および鑑定書補充書を全面的に認め，逆転判決を下すに至った．「凡そ鑑定人というものは，裁判官の補助者であるから，鑑定内容に裁判官がしばられるということはありえない．すべて裁判官が審査して，納得がいけばそれに従うのである．この時鑑定人の決定した事実が裁判官の認定事実の性格を取得するのである．そして裁

判官は自己の認定した事実に法を適用するのである」[8]．以上のようなわけであるから，専門家としての自己の事実認定を試みない鑑定人は怠慢の謗りを免れない．

　現在の鑑定制度は，裁判官に専門知がないところから設けられた制度である．「専門事項について，判断できないから鑑定人を頼むのであるが，鑑定意見が出ると今度は裁判官が鑑定意見を評価して，事実認定をしなければならないという，当初から矛盾を含む悲劇的な制度である」(木川)[7] ドイツ法系（オーストリア，スイスを含む）の諸国はこの矛盾を次のようにして調整的に解決して運用しているとして木川は10項目を掲げているが，その⑨をみると次の通りである．「当事者，その補佐人（私鑑定人）及び裁判官の鑑定人に対する批判的な尋問に，鑑定人が説得力をもって反論することに成功し，自説を維持した鑑定人の意見に従って裁判所は判決することになる」[7]．本件においても，東京高裁は，私的鑑定等に対する鑑定人の反論を見届け，それによって自己自身の事実認定を深め，最終的な判断を下したものと思われる．

　なお，鑑定人は孝司を一度も診察したことがない．そもそも鑑定命令を受けたのが孝司が死亡して約1年後であり，鑑定事項である贈与能力が問題になる時点は鑑定の約3年前のことである．したがって裁判所は，鑑定人が歴史学的認識によって，(作業がうまくいけば)信頼性の高い専門的事実に到達することができることを知っていたと考えなければならない．こうして裁判所は，鑑定人の評価（鑑定人が診察をした者かどうか）ではなくて，鑑定意見の評価（鑑定意見の妥当性，信頼性はどうか）に集中できたのであろう．本件を担当した第○民事部は，以上の点に関して，第1章で述べた東京高裁第α民事部（平成18年（ネ）第5329号　遺言無効確認請求控訴事件）や同裁判所第β民事部（平成18年（ネ）第3370号　養子縁組無効確認請求控訴事件）と見解を異にする可能性がある．

2. 認知症と意識障害

　一審判決には事実認定に問題があった．老人性認知症は平成10年3月ころから始まったとされ，平成11年10月ころには「尿路感染症の影響で意識が朦朧となること」が多かったが，平成12年9月ころには回復してきて，「尿路感染症の影響で時折意識が朦朧とする等波もあるが，（中略）意識も清明な状態のときも多く」なったと判定した．これが一審の孝司（原告）に関する基本的認識である．これにより「本件贈与公正証書作成当時，原告の意識状態は改善し，意思能力も回復していたと認める」のである．

　第一に，一審判決は「尿路感染症の影響で意識が朦朧となる」というのであるが，孝司が入院していた病院は尿路感染症を疑ったがその存在を確認していないし，意識障害（朦朧）にも言及していない．訴訟に関わった（意見書や報告書等を提出した）医師の誰一人としてこれを証明した者はいない．従って，「尿路感染症の影響で意識が朦朧となるが，意識清明となることも多い」というのはただ被告（被控訴人）が繰り返していた主張に過ぎず，全く何の根拠もない事実である．裁判所は，尿路感染症が存在して，これが意識を朦朧とさせたという被告の主張（"被告の事実認定"）に籠絡されたと見る他はない．

　第二に，決定的なことは，認知症の問題が意識障害の問題に吸収されてしまい，認知症が意思能力判断の考察から完全に除外されたことである．その結果，意識状態が改善すると意思能力も回復すると考えられている．ところが意識状態が改善した状態とはまさに純粋な（すなわち意識障害の重畳のない）認知症の状態である．その認知症は，平成6年ころに発病し，その後漸進的に進行して，平成10年3月ころにはすでに重症の認知症となっていた．その認知症はその後も改善することなく進行し，平成12年10月に次郎が太郎方に押しかけてきた時，原告はこれを目撃し，太郎の説明を聞きながら「自分に何かできることはないか」と尋ねる有様で，子供らの揉め事に親として采配を振るどころか，介入することもできなかった．つまり，状況を理解し，解決のために適切な行為に出る，ということができなかったのである．同年11月ころには嫁のことも自分のこともわからないという深刻な状態に陥っていた．

　二審は，I医師の「意見書補足」および被控訴人直子の「陳述書」に対する鑑定人の意見を求め，両者に対する鑑定人の討論を批判的に評価して，孝司の認知症を正しく理解し，自己の事実認定を

固めたものと思われる．判決は，孝司が「自らを取り巻くかかる状況を冷静に認識し，法定相続人ではない被控訴人にその重要な財産を贈与することの意味を十分認識しこれを判断する能力を有していなかったと認めるのが相当であり，被控訴人の主張は，採用できない」として，一審判決を覆した．

■3. 公証人の役割

孝司の贈与能力（贈与に関する判断能力）または遺言能力を確認するに当たって最も有利な立場に立ち（当該法律行為を目の当たりにしているとともにその行為者の意思能力を確認することができる），それ故責任の重い役割を担っているのは公証人である．言い換えれば，公証人は展望的に贈与能力（または遺言能力）を判定することができる特権的な地位を与えられているのである．

公証人の役割については，裁判所の言及は控えめであるのが普通である．一審は公証人の確認方法を全く問題にしていない．二審は，裁判所が認める事実としては，「K公証人は，意思能力に疑問がある場合は，それを確認するために質問等を行うこととしていたが，孝司は顔色も良く，非常ににこやかであり，本人の意思が明確でないとの印象は受けなかったので，意思能力を確認する必要はないものと考え，特段の質問はしなかった」ことを指摘しているだけである．さらに「本件贈与公正証書作成に際し，公証人は，あらかじめ作成された原稿を読み上げ，認否問に対する肯定的返事を得ただけであるから，孝司の贈与能力を有効にチェックできなかったのである」とも述べているが，これは鑑定人の鑑定意見の要旨を紹介する形で行われたものである．結局裁判所は，「本件贈与公正証書作成のころ，孝司は，アルツハイマー型認知症が進行し，認知症の程度は重度であり，自分の名前や年齢もわからないほどの状態になることもあったのであり，本件贈与公正証書の作成の際には，公証人は，いわゆる認否問のみを行い，孝司は，それに肯定的な回答しかしなかったものであり，公証人は，さらに，孝司の判断能力を確認するために特別の質問を行ってみるなどの方法を取っていない」と指摘するにとどまった．公証人批判には相当に強い抑制がかかっていると見なければならない．

「顔色も良く，非常ににこやか」等の印象と認否問に対する肯定的返事が得られることから，法律行為に関する判断能力を肯定的に捉えるのは，日本の公証人に広く行き渡った慣習のように思われる．そうであれば，公証人の多くが，贈与者や遺言者の判断能力を判定する基礎的能力を備えていないことを表しているのではないかと疑われる．伊藤[5]は，「この判決《著者注：宮崎地日南支判》[11]が実務に影響して，公証人や弁護士が，長年月外出の機会がなく買物も預貯金の出し入れもしていない高齢者の遺言を扱う場合に，遺言者の金銭感覚や財産額評価能力の健全性を確かめる質問をするようになるのが望ましい」と言っている．著者も全く同感である．公証人は全体状況と遺言または贈与等の内容を考慮して，適切な質問をしなければならない．

文献 鑑定書およびその補充書に含まれる文献を含む．

1) Banks v. Goodfellow (L. R. 5Q. B. 549；39L. J. Q. B. 237；22L. T. 813)．これについては以下の書（最高裁図書館所蔵）から読める．The all England law reports reprint (1861-1873) (ed. by GFLBridgman). p. 47-60, Butterworth, London, 1964
2) Faulk, M.：Basic Forensic Psychiatry 2ed. p. 357, Blackwell Sci. Pub. 1994
3) Goldstein, RL：Last will and testament：Forensic psychiatry's last frontier? In：Critical Issues in American Psychiatry and the Law. Vol. 2 (ed. by Rosner, R.) p. 107-117, Plenum, New York, 1985
4) 本間 昭：認知症のアセスメントスケール．長谷川和夫監修，清水信編集：老年期痴呆の診断と治療．p. 186, 中央法規出版，東京，1992
5) 伊藤昌司：遺言自由の落し穴──すぐそこにある危険．高齢者の法（高野正輝，菊池高志編）．p. 179-193, 有斐閣，東京，1997
6) 鹿野菜穂子：高齢者の遺言能力．立命館法学，249；1043-1061, 1996
7) 木川統一郎：2人の鑑定人が責任能力なしと鑑定している場合に，裁判所が完全責任能力ありと判断することは許されるか．判例タイムズ，No. 1285；13-21, 2009
8) 木川統一郎：裁判官の意見と鑑定人の意見が異なる場合について．民事手続法の現代的機能（石川明・三木浩一編）．p. 75-118, 信山社，東京，2014
9) 小阪憲司：老化性痴呆の臨床．p. 45, 金剛出版，東京，1988
10) 升田 純：成年後見制度をめぐる裁判例．判例時報，1589号；3-20, 1997
11) 宮崎地日南支判平成5年3月30日：遺言無効確認請求事件．家庭裁判月報，46；60-72, 1994．同判決は判

12) 大熊輝雄：現代臨床精神医学　改訂8版．p.82, 金原出版, 東京, 2000
13) 太田武男：痴呆老人の公正証書遺言と遺言能力. 私法判例リマークス 1994.〈下〉, 88-91
14) 大塚　明：実務から見た高齢者の遺言と「遺言能力」. 遺言と遺留分 第1巻 遺言. p.65-101, 2001
15) 須永　醇：精神分裂病者の遺言能力——公正証書遺言のケース. 私法判例リマークス 1992〈上〉. 89-92
16) 鈴木真次：高齢病者の遺言能力. ケース研究 235号； 27-51, 1993
17) 宇田川基：多発性脳梗塞の禁治産者がなした公正証書遺言について, 遺言能力を認めて有効と判断した事例. 判例タイムズ No.1005；28-29, 1999
18) 植松　正：新版　供述の心理. p.4, 成文堂, 東京, 1975
19) 右近健男：公正証書遺言判例研究（下）. 判例時報, 1518号；164-170, 1995
20) WHO：ICD-10 精神および行動の障害. 臨床記述と診断ガイドライン（融道男他監訳）. 医学書院, 東京, 1994
21) WHO：ICD-10 精神および行動の障害 DCR 研究用診断基準（中根允文他訳）. p.51-52, 医学書院, 東京, 1994

III

鑑定人の行う歴史的証明──鑑定人ではなく鑑定意見を評価──公証人の役割と現状──

問題となった能力：養子縁組能力　遺言能力

A．事例の概要
B．亡桐野貞夫　精神状態鑑定書
　　1．鑑定事項
　　2．家族関係
　　3．本人歴（病歴）
　　4．説明と考察
　　5．鑑定主文
C．鑑定に関する補足説明
D．一審判決《養子縁組》
E．一審判決《遺言》
F．桐野貞夫の精神状態に関する補充鑑定
　　1．鑑定事項
　　2．アンモニア数値と肝性脳症との関係
　　3．鑑定人の見た桐野貞夫の病状経過
　　4．意識障害と精神医学
G．鑑定主文
H．二審判決《養子縁組》
I．二審判決《遺言》
事例Ⅲの考察
　　1．鑑定人と裁判官の事実認定
　　2．鑑定人と裁判官の事実認定を巡る切磋琢磨
　　3．公証人の役割と現実

事実認定の究極へ

❶ 鑑定人の事実認定の努力が裁判官の精神医学の学習を深める

　本ケースで扱った病状は肝性脳症であった．今日では消化器内科医が自分の専門であると考える領域である．鑑定の依頼を受けて，鑑定人は精神医学の基本に沿って資料を検討していった．この病状では意識障害が重要であるから，これを定量化できる意識の混濁と定量化できない意識内容に分けて，最も重要な資料であると認定した看護記録を中心に詳細に分析し，裁判所の理解に資することに努めた．その結果，病状は意識混濁の変動を示す（消化器内科の通説）ばかりでなく，意識内容から見て極めて深刻な経過を辿っていることを明らかにすることができ，裁判所もこれを理解した．

　鑑定書提出後，裁判所から補足説明を求められた．同種事件についての鑑定経験の有無，3-3-9度方式と犬山シンポジウムによる昏睡度分類との関係如何であった．最初の質問は「鑑定人の評価」に繋がりかねないもので，質問自体に問題があるが，高齢者の認知症（これも意識障害を伴うことが多い）の鑑定経験なら少なからずあることを告げて，安心してもらった．こうして裁判所は「鑑定の評価」に集中することができたのである．

❷ 裁判所の事実認定はこのように行われた

　大阪地方裁判所（以下，大阪地裁）は，自ら患者の病状経過を検討して鑑定人の事実認定に沿い，かつこれを補い，意識障害の分類法を明確に識別した上で，「西山鑑定は（中略）事実関係の認識はいずれも的確なものであった．そこで示された判断の過程は詳細かつ説得的であるから，西山鑑定の結論は十分に信用することができる」と認めた．これによって鑑定人の事実認定は裁判官の事実認定へと吸収されたのである．裁判官は自己の事実認定を基礎にして始めて法の適用をすることができる．

　更に大阪地裁は，被告らの，「西山鑑定人は，肝臓疾患の患者についての臨床経験を持たず，同種事案の鑑定経験も有しておらず，肝性昏睡度分類も理解していないから，患者の精神状態を読み取る能力が備わっているとはいえない」という主張（「鑑定人の評価」）を論駁し，主治医の意見（F回答）を批判し，カルテ記載の脱落（不提出）に疑問を呈した．

　こうして大阪地裁は鑑定意見の評価に集中し，西山鑑定は，大阪地裁判決を全面的に引用した大阪高等裁判所（以下，大阪高裁）でも高い信用性を維持した．消化器内科学の通説（犬山シンポジウムによる肝性昏睡度分類）に従うと肝性脳症の患者はその昏睡度が絶えず変動するだけであるという結論（これは専門家の事実認定）が得られるが，精神医学の原則に従ってこれを見ると，確かに意識混濁の度合いは変動して，良くなったり悪くなったりを繰り返すように見えるが，意識内容を分析すると，正常または正常に近い状態から，思考散乱の中間期を経て，徐々に空虚化に向かうという，増悪の一途を辿ったこと（これも専門家の事実認定）が明らかになる．すなわち，肝性脳症とは永遠の変動ではなく，意識内容の崩壊に至る過程であるという正しい事実認定に到達したのである．大阪高裁は，鑑定人に対して，自らも質問をし，F回答との論争の帰結を見て，著者の事実認定を採用した．

❸ 鑑定人には本人の診察が必要か

　大阪地裁は，「F医師は，亡貞夫の主治医として同人を実際に診察していたものであるから，

一般には，その意見・見解は尊重すべきものである」といっている．要するに診察を絶対視していないということが重要である．問題は主治医らがいかなる診察をして，どのような意見・見解を形成すれば尊重すべきものになるかであって，診察自体が絶対的前提でないということである．遺言者が死亡して遺言が有効になって初めて，現実の家族の闘争（裁判）が始まる．裁判の時点では，F医師も，実際に診察した記憶，自分が書いたカルテ，看護記録等をもって過去の精神状態を推定しなければならない．治療者は通常自分の患者を鑑定人の目で観察することは稀である．つまり，当然のことながら大部分の主治医は鑑定に役立つような診察をしていない．カルテには治療的観察の概略が記してあるのみである．今日（裁判時），F医師が診察した記憶に基づいて述べることは，看護記録と明らかに異なっている．裁判所もいうように，主治医といえども患者のそばに常駐しているわけではないから，看護記録を軽視することはできない．主治医の診察は，経験的に遂行可能であるから，正確かつ詳細な所見を挙げ得るはずであるが，実際には鑑定に耐える所見は乏しく，真に重要な精神所見を見逃していることがしばしばである．結局，その精密性，信用性において，鑑定人の歴史学的証明に勝るところがなかったのである．

そういう意味で大阪地裁と大阪高裁は，I章末尾に示した東京高裁の二つ（α, β）の民事部に対して対蹠的な位置を取っている．東京高裁の二つの民事部がいうように，判断能力の判定に面接・診察が必須の条件となれば，遺言能力の鑑定の全てや養子縁組能力の鑑定等の多くが鑑定不能となるであろう．

❹ 公正証書遺言制度は，認知症高齢者等にとって危険な儀式である

公証人は必ず存命の遺言者に面接をし，その希望を聞き，自由に問答ができるという特別な立場に立っている．このような立場には相応の責任がある．公正証書遺言における公証人の役割とは，遺言者の意思を遺言者から聞くとともに，遺言者に遺言能力があることを確認することである．ところが，前章でも見てきたように，本章でも「本件遺言は，成川公証人において予め作成していた遺言公正証書原案に基づき，ゆっくりと区切りまで読み上げ，それでいいかと亡貞夫に問いかけ，亡貞夫が『はい，そのとおりです』と返事をし，これを何度も繰り返すという方法で行われた」のである．認否問は肯定的返事を誘導することで悪名高い質問であるが，公証人がこのような質問しかしないというのが，我が国の公正証書遺言制度の大問題である．にもかかわらずこれが問題として取り上げられたことは終ぞ見かけない．受遺者と公証人との間に弁護士が入ると，事態がますます悪くなるのは，本書のどの章でも見られるとおりである．

公証人が，遺言者の自発性や遺言の効果の理解を確かめないで，予め作られた遺言書案の読み聞かせをし，これでよいかと問えば，重症の認知症や肝性脳症のために遺言能力を欠く人でも，そのほとんど全てが「はい，そのとおりです」と答える．実にこのようなことが，民事精神鑑定を経験した臨床家の多くが知っている事実なのである．

A. 事例の概要

資産家桐野貞夫には実子がなかったが，内田潤子との間に昭和63年内田江里が生れ，平成5年に貞夫によって認知届出がなされた．

亡貞夫は平成8年12月27日から平成9年1月24日に死亡退院するまで，国立P病院において，C型肝炎，肝細胞癌等の治療を受けた．当時貞夫は77歳であった．主治医Fは消化器内科学の専門家である．

余命いくばくもないと聞いた家族が推進したものと思われるが，平成9年1月14日に亡貞夫は甥夫婦と亡貞夫を養親とする養子縁組をし，同年同月21日に遺言公正証書を作成した．

　遺言公正証書によると
　　妻シズは
土地，居宅，株，預貯金，ゴルフ会員権
　　養子卓男夫妻はそれぞれ
土地，居宅，株，預貯金
　　養子の子太郎および次雄はそれぞれ
土地，居宅，株，預貯金，ゴルフ会員権
　　庶子江里は
1500万円を相続することになっていた．
　原告（江里）側の計算によると
　遺産評価額合計　　　　　7億7,711万円余
　生前贈与財産評価額合計　　　5,533万円余
　　　　合　　計　　　　　8億3,244万円余
である．

　ここに不満を持った江里が本件訴訟を提起したものと考えられる．

　大阪地裁は，まず養子縁組に関する判断を7節に分けて詳細に述べている．そのごく一部を摘録すると，養子縁組をなし得るに足る意思能力（養子縁組能力）の程度については，それ自体の判断は一見容易のようにもみえるが，養子縁組は，身分上の親子関係の創設にとどまらず，相続，扶養など，財産上も重大な影響を生じさせる行為であるから，これらについて理解・判断するに足りる意思能力が必要であるとした．

　養子縁組当時の精神状態について，裁判所は，鑑定結果を全面的に受け入れた．病状を入院初期，入院中期，入院末期の3期に分け，概して増悪の一途を辿ったこと，養子縁組当時，亡貞夫は肝性脳症の状態にあり，その程度は意識混濁水準でⅠないしⅡ度であり，意識内容では思考散乱のほか，拒否的，易怒的および退行の態度が目立っており，養子縁組の意味を理解し，自ら判断した上で養子縁組を行う能力はないことを推認した．主治医Fの反論および関係者の供述は裁判所によって論駁された．

　次に遺言について，裁判所は，まず，本文が11頁にも及ぶ長文で，詳細かつ用意周到なものであるにもかかわらず，亡貞夫は肝性脳症の状態にあり遺言から3日後に死亡していること，遺言の内容を理解しているかについては特に慎重な判断が必要であることを表明した．裁判所自身も看護記録を中心に病状経過を詳細に分析し，主治医Fと鑑定人との論争を比較検討した上で，鑑定人の鑑定結果を受容した．その結果，亡貞夫の遺言は無効であることを確認した．

　桐野卓男夫婦が控訴し，亡貞夫の主治医であったF医師らから陳述書が裁判所に提出されて，大阪高裁で肝性脳症についてもう一度討論をすることになった．けれどもF医師ら消化器内科の専門家による主張は，血中アンモニア濃度と肝性脳症（の程度）の間に密接な関係があるとか，判断能力があったかどうかを判定する場合に，一番参考になるのはアンモニアの数値であるなどという素朴唯物論的なものであったが，鑑定人はこれらにも丁寧に反論した．二審判決は一審判決をほぼ全面的に継承（裁判所用語で「引用」）して，若干の判断を補充し，ごく一部に付加・訂正等を加えたものである．二審は養子縁組と公正証書遺言とのいずれに関しても控訴を棄却した．

　以下に，著者の精神鑑定書，鑑定に関する補足説明，一審判決（養子縁組），一審判決（遺言），著者の補充鑑定，二審判決（縁組），二審判決（遺言）を掲げて若干の考察を加える．なお個人が同定できないよう，姓名およびその他を変更したほか，「痴呆」は「認知症」に，「看護婦」は「看護師」に改めた．また判決文中の証拠の表示（甲1）（証人〇〇）等の大部分を省略した．

B．亡桐野貞夫　精神状態鑑定書

緒　言

　私は平成12年10月12日，大阪地裁第〇民事部裁判官〇〇〇〇判事より，遺言無効確認等請求事件および養子縁組無効確認請求事件にかかわる亡桐野貞夫につき，以下の事項について鑑定をし，結果を書面で提出するよう命じられ，宣誓の上これを拝受した．

1．鑑定事項

① 本件養子縁組（養父を桐野貞夫とし，養子を桐野卓男・桐野静子とする養子縁組）届のなされた平成9年1月14日当時の桐野貞夫の精神状態

②前項当時，桐野貞夫が養子縁組の意味を理解し，みずからの判断で本件養子縁組を行う能力があったか否か（なお本件養子縁組届の桐野貞夫の署名は代筆であることにつき当事者間に争いがない）．
③別紙遺言のなされた平成9年1月21日当時の桐野貞夫の精神状態
④前項当時，桐野貞夫が別紙のような詳細な内容の遺言をする能力があったか否か（ちなみに本件遺言書の桐野貞夫の署名は代筆であることにつき当事者間に争いがない）．

よって鑑定人は同日より鑑定に従事し，裁判所より提供された診療録等の資料を入念に検討し，鑑定書を作成した．別紙遺言を以下に掲げておく．漢数字は算用数字に改めた．

平成9年第401号　遺言公正証書
　当職は，平成9年1月21日大阪市○○区○○○1丁目1番1号国立P病院○○号室において遺言者桐野貞夫の嘱託により，証人小川浩司，同横井真一立会の下に左のとおり遺言の趣旨の口授を筆記しこの証書を作成する．
　　　　　　　　本　旨
　第1　遺言者は，その所有及び権利に属する左記財産を遺言者の妻桐野シズ（住所，大阪府豊中市○○○町1丁目1番6号．大正14年12月30生）に相続させる．
　　　　　　　　記
　1．大阪市中央区○○町1丁目35番
　　　　宅　地　　169.98 m^2
　　　の持分権　2分の1
　2．大阪市中央区○○町1丁目34番地
　　　　家屋番号　40番
　　　　木造瓦葺2階建店舗
　　　　床面積　1階　41.03 m^2
　　　　　　　　2階　35.16 m^2
　　　（附属建物の表示）
　　　1．浴室　木造瓦葺平家建　床面積　4.00 m^2
　　　2．物置　木造硝子葺平家建　床面積　7.00 m^2
　　　3．物置　木造瓦葺平家建　床面積　21.10 m^2
　　　4．物置　木造瓦葺2階建
　　　　　　床面積　1階　31.15 m^2
　　　　　　　　　　2階　24.29 m^2
　　　の持分権　2分の1
　3．豊中市○○○町1丁目1番6
　　　　宅　地　　562.07 m^2
　　　（遺言者の持分は，1000分の755である．）
　4．株式会社キリノの株式　99,958株
　5．預貯金の5分の1
　6．Rカントリー倶楽部ゴルフ会員権
　7．第1の1ないし6，第2，第3，第4に記載した以外の遺言者の財産
　第2　遺言者は，その所有及び権利に属する左記財産を遺言者の養子桐野卓男（住所，大阪市中央区○○町1丁目2番9号，昭和23年1月3日生）及び遺言者の養子桐野静子（住所，豊中市○○町3丁目13番1号，昭和33年12月30日生）の2名に相続させる．
　　　　　　　　記
　右両名に対し
　1．大阪市中央区○○町1丁目35番
　　　　宅　地　　169.98 m^2

の持分権　各8分の1ずつ
 2．大阪市中央区〇〇町1丁目34番地
　　　家屋番号　40番
　　　木造瓦葺2階建店舗
　　　　床面積　1階　　41.03 m^2
　　　　　　　　2階　　35.16 m^2
　　　（附属建物の表示）
　　　　1．浴室　木造瓦葺平家建　床面積　4.00 m^2
　　　　2．物置　木造硝子葺平家建　床面積　7.00 m^2
　　　　3．物置　木造瓦葺平家建　床面積　21.10 m^2
　　　　4．物置　木造瓦葺2階建
　　　　　　　　床面積　1階　　31.15 m^2
　　　　　　　　　　　　2階　　24.29 m^2
　　　の持分権　各8分の1ずつ
 3．株式会社キリノの株式　各6,000株ずつ
 4．株式会社キリノより受けた退職金より金1,500万円を控除した残額の各5分の1ずつ
 5．預貯金の各5分の1ずつ
　右桐野卓男に対し
 1．桐野食品工業株式会社の株式　　2,200株
 2．株式会社九州キリノの株式　　　3,000株
　第3　遺言者はその所有及び権利に属する左記財産を遺言者の養子の子桐野太郎（住所，豊中市〇〇町3丁目19番21号，昭和56年12月8日生）及び遺言者の養子の子桐野次雄（住所，豊中市〇〇町3丁目18番21号，昭和58年11月3日生）の両名に遺贈する．
　　　　　　　　　　記
　右両名に対し
 1．大阪市中央区〇〇町1丁目35番
　　　宅　地　　169.98 m^2
　　　の持分権　各8分の1ずつ
 2．大阪市中央区〇〇町1丁目34番地
　　　家屋番号　40番
　　　木造瓦葺2階建店舗
　　　　床面積　1階　　41.03 m^2
　　　　　　　　2階　　35.16 m^2
　　　（附属建物の表示）
　　　　1．浴室　木造瓦葺平家建　床面積　4.00 m^2
　　　　2．物置　木造硝子葺平家建　床面積　7.00 m^2
　　　　3．物置　木造瓦葺平家建　床面積　21.10 m^2
　　　　4．物置　木造瓦葺2階建
　　　　　　　　床面積　1階　　31.15 m^2
　　　　　　　　　　　　2階　　24.29 m^2
　　　の持分権　各8分の1ずつ
 3．株式会社キリノの株式　各6,000株ずつ
 4．株式会社キリノより受けた退職金より金1,500万円を控除した残額の各10分の3ずつ
 5．預貯金の各5分の1ずつ
　右桐野太郎に対し
　　Tクラブゴルフ会員権
　右桐野次雄に対し
　　Sカントリー倶楽部ゴルフ会員権

第4　遺言者は，その所有及び権利に属する左記財産を遺言者の子内田江里（平成5年1月5日遺言者が認知した子，大阪府東大阪市○○町3番内田潤子戸籍）に相続させる．
　　　　　　　　　　記
　　遺言者が株式会社キリノより受ける退職金のうち，金1,500万円也
第5　遺言者は，次の者を遺言執行者に指定する．遺言執行者は，第3者に遺言執行の1部を委任できる．遺言執行手数料は，大阪弁護士会報酬規定を基準に算定する．遺言執行者は，遺言執行にあたって，予め，右遺言執行手数料の内金を請求することができる．
　　堺市○○町1丁目1番20号
　　弁護士
　　遺言執行者　　　　　　　　　　　　　小　川　浩　司
　　　　　　　　　　　　　　　　　　　　昭和18年2月1日生

　　　　　　　　本　旨　外　の　事　項
　　大阪市中央区○○町1丁目3番5号
　　会社役員
　　遺言者　　　　　　　　　　　　　　　桐　野　貞　夫
　　　　　　　　　　　　　　　　　　　　大正9年1月3日生
右者本職その氏名を知らず面識がないから法定の印鑑証明書によって人違いでないことを証明させた．
　　堺市○○町1丁目1番20号
　　弁護士
　　証　人　　　　　　　　　　　　　　　小　川　浩　司
　　　　　　　　　　　　　　　　　　　　昭和18年2月1日生
　　生駒市○○町3番46号
　　公認会計士
　　証　人　　　　　　　　　　　　　　　横　井　真　一
　　　　　　　　　　　　　　　　　　　　昭和29年1月3日生
右遺言者および証人に読聞かせたところ各自筆記の正確なことを承認し左に署名捺印する．
遺言者は，病床にあって署名不能につき当公証人代署する．　　公証人印章
　　遺言者　　　　　　　　　　　　　　　桐　野　貞　夫　印
　　証　人　　　　　　　　　　　　　　　小　川　浩　司　印
　　証　人　　　　　　　　　　　　　　　横　井　真　一　印
この証書は民法第969条第1号乃至第4号所定の方式に従い作成し同条第5号に基き左に署名捺印する．
　　平成9年1月21日頭書病院内において
　　大阪市中央区○○町2丁目3番6号
　　大阪法務局所属
　　　公証人　　　　　　　　　　　　　　成　川　純　一　公証人印章
右は謄本である．
　　同日頭書病院内において．
　　大阪市中央区○○町2丁目3番6号
　　大阪法務局所属
　　　公証人　　　　　　　　　　　　　　成　川　純　一　印

2. 家族関係

　2つの事件に登場する人物の関係を，1件書類からわかる限り記しておく（図3）．

　亡桐野貞夫は桐野辰郎と吉野との三男で，大正9年1月3日の生れである．その妻シズは安岡三郎とユキノとの長女で，大正14年12月30日の生れである．亡貞夫とシズは昭和42年2月1日

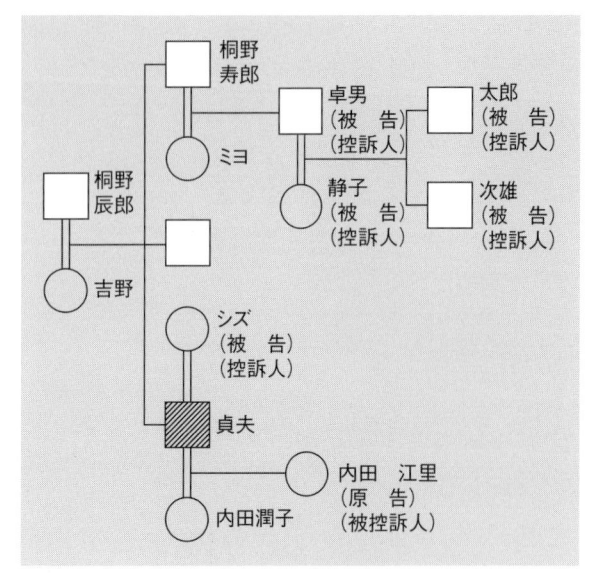

図 3 当事者関係図

に結婚したが，両人の間に子はない．

亡貞夫と内田潤子との間に，昭和 63 年 6 月 1 日，内田江里が生まれた．平成 5 年 1 月 10 日，亡貞夫により江里の認知届出がなされた．

桐野卓男は桐野寿郎とミヨとの長男で，昭和 23 年 1 月 4 日の生れである．寿郎と亡貞夫は同胞関係にある．卓男は亡貞夫の甥に当る．卓男の妻静子は昭和 33 年 12 月 2 日の生まれである．両人の間には太郎（昭和 57 年 5 月 1 日生）と次雄（昭和 58 年 12 月 20 日生）の 2 子がある．卓男と静子は平成 9 年 1 月 14 日，亡貞夫とシズを養父母とする養子縁組を行った．同年同月 21 日，亡貞夫は遺言公正証書を作成した．

なお，内田江里が両事件の原告であり，その法定代理人親権者が母親の内田潤子である．卓男および静子が平成 10 年（タ）第 237 号養子縁組無効確認請求事件の被告であり，シズ，卓男，静子，太郎，次雄が平成 10 年（ワ）第 6871 号遺言無効確認等請求事件の被告である．後者の事件につき，原告は主位的請求として，公正証書遺言が無効であることを確認し，訴訟費用は被告らの負担とする，との判決を求め，予備的請求として，遺留分減殺を求めている．原告側の計算によれば，遺留分算定の基礎となる財産は，遺産評価額合計 777,111,222 円に生前贈与財産評価額合計 55,333,333 円を加えて，832,444,555 円である．原告は 15,000,000 円を受贈している．

■3. 本人歴（病歴）

亡貞夫の国立 P 病院消化器科入院診療録（看護記録を含む）から，精神状態にとって重要な所見を中心に関連所見を摘録する．鑑定人が注記または補充した語句または文章は《 》で囲ってある．欧文は略語も含めて適宜翻訳した．なお，病院によって多少の違いはあるが，深夜帯とは午前 0 時前後から午前 8 時前後までを，日勤帯とは午前 8 時前後から午後 4 時前後までを，準夜帯とは午後 4 時前後から午後 12 時前後までを指して呼ぶのが普通であるから，ここでもこれに従うことにする．

まず，医師の診療録から摘録する．

初診は平成 4 年 6 月 16 日，入院は同 8 年 12 月 27 日，退院は同 9 年 1 月 24 日であるから，入院中亡貞夫は 77 歳であった．入院時診断名は肝細胞癌である．既往歴に「77 才 急性硬膜下血腫→脳外入院中」とある．

現病歴によれば，平成 8 年 9 月に 6 回目の大動脈造影を行って門脈本幹閉塞が確かめられ，以後外来で経過を見ていたが，同年 12 月上旬より全身倦怠，口渇，食欲不振が生じてきた．同月 27 日には問題点として，①肝細胞癌，②慢性硬膜下血腫，③食欲不振，全身倦怠の 3 点が挙げられている．肝細胞癌の増大により胃が圧排され，腹部膨満と食欲減退を生じたものである．硬膜下血腫については吸収が良好で，神経学的には前回退院時と比較して著しい変化がない．

平成 9 年元旦午前 7 時，羽ばたき振戦が生じて，医師に呼び出しがかかった．病室を訪れた医師が患者の手を挙上させると振戦が誘発できた．亡貞夫は「それ程しんどくない.」と答えている．午後 5 時半には，「昨晩，せん妄，失禁（＋）．意識水準清明．羽ばたき振戦（＋）．」等の記載がある．後述の看護記録を参考にすると，せん妄が生じて失禁を伴ったのは元旦未明で，清明な意識状態において羽ばたき振戦が認められたのは元旦の夕刻であると考えられる．ただし，上記引用文の 5 行後に「肝性脳症（＋）」と追記されている．翌 2 日，亡貞夫は「倦怠はややまし」と述べ，医学的所見としては「意識清明，羽ばたき振戦（＋）」と記されている．

1 月 5 日，亡貞夫は「とにかく今日はしんどい」

と訴えている．食欲乏しく，腹部膨満がある．翌6日には，本人の「帰宅への強い希望（＋）」と生活の質を考慮して外出を試みることになった．7日には「倦怠はややましです」と訴えている．8日には咽喉の不快感を訴えた．医学的所見としては「意識清明．羽ばたき振戦（＋）．肝性脳症水準Ⅰ．意味不明発語（＋）」が挙げられている．

同月14日，亡貞夫は「もう何もせんといてくれ!!」と懇願している．羽ばたき振戦があり，肝性脳症Ⅱ度とある．翌15日は「はよ家へ帰りたい」と言っている．「意識水準（肝性脳症Ⅰ度）．羽ばたき振戦（＋）」．16日午後5時から17日午前11時まで外泊が試みられた．17日，意識は傾眠状態である．20日には，「意識（肝性昏睡水準Ⅰ度〜Ⅱ度）．羽ばたき振戦（＋）」とある．

同月21日（続き）《この続編記載に対応する前編記載は資料中に存在しない．》には「桐野卓男氏より，本日，弁護士立会のもと，相続手続を取り，本人署名したとのこと」とある．22日には，午後2時「意識傾眠状態．呼びかけで開眼．会話成立」と記載されている．23日には「意識Ⅰ度10〜20《ママ》」とある．24日，午後0時半血圧が80台に低下し，意識水準はⅡ度20〜30となった．午後2時半には血圧がさらに下がり，呼吸は下顎様，意識水準はⅢ度-200となった．深い昏睡状態である．同日午後4時38分に死亡宣告がなされた．F医師作成の死亡診断書によれば，直接死因は肝硬変であり，その原因はＣ型慢性肝炎である．直接には死因に関係しないが，上記死因等の傷病経過に影響を及ぼした傷病名等として，肝細胞癌が記載されている．剖検により，肝両葉に腫瘍が多発し，門脈本幹腫瘍塞栓と膵炎のあることが確認された．

次に，看護記録から摘録する．

平成8年11月18日入院の看護記録の一部（眼科入院時の看護記録と推定される．カルテNo 341176-6 病棟 W11）が綴じ込まれている．その6．認識/知覚欄の最後に「※家族に聞く　物忘れ・異常行動・知能低下・理解力　その他（具体的に）_____」の項があり，その「知能低下」に〇印が付されている（通し番号53頁）．

平成8年12月27日午後2時50分，亡貞夫は車椅子で消化器科の病棟に入った．歩行はできるが疲労感強く，臥床状態であった．同日準夜帯で「あと1ヵ月もつかあ!?　死に際はきれいにしたいからなあ．パン1コ喰うた．飲めんでぇ．先も短いのに食べんでもええやろ」等と述べて，看護師から気弱な言動が多いと評価されている．28日深夜帯には「ずっと痛いねん．背中からな．もう治らへんやろ！　しんどい．面会も制限したい！」といい，努力して食事をしていた．日勤帯で「またお世話になります．食欲がないんですよ」と挨拶をし，準夜帯で「この病気で治ったら表彰もんやろね」といい，食事ができない辛さを話している．29日は右側腹部に湿布を貼ってもらったようで，いくらか楽になった．30日深夜帯，亡貞夫はトイレを探し，「個室辺りまで来て迷っている．トイレまで誘導．失禁はない．排尿後も女子トイレに入って行こうとする」とある．日勤帯では「痛みはあいかわらずです．エンシュアは飲みにくいのでいりません．今日はさしみを食べました」と報告している．31日深夜帯には「今日はいつもとちがう．しんどいです」と訴えている．食事《朝食であろう．》に促しても起きず，臥床のまま話すような状態であった．日勤帯で「外泊あかんか」と尋ね，準夜帯で「今日は調子ええんや」と知らせている．

平成9年1月1日午前1時，亡貞夫がロビーに行き，エレベーターに乗ろうとしているところを発見された．看護師に尋ねられて「会社行かんとな．食事まだか」と答えている．同日午前6時大小便失禁し，「すまんな．歩くのしんどいんや」と言い訳している．「会話の中でも意味不明な言動あり．（中略）はばたき振戦（＋）」の観察がある．「現在，肝性昏睡Ⅱ度に分類されるか」との推定がある．準夜帯には「一度は家に帰りたいと思いますがダメでしょうか」と尋ね，医師に「もう少し様子みたほうが良い．手がふるえるのはアンモニアが高いためで，下がれば食欲も出てくると思います．薬は飲んでください」と説得された．その後は「食事摂取し，活気もあり．テレビみてすごす」状態であった．同月2日には特別な記載がない．3日深夜帯には「また来てくれたんか．11階だろ」と応答し，「意味不明な言動特になく，会話も成立する」と記されている．日勤帯で本人も「今日はまあまあやな」と言い，「表情良く，座位にてテレビ見たりもしている」状態であった．準夜帯で「腕時計してるよ」と言っている．これに関し

て「ルート刺入部確認していると，上記の様な反応返ってくる」と記録されている．つまり，自己の事情（腕時計をしている）を第3者的に捉え，ルート刺入に際し，これを配慮することができる．4日深夜帯で，亡貞夫は「それやったら帰れるか？」と尋ねている．「点滴亢進《更新の誤りか》に行くと，嫌そうにする」とある．日勤帯では，全身の掻痒に悩まされ，「痛くはない．かゆいなあ．しんどい」と訴えている．準夜帯に，亡貞夫は突然「中小の会社はそれでもいいけどなあ…」等と話し出す．「家人の話では，突然ウロウロしたり，ここはどこかときいたりするとのこと」とある．

5日深夜，亡貞夫は「あんたに何言うてもあかん．かえってくれ．ここは大阪か？ そしたら今からかえる．仕事もあるし…」等といっている．観察によれば，「夜間全く入眠せず，ズボン，パンツぬいだり，失禁あったり，意味不明な言動あり．家人のつきそいにて危険行動にはいたらず」という次第であった．日勤帯でも「これ《点滴》がわしを苦しめるんや．これとったら楽になるからとってくれ．これをとってくれんと，わしは食事を拒否する．家に帰りたいんや．どうしてこんなにしんどいんや」と懇願している．準夜帯には，「しんどい．もうしゃべりたないって．おしっこするわ」等といい，点滴を外そうとして家人の手に負えなかった．次のような妻の言葉が収録されている．「もう半分もわかってないでしょうね．私の言うこともきかないから，息子他にきてもらっているんです．病気がそう《不穏》させてるから，しかたがないと思う」

6日の深夜帯，亡貞夫は1〜2時間毎に覚醒し，仕事の話をしたり，急に起き上がったりした．妻が宥めても利かないのでナースコールがある．看護師が臥床を促すと，亡貞夫はこれに素直に応じて入眠し始めるという風であった．こちらからの問いかけには比較的スムーズに返答があるが，支離滅裂な訴えが続き，会話がほとんど成立しない状態であった．この間に「この書類出しに行かなあかんのや．あんた誰や．誰かきてはるしな．行かなあかんのや」等といっている．「夜間は特に不穏強く，現状認識できない様」とまとめられ，「きのうはもっとひどかったんです．もう何言ってるかわかりませんわ」という妻の言葉が収録されている．5日および6日の妻の陳述は看護師の観察とほぼ一致する．日勤帯では，「飲まん」といって朝の内服を頑なに拒否し，ずっと閉眼したままでおり，微熱があるのにクーリングも拒否している．「レベル著変ないものの，倦怠感，傾眠傾向続く」とある．同日午後2時から午後9時まで外出が許可され，帰院して「すしを食べてきました．くすりものんだ」と報告している．意識は清明で，会話もスムーズに成立した．7日午前10時，亡貞夫はE8に転棟した．「ここはトイレが近いからいい．何よりだ」と感想を述べている．意識清明で，不穏行動はない．ただし，便意を感じないで失禁する．準夜帯には「あーしんどいなあ．なんでこんなにしんどいんや．めしはいらん．食べれそうにもないわ」と嘆いている．「発熱時言動おかしく，会話成立しないが，解熱すれば意識レベル清明」とある．《最後の引用は観察所見として記録されているが，これは看護師の評価または考察と呼ぶべきものである．温度表と照合してみれば明らかになるように，発熱と意識水準の上記のような関係は証明されない》

8日深夜帯，「あんたがかくれているから一人でトイレしてるんや．点滴重かったけどな，かじばのくそ力やな．今度からはトイレする時看護師さん言うからな．」午前1時に妻からのナースコールに応じて病室を尋ねると，亡貞夫は「排尿後便意あり，ズボン，オムツを床に脱ぎすて，裸足で室内のトイレへ行っている」ところであった．続いて「多少つじつまの合わぬ言動あるも，意識レベル清明」とある．日勤帯では「今日の気分はいいなあ．ただ，便が軟かいわ．点滴のせいか？違うか」と問い，「表情良い．家人，看護師に対しときどきやや易怒的となることあるも，説明にてすぐ穏やかになる」と記されている．準夜帯では「あーもうしんどい．ここはどこや．船舶に行くんや．車の手配してくれ．わしは自分でせなきがすめへんね．さわるなー．やめろー」といい，看護師がここは病院であり，東8階であると説明しても，亡貞夫は暴言を繰り返し，妻に手を上げようとすることもあった．午後12時には「体温37.0℃．アイスに更新しようとすると怒り出すため更新できず」とあり，続けて「体温上昇とともに不穏かなり強くなる」との考察がある．

9日深夜帯，亡貞夫が「便がでるんや．スコップで出したろか．云々」というので，看護師が何度

かおむつ内を見たが排便はなかった．1～2時間毎に覚醒し，「特に易怒的になることはないが，衣服を脱いだり，中心静脈栄養管にさわったり，気にせずルートがひっぱられていたりすることあり」という状態である．日勤帯ではケアを促すと易怒的となり，「何や，誰やお前は．こいつらもみんなでグルになって，何するんや．もうさわるな」と怒鳴っている．この易怒的態度は午後まで続いた．下剤内服を拒否し，モニター装着も拒否している．準夜帯では「便でーへんな．こんなにがんばってしんのにな．みんなしておれをだましよって．云々」等といい，そのほか「小声ではっきりとききとれぬがぶつぶつ怒っている」とある．午後8時本人の希望により再度浣腸が施行されたが，浣腸液が流れ出てしまった．午後8時半には「注射して寝たい」との希望があり，注射にて入眠した．

10日深夜帯，ときどき中心静脈栄養ルートを引っ張ったりして，次のように訴えている．「これなんや．点滴？ そんなんなくても自分の力で頑張れるんや．抜いてくれ．しんどいんか，しんどないんか，しらんわ．うっとおしいんや．もういらん．いらん．」そして，「一通り訴えると，納得するのか，訴えなくなるが，また同様に話す事あり」とある．結局，「易怒的な態度かわらず，アイスに交換促すが，あれやこれやいそがしく言うな，と怒る」のである．日勤帯で亡貞夫は，「今日は熱もないし，調子ええよ．だから仕事の話してるんや．あっちいって．もう点滴はいらん．先生もせーへん言うてた」と作話をしている．「《看護師が》点滴に関しては，先生は中止できないと言っていたと説明すると，『ふん』と言い，ブツブツ独語」していた．準夜帯で亡貞夫は「今から帰る．明日の10時には戻ってくるから内緒にしておいてくれ．僕だって怒るときは怒るんだ．覚えておいてくれ．あんた達が反抗する限り，僕も反抗します」等といっている．看護師の観察によれば，「上記のように訴えたり，"これからがんばろう．もう無理はしませんよ."と穏やかとなったり，コロコロと変わる」のである．また，「中心静脈栄養三方活栓部はずしており，問うと，自分でしたと．大事なものと説明すると，"もうしませんよ"と言う」とある．

11日深夜帯，亡貞夫は「車来とるやろ．家に帰るんや．年賀状の返事もまだ書いとらんしな．もう13日も14日もなるやろ．はよかえってせなあかんことがよーけあるねん．そんなん○○○やから5分で帰れる．すぐや．はよ」と急き立てる．看護師が「まだ真夜中の3時半であり，高い熱が出ているので，もう少し休むようにいう」が，「ここにいると体がもたない．もう限界や．家に帰って休まないといけない」といい張り，午前4時45分には「再び帰るといい，おきようとする」状態であった．日勤帯の観察によると，「日中発熱ないも易怒的であり，しきりに帰りたいと訴える．しかし，夜になると，熱が出ることや，食欲がなく，体力が低下していること等話《ママ》今帰れる状況でないことを説明すると，もういい，あっち行って，と言っている」とある．準夜帯には「あんた忙しいか？ そうか，大阪にはわしがする事覚えとかなあかんで．お互い様やしな」と，比較的穏やかな口調でいう．

12日深夜帯午前0時15分に，亡貞夫は「切符がない．切符どこいった．帰らなあかんのに．あんた知らんか」と問いかけている．看護師の観察によると「午後10時15分の排尿後より覚醒している．再入眠を促し，午前0時15分アタ《アタラックス》P1アンプル筋注する．意味不明の発言多い」とある．午前5時に悪寒や体熱感を訴え，易怒的であった．日勤帯でも「わしは世間の笑い者や．家で養生しな，こんな所におってもあかん．ズボン下はかしてくれ…温泉もいかなあかん．全然風呂入ってないからな」といい，「《看護師が》訴え傾聴するも，あんたらと話しててもらちがあかないと閉口，閉眼し，問いかけにも反応せず」という状態であった．易怒的，拒否的で，家人も対応に困っているとある．準夜帯には「僕がどこへかえりたいかわかるか．切手はらなあかんのや」等といっている．観察によれば，「声をかけるも視点あわさず，腕を組み，易怒的な表情をする」さらに，「おなかを見せてほしいと布団をめくると，『何をするんや．さむい．もういい』といい，手をはらいのける．声をかけても，触れても，文句をいう」が，「オムツ交換には素直にうなづき《ママ》協力得られる」という風であった．

13日深夜帯は発熱のため寒がったり暑がったりしている．日勤帯には「もう嫌や，浣腸なんて．しんどいことはいらん」といい，午前中は「医師はいつになったらくる？」と繰り返し問い，ケア

や処置を全て拒否し，易怒的であった．午後医師が来棟し，処置の必要を説明すると納得した．人により対応が異なると指摘されている．準夜帯には「もういい．何もせんとってくれ．おしりもきれいにしていらん．あんたらみんないうことがちがう．いつになったら帰らせてくれるんや．はさみもってこれ切って，脱走するんや．準備せなあかん．熱がある？　注射いらんわ」といい，「会話成立しないこと多く，又，意味不明の発語あり」と評価されている．

14日深夜帯は比較的穏やかであったが，「あっ，注射するんや．このお金もっていったらどうなるんだ」を一例とするような，意味不明の発言が多くあった．日勤帯では「もう堪忍や．やめてくれー．しんどいんや．お前は何者や．さわるな．さわるなー」等と懇願し，誰何し，命令しているが，午前中は易怒的になることがなかった．午後，浣腸を促したが，亡貞夫は「強く拒否し，更に怒り出す．F医師よりも必要性説明されるも，手を上げたりして，取りあわず」という状態で，この時は浣腸ができなかった．準夜帯では「浣腸するの？　あんたも強情やなあ．好きにして下さい」といって諦め，浣腸が施行された．観察によれば，「精神的には落ちつき，易怒的になることなく，表情良い．家人も『いつもの桐野さんになった』と喜んでいる．時々，うわ言のように意味不明の言葉つぶやいている」とある．

15日深夜帯は午前7時に覚醒し，自力で座位になる．「本人の希望により，車イスにてロビーへ散歩15分程行う．意味不明の独語あるが，口調穏やか」であった．日勤帯には「この点滴どこから体に入ってるの．なにの為にしてるの．もう結構です．全部ひきあげて下さい．看護師さんもいりません」等といっている．観察によれば，「家人とはにこやかな表情で会話しているも，看護師に対して上記言動あり．そっぽむいている」とある．準夜帯の観察によると，「声かけても閉眼し，口をつぐんだまま．訪室時には一旦開眼し，誰か確認している．本人の気に入った人とと《ママ》は仕事のことなど話しているとのこと（妻より）」とある．妻の報告が引用してあるが，陳述が具体的でなく，「本人の気に入った人」がどういう人か，「仕事のこと」とはどういう話かが不明である上，看護師の観察による裏づけがなく，能力評価に役立たない．

16日深夜帯「あーもういい．ほっといて．知らん．何やそれ．うーん」等といっている．深夜易怒的で，意味不明の言動が多く，中心静脈栄養管を首に巻きつけたりするような異常行動がある．午前4時には突然座位になり「家に帰る」といった．「6時以降発熱なし．面会者と笑顔で話される」とある．午前中，知り合いの理容師に散髪をしてもらった．笑顔がよくみられ，「気持ちいい」と話していた．午後も看護師に対し暴言，暴力がなく，会話もなかった．午後5時半セコムの看護師，コーディネーター，家人とともに外泊のため病院を出る．セコム在宅医療システムの木村明美の報告によると，亡貞夫は午後6時半帰宅したが，「帰宅されたことの自覚がはっきりしていない様子．『このオフロはどんなんや』」とある．

17日午前11時40分，亡貞夫は家人，セコムの看護師に付き添われ，寝台車にて帰院した．傾眠傾向があり，疲れた表情で，眉間に常に皺を寄せていた．「帰宅しても，自宅とほとんどわかっておらず，『ここの風呂はどんなんやー』と言ったり，『○○温泉か？』と言ったりしていたとのこと」と引継がれている．準夜帯では午後10時40分「うーん，体かゆい．テーブルクロスはどこ．上にあがらんと．シャワーするわ」等といい，中心静脈栄養ルートを引っ張ろうとしたり，バルーンカテーテルを引っ張ろうとするような危険行動が認められ，頻回に起き上がった．

18日深夜帯，「シャワー入るか？　やってるか？　ここは東京…第一ホテルにいくんや．なんでわしはここにおるんや．なんで病気になったんやろ．はよーなおして」といっている．観察によると，以下の如くである．午前1時半「不穏持続．ルートさわったり，起きあがろうとする動作あり．」午前3時「起き上がり，上半身パジャマ下着脱いでいる．中心静脈栄養ルートひっぱる．上半身清拭．アルコール清拭行うと易怒的になり，なぐろうとする．手をもち，かみつこうともする．」午前4時「覚醒し，不穏あり．ルートひっぱる．中心静脈栄養ルート，及びバルンカテーテル固定し直す．意味不明の発言あり．」午前7時「手を貸すと妻氏を平手打ちしている．易怒的であり，ルート類気にしている事あり．おむつ内に手を入れる事多い．」昼夜逆転傾向が指摘されている．日勤帯

の観察によると，「日中ほとんど傾眠．声かけにて開眼．浣腸やケア等促すと，首をふり『いや結構』と言う．午後より羽ばたき振戦出現する．」以下のような甥の話が収録されている．「今日は比較的はっきりしているよ．声かけても目ぱちっと開けるし，いうてることわかる．この間家帰った時ほんまうれしそうな顔してたわ．みんなこの顔がみたくて無理いって帰らせてもらった．でもよかったね．」準夜帯に「今から〇〇に行くからな」という午後10時半「坐位となったり，服を脱いだり，中心静脈栄養挿入部をさわったり，活動的となる．（中略）その後もバルンカテーテル体にまきつけていたり，ゴソゴソすることあるも，ウトウトしはじめる．」さらにその後，「声をかけると大きく開眼する．穏やかにうなづく《ママ》ときあるも，眉間にしわをよせ口調強くなるときもあり，発語異常あり（意味不明）」とある．

19日の深夜帯，「ベッド上で四つん這い《ママ》になったり，自力でベッド柵をつかんで立位をとろうとしたり，体動量増加している．」日勤帯の観察では，「声かけすると"うーん"とか反応されるも，傾眠がち．一回坐位になり，車椅子座ってみると言うも，車椅子もっていくとすでに傾眠している」とある．準夜帯には精神状態に関する記述がない．

20日深夜帯には「痒い．あー」という声が聞かれた．観察によると「全身掻痒感強く，オムツ内に手を入れ掻爬したり，パジャマ，下着，オムツを脱いだりする．口調は穏やか」である．日勤帯の観察には，「日中傾眠がち．声かけ，質問に対し，返答できている．時々ベッド上で起きあがろうとする行動あるが，力入らず．体位変換自己にてできず．エアマット敷き，体位変換介助する」とある．準夜帯では亡貞夫の発語としては「……」と発語なしという記載があるのみである．観察によれば，「呂律回りにくく，発語ありもほとんど意味不明でききとりにくい．意識レベルクリアーで相撲《ママ》をみて笑顔を見せる時もあれば，吸引等処置時眉間にしわをよせ，妻氏の手をし《ママ》ねったり，叩くことあり」とある．

21日深夜帯の観察には，「夜間入眠していたが，午前3時15分覚醒し，足をベッド柵の外へ出したり，痒み著明で前胸部掻き，入眠しようとしない」あるいは「咽頭部ゴロ音著明にあり．吸引施行．黄白色粘稠痰多量に引ける．嫌がり手で払いのけようとするため両腕抑制する」とある．日勤帯の観察は以下のようである．「午前から弁護士の方々が訪室され，遺産についての話し合いを本人をまじえてされる．60°位ギャッジアップし，問いかけに対して理解できているのか不明も返事している．午後から傾眠傾向も，呼びかけに対して容易に開眼する．掻痒感著明で前胸部掻爬している．」準夜帯の観察によれば，「はっきりと聴きとれぬ発言あり．言葉がけに対しては，閉眼していても開眼し，顔むけられる．危険行動みられず経過する．」

22日深夜帯の観察には，「午前3時過ぎより開眼し，前胸部掻爬したりしている．自己にて腹臥位になったりしているため，ルートが体とからまっているのをとる．易怒的になることなし」とある．日勤帯の観察は以下のとおりである．「発言はあるもききとれぬ．（中略）穏やかにケア介助受けられる．『おしりあげて下さい』等声かけすると，しっかりと殿部《ママ》あがらぬも，努力される姿あり．」準夜帯には，亡貞夫は「はい，ありがと…」といっている．観察によれば「傾眠がちも，問いかけに返答できる」とある．

23日深夜帯の観察によれば，「一時的に視線をあわせることはできるが，意思疎通はかれず．意味不明な発語あり」とある．日勤帯は「呼名にて開眼．何か言おうと発語あるも不明瞭．吸引時や体交時，抵抗激しい．レベルⅡ-10」の状態である．準夜帯の観察には，「呼名にて開眼するも焦点定まらず．発語はあるも意味不明」および「意識レベルⅡ-10～20」とある．

24日深夜帯では「意味不明の発語あり．呼名にて容易に開眼する．レベルⅡ-10～20」であった．日勤帯では「呼名に対して開眼し，『吸引する』と説明すると眉間にしわ寄せ，左右に首を振る」とある．同日午後2時半には亡貞夫の意識水準はⅢ-200となり，午後4時38分死亡した．

以上，入院中の病状経過は一進一退する性質のものでなく，概して悪化の一途を辿っているが，これを便宜上，入院初期，入院中期，入院末期の3期に分け，若干の説明を加えながらまとめてみよう．

入院初期とは平成8年12月27日から翌9年1月4日までの9日間で，正常な言動が主流を占め

る時期である．この間は，トイレを間違えたり（12月30日），深夜エレベーターに乗ろうとして「会社に行かんとな」等といったり（1月1日）して，見当違いの言動はあるが，それらは一過性で，部分的である．「あと1ヵ月もつかなあ!? 死に際はきれいにしたいからなあ」（12月27日）や「面会を制限したい」（12月28日）の発言からもわかるように，自己の状態を客観的に見ることができる．「また来てくれたんか．11階だろ」（1月3日）は対人的見当識，場所的見当識が保たれていることを示している．概して気分も平静である．

　入院中期とは平成9年1月5日から同年同月18日までの2週間で，昼夜逆転傾向に伴って広汎な意識障害が生じ，異常な言動が活発になる時期である．「夜間全く入眠せず．（中略）意味不明な言動あり」（5日）「1～2時間毎に覚醒し，（中略）支離滅裂な訴え続き，ほとんど会話成立しない」（6日）「『切符がない．云々』意味不明の発言多い」（12日）「午前1時～午前3時訪室する度易怒的である．」（16日）「『シャワー入るか？ やってるか？ ここは東京…第一ホテルにいくんや』（中略）午前3時アルコール清拭行うと易怒的になり，なぐろうとする．」（18日）等の記載からも明らかなように，しばしばせん妄《意識障害の下に患者は錯覚，幻覚や夢のような体験をし，不安，興奮を伴うことが多い状態である》が生じている．深夜のみならず日勤帯，準夜帯にも異常な言動がしばしば認められる．5日には点滴を嫌がり「これとってくれんと，わしは食事を拒否する」とわがままをいい，点滴を外そうとして家人の手に負えない始末であった．妻も「もう半分もわかっていないでしょうね」等といったとある．6日には朝の服薬を頑なに拒否し，傾眠傾向が続いた．8日には家人，看護師に対し易怒的であり，「ここはどこや．船舶に行くんや．云々」といい，暴言を繰り返し，妻に手を上げようとすることもあった．9日の日勤帯にも「何や，誰やお前は．こいつらもみんなでグルになって．云々」等といい，易怒的，拒否的態度が持続している．10日には「もう点滴はいらん．先生もせーへんいうてた」と作話し，点滴は持続するとの説明を受けると不貞腐れている．態度やいうことが「コロコロと変わる」と指摘されている．12日も日勤帯から「わしは世間の笑い者や．云々」等といい，易怒的で，目も口も

閉じ，問い掛けにも応答せず，準夜帯にも同様の状態であった．小児的態度が目立つ．13日も看護師に易怒的，拒否的である．医師の説明には納得し，「人により対応異なる」ように見えたが，翌14日の日勤帯には浣腸を拒否し，「しんどいんや．お前は何者や．さわるな．さわるなー」と怒り出し，医師の説明に対しても「手を上げたりして，取りあわず」という状態であった．準夜帯には精神的に落ちつき，易怒的にもならず，表情よいとある．しかし「時々，うわ言のように意味不明の言葉つぶやいている」のである．15日の日勤帯では「この点滴どこから体に入っているの．なにの為にしているの．もう結構です」等と尋ね，そっぽを向いていた．16日から17日にかけて自宅に外泊したが，「帰宅されたことの自覚がはっきりしない様子」で，「ここのオフロはどんなんや」とか「○○温泉か」等といっていた．場所的見当識が失われていたのである．17日の日勤帯にも傾眠傾向と拒否的態度が認められる．準夜帯に「うーん体がかゆい．テーブルクロスはどこ．上にあがらんと．シャワーするわ」等といい，身体の掻痒を訴えるほどに覚醒しているのに，夢のような話をしている．18日の日勤帯は「日中ほとんど傾眠」で，声をかけると開眼する程度である．準夜帯には「今から○○に行くからな」等と場面にそぐわない発言をしている．観察によれば「声をかけると大きく開眼する．穏やかにうなづく《ママ》ときもあるも，眉間にしわをよせ口調強くなる時もあり，発語異常あり（意味不明）」とある．3-3-9度方式による意識障害レベルではⅡ-10と推定されるが，発語（意識内容）は意味不明ということである．

　入院末期とは1月19日より24までの6日間で，亡貞夫の精神内界の記述が看護記録からほとんど消失する時期である．19日の深夜帯は体動が多い．日勤帯は傾眠傾向が著しく，看護師が声をかけても「うーん」と答えるのみである．車椅子に座ってみる気になったが，看護師が車椅子を持っていった時はもうウトウトしていたのである．20日深夜帯には「痒い．あー」という声が聞かれたという．日勤帯も傾眠がちである．「声かけ，質問に対し，返答できている」とあるが，病棟における声かけや質問は通常単純なものである．準夜帯では，「発語ありもほとんど意味不明ききとりにくい」のである．21日の深夜帯で，吸引施

行に際し「嫌がり手で払いのけようとする」のは，言語による積極的な意思表示ができないことを示唆する．日勤帯の午前，「問いかけに対して理解できているのか不明も返事している．」すなわち，ある種の，恐らく簡単な返事はできたのである．午後は「傾眠傾向も呼びかけに対して容易に開眼する」つまりⅡ-10の意識障害水準にあり，準夜帯には「はっきりと聴きとれぬ発言あり」という状態である．22日の日勤帯も「発言はあるもききとれぬ」状態である．「おしりあげて下さい」等の簡単な命令を理解することはできて，臀部を上げようと努力している．準夜帯でも傾眠がちであるが，問い掛けに「はい，ありがと…」程度の返答をすることができる．23日は名前を呼ばれると目を開けることができる．しかし，「何か言おうと発語あるも不明瞭」または「発語はあるも意味不明」である．24日の深夜帯および日勤帯も同様状態であったが，午後には意識障害が増強し，夕刻死亡した．

なお，今日わが国の脳外科，神経内科等の領域で広く用いられている意識障害水準の概念について説明しておく．いわゆる3-3-9度方式（Japan Coma Scale：JCS）によれば，意識障害の水準は**表7**のように分けられる[4]．

ここで注意すべきことは，この意識障害レベルは刺激の有無・程度とそれによる覚醒の仕方によって段階付けされているということである．単純かつ形式的で，誰でも容易に判定でき，信頼性が高く，意識混濁の程度を示して究極的には生命の危険度を表示するのに適している．しかし，一見して明らかなように，この分類法は定量化しにくい意識内容を排除しているのである．Grade Ⅰにはまだしも見当識障害の有無，名前，生年月日がいえるかどうかといった意識内容が含まれているが，Grade Ⅱに至ると刺激に応じて開眼するかどうかのみを指標にしており，むしろ意識内容を考慮することを禁止している．Grade Ⅲは言語による反応はおろか，開眼さえ期待していない．こうした形式的，客観的指標は一般に意識状態を検討するにあたって参考にはなるが，意識内容を重視する精神医学および法律学の考察にとってはきわめて不十分なものといわねばならない．意識内容からみればGrade Ⅰの2ないし3もかなり重症でありうる．Grade Ⅱについては，当然のこと

表7　意識障害の評価法（3-3-9度方式）

Grade Ⅰ	刺激しないでも覚醒している
1	大体清明だが，今一つはっきりしない
2	見当識障害（時，場所，人）がある
3	名前，生年月日がいえない
Grade Ⅱ	刺激で覚醒する（覚醒後の意識内容は考慮しない）
10	普通の呼びかけで容易に開眼する
20	刺激を加えつつ呼びかけを繰り返すと辛うじて開眼する
30	痛み刺激を加えつつ呼びかけを繰り返すと辛うじて開眼する
Grade Ⅲ	刺激しても覚醒しない
100	痛み刺激をはらいのける動作をする
200	痛み刺激で手足を少し動かしたり，顔をしかめる
300	痛み刺激にまったく反応しない

ながら意識内容をできるだけ具体的，詳細に検討しなければならない．

4. 説明と考察

4-1　精神医学的診断

平成8年11月18日入院の看護記録によれば，「知能低下」に○印が付されている．慢性肝炎および肝硬変によって意識障害または認知症の生じ得ることが知られているから，亡貞夫には当時すでに意識障害または認知症が存在していた可能性があるが，詳細は不明である．

亡貞夫の平成8年12月27日入院後の経過は，肝癌を伴う肝硬変の基礎の上に生じた肝性脳症ということができよう．なお，肝性昏睡という言葉が使われることもあるが，肝疾患の時の意識障害は深浅さまざまで，深い意識混濁を意味する昏睡は必ずしも適切でないことが多いので，深い意識混濁の場合は別として肝性脳症の語を採用するのが今日通例である．医師の診療記録には，亡貞夫の精神生活に関する具体的な記述がほとんどない．以下には看護記録を中心的な資料として，亡貞夫の精神状態を窺うことにする．

入院初期には，亡貞夫は一般には意識清明で，自己の病状を客観的に把握しようとする態度をもち，疾病の予後を心配し，日毎の病状を比較して記述することができた．このころは失禁しても「す

まんな」と謝り，自分のいる場所を訊かれると「11階だろ」と正しい回答をしている．拒否的，易怒的傾向もほとんど認められない．ただ，時に便所を間違えたり（12月30日），深夜出勤しようとしたり（1月1日），突然ウロウロしたり，ここはどこかと尋ねたりする（1月4日）のである．すなわち行動異常があり，時間的見当識および場所的見当識の障害が認められはするが，この状態は短時間・一過性で，多くは夜間に生じている．これらは夜間せん妄というべきであろう．この時期には，せん妄時を除き，正常または正常に近い判断力が保たれていたのである．

入院中期はいわゆる昼夜逆転の状態となり，夜間に異常な言動がしばしば生じ，日中は傾眠ないし嗜眠状態のことが多く，覚醒時にも異常な言動がたびたび認められ，正常な状態にあることが稀な時期である．その上，服薬，点滴，浣腸等を拒否し，駄々をこねたり不貞腐れたりするような退行した態度が認められる．しばしば易怒的で，妻や病院職員に暴言を吐き，手を上げようとすることさえあった．点滴をされたり，浣腸を施されること自体（わが身に蒙ること）はわかるが，その意義を理解しない（「この点滴どこから体に入っているの．なにの為にしてるの．云々」）．8日には「あんたがかくれているから一人でトイレしてるんや．点滴重かったけどな．かじばのくそ力やな．云々」といっている．看護師が隠れているという認識は現実を捉えていないばかりか，過剰な意味付けが始まっているし，「点滴云々」は点滴用のキャスタースタンド（架台）をトイレまで引っ張るのに力を要したというような意味かもしれないが，言葉が大袈裟な割りには事実を正確に伝えかねている．この時「意識レベル清明」と記されているが，意識内容に注目すると，認識および意思表示は現実から明らかにずれている．9日の日勤帯には，看護師に対して「何や，誰やおまえは．こいつらもみんなでグルになって，云々」といっている．相手を誰何し，みんながグルになっているというような被害的なあるいは少なくとも過剰な意味付けをしている．12日も日勤帯に「わしは世間の笑い者や．家で養生しな，云々」といっている．初期にあった「あと1ヵ月もつかなあ!?」等というような客観的な自己認識は失われ，自宅療養と温泉行きを要求している．あたかも夢を見ている人のように，亡貞夫はいわば自分という袋に閉じ籠ったような独我論的な状態に陥っているのである．準夜帯には「僕がどこへかえりたいかわかるか．切手はらなあかんのや」といい，「声をかけても視線あわさず，腕を組み，易怒的表情をする」というのであるから，3-3-9度方式では意識清明の範囲に入るかもしれない．しかし，帰りたい先と切手を貼る必要との関連は乏しい．意識内容に注目すると，思考散乱（incoherence）といわねばならない．14日の深夜帯には夜間は眠れたようであるから，亡貞夫が「あ，注射するんや．このお金もっていったらどうなるんだ」といったのは朝方であろう．「比較的穏やか」とも記してあるから，せん妄もなかったと考えてよいであろう．つまり，ここでもまた，明らかな意識混濁もないのに思考散乱が認められるのである．看護日誌も「意味不明な発言多くあり」と記している．日勤帯には浣腸を嫌がり，これを強く拒否し，ついには怒り出し，主治医がその必要性を説明しても「手を上げたりして，取りあわず」という状態であった．なお，「表情よい．家人も『いつもの桐野さんになった』と喜んでいる」とあるが，ここには具体的情報がなく，「いつもの桐野さん」がいかなる状態を指すのかも不明である．しかし，「時々うわ言のように意味不明の言葉つぶやいている」というのであるから，正常な状態にあったとは考えにくい．亡貞夫は16日から17日にかけて自宅に外泊したが，「ここのオフロはどんなんや」とか，「○○温泉か」等といっていたのであるから，自宅に帰ったという理解はなかったのである．18日も清拭する看護師を殴ろうとしたり，手を持ち，噛み付こうとした．同日午前7時以降，寝衣交換に際し，手を貸す妻に平手打ちを食らわせた．不穏が持続し，怒りっぽいのである．日中は「ほとんど傾眠」である．浣腸のような身に蒙ることは理解できて，「いや結構」と断っている．応答は受動的で，恐らくはまたすぐに意識混濁へと沈み込むのである．意識混濁は健康な睡眠とは異なるが，傾眠状態は強い眠気のある人に似ており，意識活動は受動的で，怠惰になるのが普通である．

入院末期は亡貞夫の精神活動に関する記載がほとんどない時期である．精神活動そのものも貧困化したと考えねばならない．この時期にも昼夜逆転の傾向が続いており，日中も傾眠がちである．

記録されている言語は「痒い．あー」（1月20日）「はい，ありがと…」のみである．そのほか「発語ありもほとんど意味不明」（1月20日）とか，「何か言おうと発語あるも不明瞭」（1月23日）等と記されている．主体的には意味ある意思表示ができないことがわかる．1月20日には「声かけ質問に対し返答できている」とあるが，既述のように，病棟における看護師の「声かけ質問」はごく単純なものであるのが普通である．1月22日には，亡貞夫は「おしりあげて下さい」の声かけを理解して，臀部を上げる努力をしている．同日「傾眠がちも問いかけに返答できる．」とあるが，その返答とは「はい，ありがと…」である．意識障害の患者につき，病棟において，理解ができる，返答ができる，会話が成立する等と認めるのは，この程度の「声かけ質問」に相応の簡単な回答があるということを指しているのである．この時期には拒否的，易怒的傾向さえ弱々しくなり，かつては病院職員や家人に暴言を吐き，妻に平手打ちを食らわせ，不穏が持続することもあった人が，「吸引等処置時眉間に皺をよせ，妻の手をし《ママ》ねったり，叩くことあり」（1月20日）とか，「『吸引する』と説明すると眉間にしわ寄せ，左右に首を振る」というような，表情または身振りによる弱々しい抵抗しかできない状態になった．

　以上を要約する．意識混濁のレベルのみならず意識内容をも考慮に入れると，亡貞夫の精神的病状（肝性脳症）は概して増悪の一途を辿ったということができる．これを便宜上3期に分けると，入院初期の精神活動は，時にせん妄によって妨げられることがあっても，概ね正常または正常に近い理解や判断の可能な状態にあった．入院中期は昼夜逆転し，夜間には意識混濁，異常な言動，不穏（多くはせん妄である）が生じ，昼間にも傾眠傾向が認められ，単純な呼びかけや質問には短い応答ができるが，自主的な意思表示はほとんど認められず，意識内容はしばしば現実から遊離し，退行的態度が目立った．入院末期には精神活動は著しく貧困化し，とりわけ言語による主体的な意思表示は不可能になった．全経過の精神病像の中心はせん妄であるから，精神および行動障害の国際分類第10版（ICD-10）によれば，「F05 せん妄，アルコールおよび他の精神作用物質によらないもの」に属する．

表8　養子縁組能力の判断のための指針（私案）

① 意識状態については，見当識（今は朝か夜か，自分がいるところはどこか，相手は誰か）が概略でも保たれ，自分の名前や年齢が言える能力．呼びかけると開眼するだけでなく，基本的な現実認識が正しくできる能力．また，眼前の状況や身体の快不快がわかって，簡単な問いかけに応否の返答をするだけの状態でなく，養親として家族，財産，事業の状態等の理解，将来の配慮が概略でもできるような，抽象的な思考能力．

② 養子縁組とその結果の性質を理解する能力．

③ 自己の財産や事業の性質と規模を概略でも想起する能力．

④ 近親者の名前を想起し，養子縁組が彼らに与える影響を考慮する能力．

⑤ 養親となる者の自然な感情を曲げ，その決断に影響を与える病的精神状態がないこと．

4-2　遺言能力等について

　養子縁組や遺言をする能力のような，法的精神能力の判断をするのは裁判官の仕事であるから，鑑定人は精神医学的所見を基にして，法的精神能力の前提となる知的能力につき参考意見を述べることにする．

　養子縁組をする能力についてまとめられた判定基準というようなものは，わが国では作成されていないように思われる．縁組無効確認請求事件において，このような能力につき判断を示した判決は公表されたものだけでも少なくないが，これらはやはり個別判断が中心で，今回のような場合にも参考にはなるが，考慮すべき基準を網羅的に提示しているわけではない．

　鑑定人としては，試みに以下の点を考察に含めることにする．まず，いわゆる生物学的要素としては知的能力（ここでは意識障害）の程度（3-3-9度方式の水準）および態様（意識内容）を明らかにすることが重要である．しかし，意識障害の程度および態様は一般的な知的能力を示唆するに過ぎないから，次にはいわゆる心理学的要素として，亡貞夫が当面した法律行為との関係で，いかなる能力（法律行為に特種的な能力）が必要であるかを検討しなければならない．具体的には**表8**に示す．

養子縁組がなされたのは平成9年1月14日であるから，入院中期の後半に当たる．実際この日は深夜帯から「意味不明な発言多くあり」と記され，日勤帯にも浣腸に強く抵抗して怒り出し，主治医からその必要性を説明されても，「手を上げたりして取りあわず」という始末である．納得はしないまま結局は諦めて浣腸はさせたようであるが，「時々うわ言のように意味不明の言葉つぶやいている」状態であった．医師の診療録にも肝性脳症Ⅱ度とある．意識混濁の水準および意識内容から見て，上記①の条件を到底満たしえないと認めるのが妥当であろう．念のため断っておくと，意識障害は認知症のように持続的状態でなく，変動しやすいのが特徴である．現に翌15日は肝性脳症Ⅰ度と医師の診療録には記されている．亡貞夫の意識混濁の水準にある程度の動揺があったのは確実であるが，記録資料を見るかぎり，意識混濁がないか極めて軽度で，意識内容も明晰であるような状態は認められない．確かに，思考可能性としては，1月14日のうち養子縁組という行為をした時間に限って意識が清明かつ明晰であったということもあり得ないことではないが，その蓋然性は極めて低く，考え方としては不自然であり，そういうことを証明することは不可能である．

与えられた資料には心理学的要素に関する材料がほとんどないので，これについて考察するのは難しい．上記②を自分と甥夫妻との間に親子の関係を創設することであると単純に考えれば，確かにその程度の理解力はまだ保たれていた蓋然性はある．しかし，複雑な家族状況が存在する時は，養子縁組の結果は次の③および④と関連してくるであろう．亡貞夫が多少とも抽象的な思考（例えば疾病の予後に関する心配）をすることができたのは入院初期までで，入院中期，それも後半期に入ると，関心を示し理解もできたのはほとんど身体の快不快と当面する処置に限られ，態度も一般に退行的であり，ときには「コロコロと変わる」のである．自発的な言動は「意味不明」「支離滅裂」「不穏」等と評価され，現実から外れている．このような状態において，主な親族を想起し，養子を何人にするか，誰が養子に適当であるか，養子ができれば他の親族との関係にどのような変化が生ずるか，将来自己の財産と事業の承継にどのような影響があるか，等を概略でも検討することがで

きるとは考えにくいことである．以上から③と④の条件は満たし得ないと考えられる．亡貞夫には親族に対する被害妄想等はないが，意識混濁の水準が傾眠状態にあるということは，刺激により覚醒しても積極的，批判的思考ができないことを推定させる．覚醒時の意識内容は思考散乱を示していた．加えて，当時既に退行した状態にあったことを考えれば，養親としての主体的な態度を取ることが難しく，人の言うなりになる可能性が高いであろう．よって，亡貞夫が上記⑤の条件を満たしたかは甚だ疑問である．

宇田川に[13]よると，「身分行為の意思能力は，身分行為の重大性に照らし，財産行為の意思能力よりも高い精神能力が必要であると解されている」という．家族事情がよほど単純で，財産や事業の状況も規模が小さく複雑でなければ，養子縁組にさほど高い意思能力を要しないかもしれないが，そうでなければ先述のような諸条件（特に③と④）を満たす必要があるであろう．

次に遺言能力について検討する．わが国の判例を見ると，「中等度の人格水準と認知症」，「意識障害」，「アルツハイマー型認知症で判断は4, 5歳程度」，「中等度以上の認知症」等の生物学的要素を重視して，遺言能力を否定した事例が挙げられている（右近）[15]．心理学的要素については，「遺言が必ずしも単純な内容のものでない」こと，「本件遺言の内容がかなり多岐にわたる」こと等を理由に遺言能力を否定した例や，全財産を自己の出生地である自治体（市）に遺贈する場合はそれほど高い意思能力を要しないとした例がある．須永[12]は「通常の財産行為における意思能力よりも低目ないし緩やかに遺言能力は認定されてよい」といい，その理由として，遺言の効果が遺言者自身に帰属しないからそれだけ保護の必要がないこと，また，遺言が遺言者最後の遺志を尊重する制度であるから，一応の精神的能力に裏打ちされた意思でさえあれば，できるだけ広くこれを認めるのが妥当であることを上げている．米倉[16]も身分行為においては何よりも当事者の意思が重視，尊重されるべきであると言っている．これらの見解は上に紹介した宇田川の意見と異なるように見える．太田[11]は「遺言者には，遺言作成当時，平静な精神状態にあり，通常人と同程度の判断力・理解力・表現力を有していることの心証がえられればそれ

にて足る」と述べているが，これもかなり高い能力（通常人と同程度）を要求しているように見える．学説には若干差があるようであるが，遺言者の意思の尊重は意思能力の慎重な検討と必ずしも矛盾するものではなかろう．

イギリスでは Banks v. Goodfellow（1870年）[1]において裁判長が述べた基準に基き，表9のような点が遺言能力判断の指針として，現代の司法精神医学の教科書（Faulk, M.）[2]にも紹介されている．

国情も法制度も異なる他国の基準ではあるが，能力を分析するに当たり，参考にするのに差し支えはないであろう．わが国の裁判所も部分的にではあるがこれに沿って判断を示した例がある．また，上記の養子縁組をする能力の基準も，これを参考にして鑑定人が作成したものである．

亡貞夫の遺言は平成9年1月21日になされた．これは鑑定人の分類によれば入院末期に属する．この時期は意識混濁水準（肝性脳症）は概ねⅠ度ないしⅡ度であり，意識内容が極度に貧困化しており，特に言語による自発的な意思表示はほとんど見られない．20日の看護日誌に「発語ありもほとんど意味不明でききとりにくい」とあるが，同日より24日にかけて毎日同様の観察が記録されている．記録された発語といえば，20日の「痒い．あー」と22日の「はい，ありがと…」だけである．20日の看護日誌には「意識レベルクリアー」とあるが，亡貞夫は相撲を見ているに過ぎない．同日の医師の診療録には「肝性昏睡水準Ⅰ度～Ⅱ度」とある．意識障害のある患者について理解の有無を判定するのは，例えば22日に例があるが，「おしり上げてください」のようなごく簡単な指示や質問に言語や行動で応答できるかどうかを見るのが通常であって，高度の理解力を問題にするわけではない．既に入院中期において，亡貞夫の現実的な関心と理解は医療処置に対する好悪や身体的快不快に終始し，そこをいくらも超えることがなかった．他は大部分夢のような話（せん妄またはそれに近い状態）だったのである．入院末期はさらに意識の解体が進んでいる．目で見たり身体で感じたりできない財産の性質や規模を想起するにはかなりの抽象的能力を要する．亡貞夫が近親者を想起し，その中から妻シズ，養子2名（卓男および静子），養子の子2名（太郎および次雄），子

表9　イギリスの遺言能力判断のための指針

① 遺言とその結果の性質を理解する能力
② 必ずしも詳細を要しないが，自分の財産の性質と規模を想起する能力
③ 近親者の名前および彼らの相続に対する要求を想起する能力
④ 遺言者の自然な感情を曲げ，その決断に影響する病的精神状態がないこと

江里を選び出し，それぞれに規模の大きい財産をどのように分割し，相続させるのが適切かを考えるには，確かに通常人と同程度の判断力，理解力，表現力を必要とするように思われる．遺言能力は，通常人と同程度の判断能力等を要しないと考える場合にも，亡貞夫については表9①ないし③の能力は欠けていたと考えるのが妥当であろう．④については養子縁組をする能力において述べたように，妄想等はないが，人の言いなりになる傾向があることを指摘できよう．傾眠ないし嗜眠状態にある人は，思考が怠惰になり，批判力が失われるが，さらに亡貞夫は入院末期において意識内容が著しく貧困化しており，養親としての主体性を失っていると考えられるからである．

5. 鑑定主文

1　本件養子縁組届のなされた平成9年1月14日当時の桐野貞夫の精神状態は，肝性脳症の状態にあった．その程度は意識混濁水準ではⅠ度ないしⅡ度であり，意識内容では思考散乱が認められる．態度は拒否的，易怒的で，退行した状態にあった．

2　前項当時，桐野貞夫が養子縁組の意味を理解し，みずからの判断で本件養子縁組を行う能力があったとは考えられない．

3　遺言のなされた平成9年1月21日当時の桐野貞夫の精神状態は，肝性脳症の状態にあり，意識混濁水準ではⅠ度ないしⅡ度の程度であるが，意識内容は著しく空虚化していた．

4　前項当時，桐野貞夫が鑑定書第Ⅰ章緒言に掲示したような複雑かつ詳細な遺言をする能力があったとは考えられない．

以上のように鑑定する．

平成13年1月29日

　　　　　　　東京都墨田区錦糸 3-5-1
　　　　　　　　　　錦糸町クボタクリニック
　　　　　　　　　医師　西　山　　詮
大阪地方裁判所第○民事部
　　裁判官　　○　○　○　○　殿

　なお，以上の鑑定に要した日数は，平成 12 年 10 月 12 日から翌 13 年 1 月 29 日までの 120 日である．

C．鑑定に関する補足説明

　平成 13 年 3 月 9 日上記地裁より「鑑定に関する補足説明のお願い」というものを受けた．次のようなことである．

　1　本件は肝臓疾患（肝性脳症）の患者に関する事件ですが，同種の事件についての鑑定のご経験はありますか．ある場合には，その内容，鑑定資料，裁判所，事件番号等につき，ご教示下さい．

　2（1）鑑定主文 1 および 3 において，「亡桐野貞夫の精神状態は，肝性脳症の状態にあり，意識混濁水準では I 度ないし II 度」とありますが，これは亡貞夫がいかなる精神状態だったことを意味するかにつきご教示下さい．

　　（2）特に，鑑定人ご指摘の「肝性脳症 I 度」や「II 度」の意味について，3-3-9 度方式によるものでしょうか．犬山シンポジウムによる肝性昏睡度分類によるものでしょうか．

　　（3）3-3-9 度方式による場合と犬山シンポジウムによる場合とでは，どのような違いがあるとご認識でしょうか．

　以下のような返事を作成して送った．

　1　肝臓疾患（肝性脳症）の患者に関する精神鑑定はこれが初めてです．高齢者の養子縁組または遺言に関する精神鑑定はしばしば行っておりますが，大部分は認知症性高齢者の鑑定です．しかし，これらの場合にも意識障害を伴うことが多く，しかも認知症と意識障害が区別されない結果，実際以上に認知症が高度と判定されることがあり，意識障害の精神病理には強い関心をもっております．

　2（1）鑑定主文 1 および 3 において「桐野貞夫の精神状態は，肝性脳症の状態にあり，意識混濁水準では I 度ないし II 度」と叙述した理由は，鑑定書にも書いたとおりです．すなわち，亡貞夫の精神状態をまず肝性脳症であるとした上で，その意識状態を意識混濁水準と意識内容の変化の態様（以下は意識変容）に分けて記述したわけです．意識混濁水準は要するに意識混濁の深さの問題ですから 3-3-9 度方式で表示し，意識変容は看護記録から具体的に検討したものです．従って，そこで I 度ないし II 度というのは，3-3-9 度方式（**表 5**）でいうところの Grade I の 1 から Grade II の 30 までの間に入ることを示しております．

　　（2）「鑑定に関する補足説明のお願い」の質問 2（2）には，「鑑定人ご指摘の『肝性脳症 I 度』や『II 度』」とありますが，これは誤解ではないでしょうか．鑑定人自身は，診療記録（医師記録と看護記録）からの引用の場合のほかには，上記の用語を用いておりません．上述したとおり，肝性脳症の意識障害の状態を意識混濁水準と意識変容とに分けた上でこれを両側面から検討する，というのが鑑定人の基本的な方法です．そして，その意識混濁の程度を示すのに 3-3-9 度方式を採用しているのです．そういう意味で，鑑定主文でも「意識混濁水準」と「意識内容」とを区別して記しております．

　なお，ここで付言すれば，提供された鑑定資料から次のようなことが指摘できます．医師診療録では，①「意識水準清明．羽ばたき振戦（＋）」，②「肝性脳症（＋）」（以上は 1 月 1 日），③「肝性脳症　水準 I」（1 月 8 日），④「肝性脳症 II 度」（1 月 14 日），⑤「意識水準（肝性脳症 I 度）」（1 月 15 日），⑥「意識（肝性昏睡水準 I 度〜II 度）」（1 月 20 日），⑦「意識 I 度 10〜20《ママ》」（1 月 23 日），⑧「意識水準は II 度 20〜30」，「意識水準は III-200」（1 月 24 日）のような記述があります．①と②はどういう分類の，結局はどの程度の水準になるのか不明です．③から⑥までは犬山シンポジウムによる肝性脳症の昏睡度分類によるものと推定されます．⑦と⑧は 3-3-9 度方式による意識障害の水準を示しているようです．呼称がさまざまであるのも気になりますが，分類原理の異なる意識障害の分類が混在しているのではないでしょうか．繰り返しませんが，看護記録にも同様の疑問があります．

　さて，1 月 8 日の意識状態（上記③）を医師は「肝性脳症　水準 I」と判定していますが，どの時

点で，どのような所見を確かめて判定したのか不明です．これを同日の看護日誌で見ますと，「意識レベル清明」，「やや易怒的」，場所的見当識障害（「ここはどこや．船舶に行くんや」），「ときどきやや易怒的」，「暴言を繰り返し」，「妻に手を上げようとする」というような観察記録があります．なお，見当識は指南力と同義です．場所的見当識障害は昏睡度IIの精神症状です．ところが昏睡度IIの参考事項には「興奮状態がない」といいきってありますが，看護記録は興奮状態があったことを示しております．するとこの状態は昏睡度IIIに該当するのでしょうか．結局，同日の患者の意識状態は意識レベル清明から，昏睡度Iおよび昏睡度IIを経て，昏睡度IIIに至る可能性のある精神症状を含んでいたということになり，はなはだ具合の悪いことになります．

1月14日（上記④）には，医師は「肝性脳症II度」と判定しています．同日の看護日誌を見てみましょう．ここには時間，場所の見当識ばかりではなくて，対人的見当識に障害が存在する疑い（「お前は何者や」）がありますが，これは高度の見当識障害（昏睡度III）に該当しないでしょうか．亡貞夫は「強く拒否し，更に怒り出す」とありますから，興奮状態の存在から既に昏睡度IIを越えていることが推定されます．F医師が説明しても「手を上げたりして，取りあわず」というのですから，これは昏睡度IIIの精神症状を含んでいるわけです．このような意識状態を昏睡度IIと判定するには，判定の根拠となった精神症状を明示する必要があるでしょう．そうすると意識障害を5段階に分類する（それによって意識障害の程度の表示を簡便にする）意味が失われるのではないでしょうか．

1月15日（上記⑤）および1月20日（上記⑥）についてもそれぞれいくつか疑問または異論がありますが，長くなりますので省略します．要するに，肝性脳症の昏睡度分類はあまりにも含蓄があり過ぎるので，仮にII度と表示されても，それが真実何を表示しているか分明でないのです．

以上のように，鑑定人には自身が扱い慣れ，広く認められた方法があることと，犬山シンポジウムによる肝性脳症の昏睡度分類に直ちには従いにくい疑問とがあって，鑑定人は意識障害の状態を意識混濁の程度と意識変容とに分け，前者につい て3-3-9度方式に従っております．

意識障害の分類の3-3-9度方式は，すでに鑑定書（16頁）にも書きましたとおり，意識障害のうち定量化の容易な意識混濁のみに焦点を当て，意識変容を考慮に入れるのを断念しております．この方法は，そのような犠牲を払ってはいますが，単純かつ客観的で，誰にでも容易に判定でき，しかも簡単かつ即時に判定できて，なおかつ信頼性が高い，という利点を持っているのが特徴です．各種専門医師間のみならず，看護師や救急隊員にも使用することができ，職種間の安定した交通を容易にしています．排除された意識変容を具体的な記述で補えば，今日でも広く使用に耐える方法であろうと思います．

（3）犬山シンポジウムによる肝性脳症の昏睡度分類は，単純化していえば，3-3-9度方式が排除した意識変容を分類原理の中に引き戻し，意識障害の程度を総合的に5段階に分ける，意欲的または野心的な分類の試みと考えられます．問題は，定量化しやすい意識混濁に定量化しにくい意識変容を加えながら，なおかつその総合的な意識障害を5段階に分けた（定量化した）ところから発生します．2（2）において既に具体的に問題点を指摘しましたが，折角のお尋ねですので，改めて御説明致します．

昏睡度Iは，精神症状として，「睡眠覚醒リズムの逆転．多幸気分，ときに抑うつ状態．だらしなく，気にとめない状態」を挙げています．睡眠覚醒リズムの逆転が生ずる（I度）ような患者の場合には，傾眠状態が現れること（II度）が多いのではないかと考えられます．気分や態度が取り上げられていますが，これらは基準としては漠然とし過ぎており，またある程度長期的な観察に基いて初めて言明できる所見で，変動の激しいことの少なくない意識障害の指標としては不適切ではないか，等の疑問が生じます．昏睡度Iの参考事項として，「retrospectiveにしか判定できない場合が多い」という注釈がついているのも，無理もないと思われます．しかし，意識状態または意識障害というような現在的な報告が重要な現象に対して，懐古的にしか判定できない場合が多いというのはやはり重大な欠陥であろうと考えられます．

昏睡度IIについては，精神症状として，「指南力（時，場所）障害．物を取り違える（confusion）．

異常行動（例：お金をまく，化粧品をゴミ箱に捨てるなど）．ときに傾眠状態（普通の呼びかけで開眼し会話ができる）．無礼な言動があったりするが，医師の指示に従う態度をみせる」が挙げられています．この指南力（時，場所）障害はⅢ度の参考事項「指南力は高度に障害」とどのように分けられるのか，また指南力を問題にする際，対人指南力は考慮に入れないのかどうかも不明です．「物を取り違える」というのは基準としては漠然とし過ぎていないでしょうか．異常行動は，どこまでが正常でどこからが異常かの判定が微妙な領域です．単に2つの実例を挙げただけでは，指針として十分ではありません．医師の指示にも簡単なものや複雑なもの，高圧的，権威的なものや優しく説得的なもの，適切なものや不適切なもの等いろいろあり得ますから，それに対する態度も多様であり得るわけです．傾眠状態にも既述のような問題があり，Ⅰ度とⅡ度との境界を曖昧にします．参考事項として「興奮状態がない．尿便失禁がない．羽ばたき振戦あり」が挙げられていますが，これら3条件を上記の精神症状と組み合わせると，昏睡度Ⅱの判断は非常に煩雑なものになります．症状同士が相互に矛盾する時，どの症状にどのようなウエイトを置くかは判定者の胸三寸となるのでしょうか．

昏睡度Ⅲは，精神症状として，「しばしば興奮状態またはせん妄状態を伴い，反抗的態度をみせる．嗜眠傾向（ほとんど眠っている）．外的刺激で開眼し得るが，医師の指示に従わない，または従えない（簡単な命令には応じる）」を指標としている．しかし，「興奮状態がない」（Ⅱ度）と「しばしば興奮状態」（Ⅲ度）との間には，「時に興奮状態」「時々興奮状態」等があるでしょう．しかも，これらはある程度の観察時間を置いて初めて判定できることですから，刻々と変わる意識障害の判定には必ずしも適当とはいえません．もっともな理由のある興奮状態とそうでない興奮状態とを区別しないのでしょうか．また，しばしば興奮状態を伴うものの，反抗的態度はない場合はどうするのでしょうか．ほとんど眠っている（Ⅲ度）が，普通の呼びかけで開眼し会話ができる場合（Ⅱ度）もあるのではないでしょうか．現に，すぐに続いて「外的刺激で開眼し得る」とあります．せん妄状態にも最近は軽い意識混濁を背景とするものがあることが注目されています．医師の指示や指南力障害の軽重の問題点については既に記しました．

昏睡度ⅣとⅤは，3-3-9度方式のGrade Ⅲを超えるものではないと思われます．

以上，いささか些事にまでわたりましたが，分類の原理の妥当性に多くの問題を感じます．消化器内科については門外漢ですから，この分類がいかなる手順または経過を経て形成されたものかを知りません．最新内科学大系等の教科書または論文をいくつか参照しましたが，精神症候学については詳しい解説がありません．この分類に従って昏睡度（特にⅠⅡⅢ）を判定するには，精神医学または神経心理学の素養と技量を必要とするように思われます．そのような訓練はどこでどのように行われるのでしょうか．また，個々の例の判定にも，問診や観察にかなりの時間を取られると思います．問診等は操作化されているのでしょうか．この分類法の妥当性はひとまず括弧に置くとしても，はたして信頼性はどの程度のものでしょうか．

以上のようなわけで，回答よりも質問の方が多くなりましたが，質問という形で昏睡度分類の問題点を列挙してみた次第です．3-3-9度方式による場合は，情報は乏しいけれども信頼性と職種間交通性に富んでおります．犬山シンポジウムによる昏睡度分類の場合は，情報はかなり豊富になる可能性はありますが，テストの妥当性と信頼性に大きな疑問があります．信頼性を高めるためには，問診や観察を操作化しなければなりません．これだけの意識内容に関する問診や観察を操作化するためには，膨大なマニュアルを用意しなければならないでしょう．仮にそれだけの準備をして所見を採取したとしても，一部は昏睡度Ⅰに該当し，他の一部は昏睡度Ⅱに該当し，更に他の一部は昏睡度Ⅲに相当するというようなこともしばしば生ずるでしょう．昏睡度の判定が恣意的になる危険性を多く孕んでいるように思われます．

そこで，鑑定人としては，意識混濁については3-3-9度方式を参考にし，意識変容は個別的検討に委ねる方がよいと考え，両者を混合することを避けた次第です．

以上のように回答（補足説明）致します．
　　　　　　　　　　　　平成13年3月20日
　　　　　　　　　　　　鑑定人　西　山　　詮
大阪地方裁判所第○民事部御中

D. 一審判決《養子縁組》

平成 10 年（タ）第 237 号　養子縁組無効確認請求事件
平成 13 年 6 月 28 日判決言渡
《著者注：大阪高裁は一審判決の「第 2　事案の概略」および「第 3　当裁判所の判断」のほとんどを継承（引用）し，若干の付加，訂正，削除を行ったにすぎないから，読者の便宜のため，以下の判決文にはこれらの処置を予め施しておいた．》

判　　　　決

（本籍）略
（住所）大阪市生野区○○町 1 丁目 1 番 1 号
　　　原　　告　　内　田　江　里
　　　原告法廷代理人親権者母　内　田　潤　子
　　　原告訴訟代理人弁護士　○　○　○　○
（本籍）略
（住所）大阪市中央区○○町 1 丁目 2 番 9 号
　　　被　　告　　桐　野　卓　男
（本籍）略
（住所）大阪府豊中市○○町 3 丁目 13 番 1 号
　　　被　　告　　桐　野　静　子
　　　被告ら訴訟代理人弁護士　○　○　○　○
　　　同　　　　　　　　　　○　○　○　○

主　　文

1　平成 9 年 1 月 14 日大阪市中央区長に対する届出による，養父を桐野貞夫とし，養子を被告桐野卓男とする養子縁組は無効であることを確認する．
2　平成 9 年 1 月 14 日大阪市中央区長に対する届出による，養父を桐野貞夫とし，養子を被告桐野静子とする養子縁組は無効であることを確認する．
3　訴訟費用は被告らの負担とする．

事　実　及　び　理　由

第 1　請求
　主文同旨
第 2　事案の概要
　本件は，平成 9 年 1 月 14 日，亡桐野貞夫（以下「亡貞夫」という）を養父とし，被告桐野卓男（以下「被告卓男」という）及び被告桐野静子（以下「被告静子」という）を養子とする養子縁組届（以下，これを「本件養子縁組届」といい，本件養子縁組届によりなされた養子縁組を「本件養子縁組」という）が作成され，その 10 日後に亡貞夫が死亡したという事案において，亡貞夫の子である原告が，被告らに対し，①本件養子縁組届作成当時，亡貞夫には養子縁組能力がなかった，②亡貞夫には養子縁組意思がなかったと主張して，本件養子縁組の無効確認を求めた事案である．

Ⅲ. 鑑定人の行う歴史的証明——鑑定人ではなく鑑定意見を評価——公証人の役割と現状——

1 前提となる事実（証拠により容易に認められる事実）
 (1) 当事者等
　　原告（昭和63年6月1日生）は，亡貞夫（大正9年1月3日生）から平成5年1月10日認知を受けた同人の実子である．内田潤子は，原告の母である．
　　桐野シズ（以下「シズ」という）は，亡貞夫の妻である．
　　被告卓男と被告静子は，夫婦であり，亡貞夫の養子として平成9年1月14日付け養子縁組届（本件養子縁組届）がなされている．
 (2) 本件養子縁組届
　　本件養子縁組届は，養父を亡貞夫，養母をシズとし，養子を被告卓男及び被告静子とする内容のものであり，証人として，桐野ミヨ（被告卓男の実母）及び加賀妙子（被告卓男の姉）の署名がある．
　　亡貞夫の署名は，桐野ミヨが代署したものである．
 (3) 亡貞夫の入院と死亡
　　亡貞夫は，平成8年12月27日，C型肝炎で国立P病院に入院し，平成9年1月24日，肝硬変により死亡した．亡貞夫は，上記入院時，肝性脳症の状態にあった．
2 主たる争点及びそれに関する当事者の主張
 （原告の主張）
 ア 養子縁組能力の欠如
　　本件養子縁組届は，亡貞夫が肝性脳症による意識障害状態で作成されたものであり，本件養子縁組届作成当時，亡貞夫にはこのような養子縁組をするに足りる意思能力（養子縁組能力）がなく，本件養子縁組は無効である．
 イ 養子縁組意思の欠如
　　本件養子縁組届に亡貞夫による署名がないこと，本件養子縁組届が作成された平成9年1月14日は，被告卓男らが亡貞夫に生命の危険があることを告げられた後であること，亡貞夫は，生前，内田潤子に対し，養子縁組をする気持ちがないと表明していたことからすると，本件養子縁組届作成当時，亡貞夫に縁組意思はなかったと言うべきであり，本件養子縁組は無効である．
 （被告らの主張）
 ア 養子縁組能力の欠如について
　　亡貞夫は，平成9年1月22日までは普通に会話することができたものであり，養子縁組というのはその法律行為の内容が明確であってその判断は容易であることからしても，亡貞夫に養子縁組能力はあったものであり，本件養子縁組は有効である．
 イ 養子縁組意思の欠如について
　　亡貞夫は，○○税理士，横井会計士の前で明確に養子縁組をする旨表示し，亡貞夫の明確な意思に基づいて本件養子縁組がなされたものであり，本件養子縁組は有効である．
第3 当裁判所の判断
1 養子縁組の内容について
　　上記のとおり本件養子縁組届は，養父を亡貞夫，養母をシズとし，養子を被告卓男及び被告静子とする内容のものであり，証人として，桐野ミヨ（被告卓男の実母）及び加賀妙子（被告卓男の姉）の署名があるが，亡貞夫の署名は，亡貞夫が自署したものではなく，桐野ミヨが代署したものであるから，この書面からは，亡貞夫の本件養子縁組意思や亡貞夫の関与の具体的内容は明らかにならない．
　　そして，本件養子縁組がなされた平成9年1月14日当時，亡貞夫は，上記のとおり肝性脳症の状態にあったもので，本件養子縁組から10日後に死亡していることなどからすれば，本件養子縁組について，その内容を理解していたかについては，特に慎重な判断が必要になる．
　　なお，養子縁組をなしうるに足りる意思能力（養子縁組能力，すなわち，養子縁組の意味，効果を理解する能力）の程度については，養子縁組の直接の目的は，養親と養子との間に親子関係と認められる関係を成立させることであって，それ自体の判断は一見容易のようにもみえるが，養子縁組は，身分上の親子関係の創設にとどまらず，相続，扶養など，財産上も重大な影響を生じさせる行為であるから，これらについて判断・理解するに足りる意思能力が必要なものと解するのが相当である．

2　亡貞夫の病状の経過について
　　甲5，弁論の全趣旨によれば，亡貞夫の病状の経過に関して特徴的なことは次のとおりであったものと認められる．
(1) 亡貞夫（大正9年1月3日生）は，平成8年12月27日，C型肝炎で国立P病院に入院した．主治医はFK医師（以下「F医師」という）であった．
　　なお，亡貞夫が平成8年11月18日に国立P病院に入院した時の看護記録によれば，「知能低下」に○印が付されている．
(2) 平成8年12月31日
　　　［看護記録］　異常行動，言動なし．
(3) 平成9年1月1日（以下月日のみで表示する）
　　　［カルテ］　羽ばたき振戦（＋），昨晩，せん妄，失禁，肝性脳症（＋）
　　　［看護記録］　会社行かんとな，食事まだか，ロビー行き，エレベーターに乗ろうとしているところを発見する．問うと上記話されたり，異常行動あり．尿失禁，便失禁．会話の中でも，意味不明な言動あり．羽ばたき振戦（＋）．現在肝性昏睡II度に分類されるか．軽度上肢振戦あり．
(4) 1月2日
　　　［カルテ］　意識清明，羽ばたき振戦（＋）
　　　［看護記録］　アンモニア値激増あり．
(5) 1月3日
　　　［看護記録］　意味不明な言動特になく，会話も成立する．
(6) 1月4日
　　　［看護記録］　突然会社の事を話し出す，家人の話では，突然ウロウロしたり，ここはどこかと聞いたりするとのこと，アンモニア上昇による意識障害出現か．
(7) 1月5日
　　　［看護記録］　ここは大阪か，そしたら今から帰る，仕事もあるし．夜間全く入眠せず，ズボン，パンツ脱いだり，失禁あったり，意味不明な言動あり．アンモニア上昇による意識障害からか，不穏ぎみ．もう半分も分かってないでしょうね，私の言うこともきかないから，息子他に来てもらってるんです，病気がそう（不穏）させてるから仕方ないと思う．
(8) 1月6日
　　　［カルテ］　摂食不良，帰宅への強い希望（＋），ストレス強く，本日のみ外出許可．
　　　　　　　　家族に対し，肝不全進行しており，このまま進むと腎不全併発し，生命への危険（＋）
　　　［看護記録］　支離滅裂な訴え続き，ほとんど会話成立しない．こちらからの問い掛けには比較的スムーズに返答あり．夜間は特に不穏強く，現状認識できていない．妻，昨日はもっとひどかったんです，もう何言ってるか分かりませんわ．
　　　　　　　　羽ばたき振戦なし，意識清明で会話もスムーズに成立する．不穏なく安定している．
　　　外出泊承認申請（ただし，申請書には，被告シズが亡貞夫名を署名した．）
(9) 1月7日
　　　［カルテ］　羽ばたき振戦（−）
　　　［看護記録］　羽ばたき振戦なく，異常行動，言動なし．
(10) 1月8日
　　　［カルテ］　羽ばたき振戦（＋），肝性脳症I度，意味不明発言（＋）
　　　［看護記録］　多少つじつまの合わぬ言動あるも，意識レベル清明．ここは病院であり，東8階と説明しても，暴言を繰り返す，妻氏へ手を上げようとすることあり．体温上昇とともに不穏かなり強くなる，不穏時危険行動あり，転倒．
(11) 1月9日
　　　［看護記録］　便が出るんや，スコップで出したろか．何や，誰やお前は，こいつらもみんなでグルになって，何するんや，もう触るな．アンモニア上昇ないも，不穏行動，易怒的言動あり．
(12) 1月10日
　　　［看護記録］　易怒的な態度変わらず．便秘に伴うアンモニア上昇，症状増強の可能性あり，異常行動，ルー

Ⅲ．鑑定人の行う歴史的証明──鑑定人ではなく鑑定意見を評価──公証人の役割と現状──

　　　　　　ト（輸液管）抜去などの危険行動に注意必要．訴えたり穏やかになったりコロコロ変わる．
(13) 1月11日
　　［看護記録］　手指振戦軽度あり．
(14) 1月12日
　　［看護記録］　午前 0 時 15 分，切符がない，切符どこ行った，帰らなあかんのに，あんた知らんか．意味不明の発言多い．わしは世間の笑い者や，家で養生しな，こんな所におってもあかん，ズボン下はかしてくれ，温泉も行かなあかん，全然風呂入ってないからな．易怒的，拒否的であり，夜間不穏行動注意要す．家人も対応困っており，精神的支援重要．僕がどこに帰りたいかわかるか，切手はらなあかんのや．声をかけても視点あわさず，腕を組み易怒的な表情をする．異常発言持続．
(15) 1月13日
　　［看護記録］　医師はいつになったら来ると繰り返し訴えあり，ケア処置は全て拒否．羽ばたき振戦あり，本日アンモニア上昇のため．人により対応異なり，疾患よりくるストレス，苦痛，また，現状を受け入れられないことに伴う非協力的反応見られる．会話成立しないこと多く，また，意味不明な発語あり．アンモニア上昇による不穏行動，IVH 抜去等予想されるため，頻回な訪室必要．
(16) 1月14日
　　［カルテ］　「もう何もせんといてくれ」との発言，アンモニア臭（＋），羽ばたき振戦（＋），肝性昏睡Ⅱ度．
　　［看護記録］　あっ，注射するんや，このお金持っていったらどうなるんだ．意味不明な発言多くあり．手指振戦ごく軽度あり．異常発言は持続にて引き続き注意要．浣腸するも強く拒否し，更に怒りだす．F 医師よりも必要性説明されるも手を上げたりして取り合わず，ラ浣（ラクツロース浣腸）できず．本日排便なく，アンモニア更に上昇していると思われる．
(17) 1月15日
　　［カルテ］　「はよ家へ帰りたい」との発言，羽ばたき振戦（＋），肝性脳症Ⅰ度．
　　［看護記録］　意味不明の独語あるが口調穏やか．この点滴どこから体に入ってるの．何のためにしてるの．もう結構です．全部ひきあげといて下さい．看護師さんもいりません．家人とはにこやかな表情で会話しているも看護師に対し上記言動あり．時折異常行動あり．
(18) 1月16日
　　［看護記録］　羽ばたき振戦あり．意味不明の言動多い．IVH 首に巻き付けたり，異常行動あり．本人，家人の希望あり，医師とも相談の上，本日一泊外泊となる．かなりデータの悪化あり，外泊により生命の危機を早める可能性大きい，急変時は必ず帰院することとムンテラされる．
　　　　外出泊時承認申請（ただし，申請書には，被告シズが記載）
　　［セコム在宅医療システムの木村明美の報告］　帰宅されたことの自覚がはっきりしていない様子，ここのお風呂はどんなんや．
(19) 1月17日
　　［カルテ］　意識混濁．
　　［看護記録］　帰宅しても自宅とほとんど分かっておらず，ここの風呂はどんなんやと言ったり，○○温泉かと言ったりしていたとのこと．さらに腎機能低下あり，腎よりの意識レベル低下来すおそれあり．病室離れると不穏となり，頻回に妻氏よりナースコールあり．IVH ルート引っ張ろうとしたり，バルーンカテーテル引っ張ろうと危険行動見られる．
(20) 1月18日
　　［看護記録］　ここは東京，第一ホテルに行くんや，なんで，わしはここにおるんや，不穏持続，ルート触ったり，起き上がろうとする動作あり．アルコール清拭行うと易怒的になり，殴ろうとする，手を持ち，かみつこうともする．意味不明発言あり．寝衣交換する，手を貸すと妻氏を平手打ちしている．腎肝データ悪化傾向，全身状態悪化しており．生命危機にあり，夜間不穏も続いている．日中ほとんど傾眠．午後より羽ばたき振戦出現する．昼夜逆転傾向あり．まさに昼夜逆転である．発語あり（意味不明）．時折上肢のびくつきあり．

問題となった能力：養子縁組能力　遺言能力

(21) 1月19日
　　　［看護記録］　昼夜逆転傾向にあり．本日排便見られず，夜間アンモニア上昇症状要注意．肝不全進行，症状増強中．時々からだをぴくんぴくんと震わせる．昼夜逆転あり．
(22) 1月20日
　　　［カルテ］　肝性昏睡程度ⅠないしⅡ度，羽ばたき振戦（＋）
　　　［看護記録］　日中傾眠がち．声かけ質問に対し返答できている．腎不全悪化して，循環体液増加あり，喀痰量増加予想される，頻回に吸引し，喘鳴，呼吸状態悪化に注意．呂律回りにくく発語あるもほとんど意味不明で聞き取りにくい．意識レベルクリアーで相撲見て笑顔を見せることもあれば，しわを寄せ妻氏の手をぐねったり，叩くことあり．
(23) 1月21日
　　　［カルテ］　桐野卓男氏より，本日，弁護士立会のもと相続手続きをとり，本人署名したとのこと．
　　　［看護記録］　腎不全進行しておりラシックスへの反応不良．体液量増加傾向にて苦痛あり．午前，弁護士の方々が訪室され，遺産についての話し合いを本人を交えてされる．60°位ギャッジアップし，問いかけに対して理解できているのか不明も返事している．DIC所見にてデータ変動症状出現要注意．
(24) 1月22日
　　　［カルテ］　意識混濁，呼びかけで開眼，会話成立．
　　　［看護記録］　昼夜逆転傾向，夜間に不穏様症状あり．発言はあるも聞き取れぬ．夜間になりアンモニア上昇．はい，ありがと，傾眠がちも問いかけに返答できる．腎不全悪化，DICに関連した生命危機あり，引き続き循環動態要注意．
(25) 1月23日
　　　［カルテ］　意識レベルⅠ度10ないし20《ママ》
　　　［看護記録］　一時的に視点を合わせることはできるが意思疎通図れず，意味不明な発語あり．何か言おうと発語あるも不明瞭．肝機能，腎機能ともに悪化．呼び名にて開眼するも，焦点定まらず，発語はあるも意味不明．
(26) 1月24日
　　　［カルテ］　意識レベルⅡ度20ないし30
　　　　　　　　　意識レベルⅢ度200
　　　　　　　　　死亡宣告す
　　　［看護記録］　意味不明の発語あり．腎機能悪化，尿毒症による症状出現，循環動態の変動による生命危機の可能性あり．
(27) 亡貞夫は，平成9年1月24日肝硬変により死亡した．

3　肝性脳症，意識障害の分類について（F医師の証言に代わる回答の結果［以下「F回答」という］及び同回答添付の参考文献，弁論の全趣旨）
(1) 肝性脳症とは，肝臓疾患により肝臓の解毒作用が低下し，アンモニア等の有害物質が解毒されないまま，血液とともに脳に入り，脳を麻痺させ，意識障害を生じさせるものである．
(2) 肝性脳症の症状としては，羽ばたき振戦（両上肢を側方に水平進展させると，指・腕に羽ばたきのような不随意運動が発生すること），手指の振戦．意味不明な発語，異常行動，介護者に対する言動，せん妄（軽度ないし中等度の意識混濁に，幻覚・妄想や夢体験が加わって，恐怖や不安とまとまりを欠いて不穏な多動を呈する状態），見当識の欠如，傾眠などがみられる．
(3) 犬山シンポジウムによる肝性昏睡度分類（以下「肝性昏睡度分類」という）は，肝性脳症による精神神経症状を，その意識障害の程度によって臨床的に5段階に分類したものである．具体的内容は次のとおりである．
　ア　昏睡度Ⅰ　睡眠覚醒リズムの逆転，多幸気分，時に抑うつ状態，だらしなく，気に留めない状態．
　イ　昏睡度Ⅱ　指南力（時，場所）障害，物を取り違える，異常行動，ときに傾眠状態，無礼な言動があったりするが，医師の指示に従う態度をみせる．興奮状態がない，尿便失禁がない，羽ばたき振戦あり．
　ウ　昏睡度Ⅲ　しばしば興奮状態またはせん妄状態を伴い，反抗的態度を見せる，嗜眠傾向，外的刺激で開眼し得るが，医師の指示に従わない，または従えない．羽ばたき振戦あり（患者の協力が得られる場合），

III. 鑑定人の行う歴史的証明――鑑定人ではなく鑑定意見を評価――公証人の役割と現状――

　　指南力は高度に障害.
　エ　昏睡度Ⅳ　昏睡（完全な意識の消失），痛み刺激に反応する．刺激に対して払いのける動作，顔をしかめるなどが見られる．
　オ　昏睡度Ⅴ　深昏睡，痛み刺激にも全く反応しない．
(4) 3-3-9度方式による分類は，意識レベルの定量的表現法であり，刺激に対する覚醒の程度を3群に分け，さらに各群を3段階に細分し，数字により意識障害程度を表現したものである．
4　鑑定人西山詮による鑑定の結果（平成13年3月20日付け補足説明を含め，以下「西山鑑定」という．）について
(1) 西山鑑定は，亡貞夫の精神的病状は概して増悪の一途をたどったということができ，便宜3期に分けると，①入院初期（平成8年12月27日から平成9年1月4日まで）の精神活動は，ときにせん妄によって妨げられることがあっても，おおむね正常または正常に近い理解や判断の可能な状態にあった，②入院中期（同年1月5日から同月18日まで）は，昼夜逆転し，夜間には意識混濁，異常な言動，不穏（多くはせん妄である）が生じ，昼間にも傾眠傾向が認められ，単純な呼びかけや質問には短い応答ができるが，自主的な意思表示はほとんど認められず，意識内容はしばしば現実から遊離し，退行的態度が目立った，③入院末期（同月19日から同月24日まで）は，精神活動は著しく貧困化し，とりわけ言語による主体的な意思表示は不可能になったとした上で，結論として，本件養子縁組当時の亡貞夫の精神状態は，肝性脳症の状態にあり，その程度は意識混濁水準ではⅠ度ないしⅡ度の程度であった，意識内容では思考散乱が認められ，態度は拒否的，易怒的で，退行した状態にあったとして，亡貞夫は，本件養子縁組届当時，養子縁組の意味を理解し，自らの判断で本件養子縁組を行う能力があったとは考えられないとした．
(2) 西山鑑定は，亡貞夫に関するF医師作成に係る亡貞夫に関する診療録（カルテ）及び看護師作成に係る看護記録を詳細に分析した上での判断であり，事実関係の認識はいずれも的確なものであって，そこで示された判断の過程は詳細かつ説得的であるから，西山鑑定の結論は十分に信用することができるというべきである．
(3) これに対し，被告らは，西山鑑定は，上記カルテに記載された肝性脳症Ⅰ度やⅡ度の意味を，3-3-9度方式によるものと理解しているが，実際にはF医師は犬山シンポジウムによる肝性昏睡度分類による記載をしたものであって，西山鑑定には診療録の記載の重要部分について誤解があると主張する．
　確かに，F医師作成に係る上記カルテが犬山シンポジウムによる肝性昏睡度分類を前提になされていることはF回答から明らかであり，犬山シンポジウムによる肝性昏睡度分類におけるⅠ度やⅡ度と，3-3-9度方式におけるⅠ度やⅡ度とは異なることも当然のことといえるが，西山鑑定において，被告らが指摘するように犬山シンポジウムによる肝性昏睡度分類と3-3-9度方式とを混同したり，両者を誤解していないことは西山鑑定の記載から明らかであるから，この点に関する被告らの主張は理由がない．
　また，被告らは，西山鑑定人は，肝臓疾患の患者についての臨床経験を持たず，同種事案の鑑定経験も有しておらず，肝性昏睡度分類も理解していないから，患者の精神状態を読み取る能力が備わっているとはいえない旨主張する．
　しかしながら，亡貞夫の病状は，単に消化器系疾患にとどまらず，肝性脳症により，脳の機能障害がなされているものであるから，このような病状にあるものの精神状態の判断が精神科医師である西山鑑定人によりなされたからといって特に不適切であるとはいえないし，西山鑑定人は，高齢者，特に認知症性高齢者の精神鑑定をしばしば行っているところ（西山鑑定），肝性脳症の患者の場合に，その判断手法を採用すべきでないとする理由は見い出し得ず，鑑定人の専門的知見や鑑定能力に何ら問題はないものというべきである．被告らの主張する点は，西山鑑定の信用性を左右するものではない．
　さらに，被告らは，①西山鑑定は，カルテの記載をほとんど考慮せず，専ら看護記録のみを検討しており，証拠価値は極めて限定的なものに過ぎない，②看護記録の検討に当たり，本来必要な前提知識（亡貞夫の性格，発言の背景事情，看護師との人間関係等）が欠けており，信用性がないなどと主張する．
　しかし，①については，西山鑑定は，決してカルテの記載を無視しているものではなく，あるいは，看護日誌のみに基づいて判断したものでもないのであって，カルテ，看護日誌，各種検査結果等を十分に考慮し，これらを総合して判断していることは西山鑑定を率直に読めば明らかである．もっとも，西山鑑定は，結果として，カルテの記載よりも看護記録の記載をより重視した判断をしているが，その理由として，西山鑑定は，カルテには，亡貞夫の精神生活に関する具体的な記述がほとんどないので，看護記録を中心的な資料と

122

して亡貞夫の精神状態をうかがうこととするとしており，自らの経験に基づく専門的判断として，亡貞夫の言動，行動についてより詳細に記載されている看護記録を重視したことに何ら不合理な点は認められない．
　②については，鑑定人の事実認識に特に不自然な点は認められず，看護記録の検討に当たり，本来必要な前提知識（亡貞夫の性格，発言の背景事情，看護師との人間関係等）に欠けているとはいえない．
　したがって，被告らの主張を考慮しても，西山鑑定の信用性は左右されるものではない．

5　F回答について
(1) F回答は，亡貞夫の養子縁組能力について，「養子縁組の意味を理解し自らそれを行うほどの判断能力に欠けていたとは言えないと考えられます」とする．
(2) F医師は，亡貞夫の主治医として同人を実際に診察していたものであるから，一般的には，その意見・見解は尊重すべきものであることはいうまでもない．
　しかしながら，カルテには，平成9年1月1日，2日，5日，6日，7日，8日と継続的に記載されているのに，同月9日から13日までのカルテの記載が全くないが，F回答は，記憶がなくその理由について説明できないとしており，疑問をさし挟む余地がある．
　また，たとえ主治医であっても，患者のそばに常駐しているわけではないし，F回答も，看護記録は病棟看護師が患者の1日の症状，言動，心理状態を把握して記録するもので，医師が診療するに当たり患者の病状を把握する上で大変重要な役割を果たすものとしているのであるから，看護記録の記載は軽視できないというべきところ，看護記録の記載から把握することができる亡貞夫の上記病状からすれば，亡貞夫には，意味不明の発語が続いたり，昼夜逆転の傾向が続いたりしており，さらに，看護記録には，意識障害をうかがわせる記載が随所に出ていることからしても，意識，判断能力においても支障があったと見るのが率直というべきである．ところが，F回答による亡貞夫の病状の把握は，これら看護記録とも明らかに異なっており，F医師が亡貞夫の病状を正確に把握して回答したかどうかについては疑問がある．
　さらに，カルテに記載する昏睡度分類自体にも，その根拠となった精神症状が明示されておらず，F医師の昏睡度の判定の客観性には疑問を挟む余地がある（西山鑑定）．
(3) そうすると，F回答は，亡貞夫の病状を軽く認識していることがうかがえるから，西山鑑定と比較して，その信用性は低いものといわざるを得ない．

6　関係者の供述について
(1) 乙1ないし3，証人横井真一，証人シズ，被告卓男には，本件養子縁組時，亡貞夫は，普通と変わりなかった旨被告らの主張に沿う供述がある．
(2) しかしながら，上記各証拠を検討しても，亡貞夫が本件養子縁組前に関係者といかなる協議をしたかが明らかでなく，本件養子縁組時に亡貞夫がどのような態度を示したかなど，本件養子縁組届作成に際して亡貞夫の具体的な言動も見えてこない．
　証人横井真一は，《ママ》○○○○税理士は，亡貞夫に対し，平成9年1月14日，病室で遺言書の作成と後継者をはっきりさせることを述べたところ，亡貞夫は，「当然卓男に決まっている」と言い，さらに，「卓男夫婦を養子にする」と言った旨証言する．
　仮に証人横井真一が証言するとおり，本件養子縁組に関して亡貞夫と実際に打ち合わせをしたのであれば，横井真一ないしは○○○○税理士が病室の亡貞夫を訪れた旨あるいはこれに類するカルテや看護記録の記載があるはずであると思われるところ，平成9年1月14日より以前の（それ以降も）カルテや看護記録を子細に検討しても，本件養子縁組が話題になった旨の記載が一切ないことからすれば，本件養子縁組の内容を亡貞夫が自ら定めたとは到底考えられず，むしろ，亡貞夫が関与しないところで，本件養子縁組の手続がなされた疑いすら生じるのであって，証人横井真一の証言はにわかに信用し難い．
(3) また，上記のとおり，本件養子縁組届の亡貞夫の署名欄は，亡貞夫が自ら署名したものではなく，被告卓男の実母桐野ミヨが署名したものであるが（被告卓男），通常の精神状態であれば，亡貞夫が自ら署名すれば足りるはずである（もっとも，証人シズは，同月14日，21日頃，亡貞夫は字がかけたか否か分からないと証言する）．それにもかかわらず，亡貞夫が本件養子縁組届に自ら署名していないことは，亡貞夫が自ら署名する能力に欠けていたことを強く示唆する事情といえる．
　証人横田真一は，平成9年1月21日になされた公正証書遺言（本件遺言）についてであるが，亡貞夫は，手が震えて字がかけない状態ではなかったと証言する一方で，本人に署名させようと試みてみたことはない，成川純一公証人の判断で代筆した旨証言する．

Ⅲ. 鑑定人の行う歴史的証明──鑑定人ではなく鑑定意見を評価──公証人の役割と現状──

確かに，本件遺言には，「遺言者は病床にあって署名不能につき当公証人代署する」との記載があり，本件遺言に際し，亡貞夫が自ら署名できないためとして成川公証人が代署していることは弁論の全趣旨から明らかであるが，病床にあったからといって直ちに署名不能につながらないことからすれば，本件遺言を作成するに際し，亡貞夫の署名が不能とした理由は明らかでない．また，仮に証人横井真一の上記証言が真実であれば，成川公証人が代署する必要はなかったはずである．

しかも，そもそも，平成9年1月に入ってからのカルテや看護記録の記載，その他，例えば，外出泊承認申請書（同月6日，同月16日），本件養子縁組届，本件遺言のいずれをとっても，亡貞夫が自ら署名しておらず，亡貞夫が自ら署名できたことをうかがわせる証拠は一切ないから，むしろ，亡貞夫は自ら署名できない状態にあったことが強くうかがえる．

(4) また，亡貞夫の病状についての証人シズの証言内容，被告卓男の供述内容は，上記看護記録の記載とは全く異なるし，被告卓男の供述するように，睡眠薬による影響だけでは到底説明できないことである．

被告卓男は，本件養子縁組前の亡貞夫の言葉としては，「横井先生に電話して，何かせんことないかきいとけ」であったというが，養子縁組届を出したことの報告をした際の亡貞夫の具体的な言葉は覚えていないと言うのであり，実際には，亡貞夫は具体的な言葉を発していなかったことがうかがえる．

証人シズは，同月22日までは亡貞夫はしっかりしていた，異常行動は見たことがない，ずっと付き添っていたがその間一度も羽ばたき振戦を見たことはない，意味不明の発言も聞いたことはないと証言する．

しかしながら，上記看護記録には，証人シズが看護師に話した内容が記載されており，その内容と対比すれば，証人シズの証言とはあまりにも異なること，被告卓男は羽ばたき振戦を見たことを認めていることからしても，証人シズの証言を信用することはできない．

(5) 以上検討したとおり，被告らの主張に沿った乙1ないし3，証人横井真一，証人シズ，被告卓男は，採用できない．

7 上記認定事実によれば，本件養子縁組がなされた平成9年1月14日当時，亡貞夫は，肝性脳症により養子縁組の意味内容を的確に判断する能力がなかったものと認められるから，本件養子縁組は無効というべきである．

第4 結論

以上によれば，原告の請求は理由があるからこれを認容し，訴訟費用の負担につき民訴法61条，65条1項本文を適用して，主文のとおり判決する．

　　　大阪地方裁判所第○民事部
　　　　　　裁　判　官　　○　○　○　○

E. 一審判決《遺言》

平成10年（ワ）第6871号　遺言無効確認等請求事件
平成13年6月28日判決言渡

　　　　　　　判　　　　　決

大阪市生野区○○町1丁目1番1号
　　　原　　　告　　　内　田　江　里
　　　原告法定代理人親権者母　　内　田　潤　子
　　　原告訴訟代理人弁護士　　○　○　○　○
大阪府豊中市○○町3丁目3番3号
　　　被　　　告　　　桐　野　シ　ズ
大阪市中央区○○町1丁目2番9号
　　　被　　　告　　　桐　野　卓　男
大阪府豊中市○○町3丁目2番21号
　　　被　　　告　　　桐　野　静　子
　　　同所

　　　　　　　　被　　　　告　　　　桐　野　太　郎
　　同所
　　　　　　　　被　　　　告　　　　桐　野　次　雄
　　被告桐野太郎及び被告桐野次雄両名法定代理人親権者父
　　　　　　　　　　　　　　　　　　桐　野　卓　男
　　被告桐野太郎及び被告桐野次雄両名法定代理人親権者母
　　　　　　　　　　　　　　　　　　桐　野　静　子
　　　　被告ら訴訟代理人弁護士　　　　○　○　○　○
　　　　同　　　　　　　　　　　　　　○　○　○　○

　　　　　主　　　　文
　1　大阪法務局所属公証人成川純一作成の平成9年1月21日付け同年第401号遺言公正証書による亡桐野貞夫の遺言は無効であることを確認する．
　2　訴訟費用は被告らの負担とする．

　　　　事　実　及　び　理　由
第1　請求
1　主位的請求
　主文同旨
2　予備的請求
　別紙予備的請求の趣旨記載のとおり《別紙省略》
第2　事案の概要
　本件は，亡桐野貞夫（以下「亡貞夫」という）名義による大阪法務局所属公証人成川純一作成の平成9年1月21日付け同年第401号遺言公正証書遺言（以下「本件遺言」という）につき，亡貞夫の子である原告が，被告らに対し，主位的に，①本件遺言作成当時，亡貞夫には遺言能力がなかった，②本件遺言は，口授の要件を欠く，③本件遺言には亡貞夫の署名がないと主張して，本件遺言の無効確認を求め，予備的に，遺留分減殺を理由として所有権一部移転登記手続，株式等持分確認及び金銭給付を求めた事案である．
1　前提となる事実（争いのない事実及び証拠等により容易に認められる事実）
　(1)　当事者等
　　ア　原告（昭和63年6月1日生）は，亡貞夫（大正9年1月3日生）から平成5年1月10日認知を受けた同人の実子である．
　　　　内田潤子は，原告の母である．
　　イ　被告桐野シズ（以下「被告シズ」という．）は，亡貞夫の妻である．
　　ウ　被告桐野卓男（以下「被告卓男」という．）は，亡貞夫の甥である．
　　　　被告卓男と被告桐野静子（以下「被告静子」という．）は，夫婦であり，亡貞夫の養子として平成9年1月14日付け養子縁組届がなされている（ただし，大阪地方裁判所平成10年(タ)第237号事件として，養子縁組無効確認請求がなされ，現在，当裁判所に係属している［大阪高等裁判所平成13年(ネ)第2509号］．）．
　　エ　被告桐野太郎及び被告桐野次雄は，被告卓男及び被告静子の間の子である．
　(2)　本件遺言
　　遺言者を亡貞夫とする大阪法務局所属公証人成川純一作成の平成9年1月21日付け同年第401号遺言公正証書遺言（本件遺言）がある．
　　その内容は，別紙遺言公正証書のとおりである《別紙は省略した．遺言書は鑑定書に採録してある》．
　(3)　相続の発生
　　ア　亡貞夫は，平成8年12月27日，C型肝炎で国立P病院に入院し，平成9年1月24日，肝硬変により死亡した．亡貞夫は，上記入院時，肝性脳症の状態にあった．
　　イ　本件遺言により遺言執行者に指定された小川浩司弁護士は，別紙遺産目録1ないし4記載《省略》の不動産につき，本件遺言の趣旨どおり所有権移転登記手続をなした．

(4) 遺留分減殺請求

　　原告は，被告らに対し，平成9年12月25日到達の内容証明郵便で遺留分減殺請求権を行使する旨の意思表示をした．
2　主たる争点及びそれに関する当事者の主張
　(1) 遺言無効確認請求（主位的請求）
　（原告の主張）
　ア　遺言能力の欠如
　　　本件遺言は，複雑多岐にわたる緻密な長文であるところ，亡貞夫が肝性脳症による意識障害状態で作成されたものであり，亡貞夫にはこのような遺言をする能力がなく無効である．
　イ　口授の欠如
　　　本件遺言は，複雑多岐にわたる緻密な長文であるところ，亡貞夫は当時肝性脳症による意識障害状態にあり，口授がなされていないので，民法969条2号，3号の要件不備により無効である．
　ウ　署名の欠如
　　　本件遺言には，遺言者である亡貞夫の署名がなく，「遺言者は病床にあって署名不能につき当公証人代署する」との簡単な記載があるが，肝臓病の患者が自署できないことはないはずであり，民法所定の様式違反で無効である．
　（被告らの主張）
　ア　遺言能力の欠如について
　　　本件遺言は，亡貞夫が，弁護士や公認会計士の意見を聞いた上，自らの判断でその内容を確定したものである．
　　　亡貞夫は，本件遺言書作成当日，公証人や証人立会の下，遺言の意味内容を十分理解して口授しているのであって，本件遺言は，遺言者が意識障害の状態で作成されたものではない．
　イ　口授の欠如について
　　　本件遺言の作成は，亡貞夫が弁護士や公認会計士の意見を聞いた上，自らの判断でその内容を確定したものである．そして，亡貞夫は，本件遺言書作成当日，初対面の公証人と遺言内容を一つ一つ確認しながら口授しており，本件遺言は有効である．
　ウ　署名の欠如
　　　本件においては，亡貞夫が病気のため入院中であり病勢も進んでいたこと，本件遺言書作成のため1時間程度にわたり病床に半身を起こしていたこと．これらの事情から，公証人が遺言者の疲労を考慮し，病勢の悪化を懸念して自署は不可能と判断したなどの事情がある．よって，遺言者が署名できなかった場合に当たり，本件遺言は有効である．
　(2) 遺留分減殺請求（予備的請求）
　（原告の主張）
　　仮に本件遺言が有効であるならば，原告は，遺留分減殺請求をする．
　ア　遺産
　　　亡貞夫は，死亡当時，別紙《省略》遺産目録記載の遺産を所有しており，その相続開始時の評価額の合計は，同目録記載のとおり，7億7,711万1,222円である．
　イ　生前贈与
　　　亡貞夫は，別紙《省略》生前贈与財産目録記載のとおり，被告桐野シズに対し，生計の資本として，生前贈与をした．この生前贈与の相続開始時の評価額は，同目録記載のとおり，5,533万3,333円である．
　　　上記生前贈与財産は，遺留分算定の基礎となる財産に加算される（民法1044条，903条）．
　ウ　遺留分侵害額
　　　別紙《省略》遺産目録記載の遺産に，上記生前贈与財産を加えると，8億3,244万4,555円となり，原告の遺留分（法定相続人を被告シズ，原告，被告卓男，被告静子とする．）は，これの20分の1に当たる4,162万2,259円である．
　　　原告は，退職金の内金1,500万円の遺贈を受けているので，遺留分侵害額は，2,662万2,259円となる．
　エ　各遺産に対する按分
　　　減殺請求の対象となる遺産は，別紙《省略》遺産目録記載の遺産から，原告受贈額1,500万円を控除し

た8億1,744万4,555円となるから，各遺産に対する原告の持分は，8億1,744万4,555円分の2,662万2,259円となる．

よって，各相続額及び受遺額につき，減殺請求した結果生じる遺産共有状態は，別紙《省略》遺産目録の②変換額欄記載のとおりである．
（被告らの主張）
ア　遺産について

別紙《省略》遺産目録10記載の財産（Sカントリー倶楽部のゴルフ会員権）は，株式会社キリノ名義であって亡貞夫の遺産ではない．また，同目録16記載の財産（死亡退職金）は，亡貞夫の遺産とは思えない．

評価額については争う．相続開始時の亡貞夫の遺産は，別紙《省略》「桐野貞夫氏の遺産」と題する書面記載のとおり，3億2,111万2,222円である．
イ　生前贈与について

上記生前贈与の評価は，別紙《省略》「生前贈与財産の評価」と題する書面記載のとおり，777万9,900円である．

上記生前贈与は，持ち戻し免除の意思によるもので，遺留分算定の基礎となる財産に加算されるべきではない．
ウ　遺留分侵害額・各遺産に対する按分について

争う．原告は，亡貞夫から1,500万円の遺贈を受け，この遺贈によって，遺留分に相当する財産を取得しているから，本件において遺留分減殺請求権を行使することはできない．

第3　当裁判所の判断
1　本件遺言の内容について

本件遺言は，本文が11頁にも及ぶ長文であり，詳細なものである．その内容も，亡貞夫の有する多数の相続財産をその相続財産の種類，内容に応じて相続させる内容であって，受遺者ごとに取得する財産，持分が細かく指定され，複雑多岐にわたるものであり，相続税の面からの検討，計算も十分なされたことがうかがえる．しかも，遺言執行手数料の内金前払いまで記載されているなど，用意周到である．

このように，本件遺言は，専門家により入念，綿密に作成されたことがうかがえるものであるところ，亡貞夫は，上記のとおり肝性脳症の状態にあり，本件遺言からわずか3日後には死亡していることなどからすれば，このような精緻な本件遺言について，その内容を理解していたかについては，特に慎重な判断が必要になる．
2　亡貞夫の病状経過について

《若干の差違はあるが，前記養子縁組無効確認請求事件の判決理由書の該当事項（第3の2）の文章とほぼ同じものであるから，紙幅の都合により，省略する》．
3　肝性脳症，意識障害の分類について（F医師の証言に代わる回答の結果［以下「F回答」という．］及び同回答添付の参考文献，弁論の全趣旨）

《前項と同様の理由により省略する《著者》》
4　鑑定人西山詮による鑑定の結果（平成13年3月20日付け補足説明を含め，以下「西山鑑定」という）について

《この項の(1)(2)および(3)の前半は前項と同様の理由により省略し，(3)の後半のみ引用する》
(3)《前略》

さらに，被告らは，①西山鑑定は，カルテの記載をほとんど考慮せず，専ら看護記録のみを検討しており，証拠価値は極めて限定的なものに過ぎない，②入院末期に亡貞夫の発言内容が看護記録に現れていないのは，亡貞夫が何も話をしていないということを意味するわけではない，③亡貞夫の肝性脳症は，悪化の一途をたどっているわけではなく，日による変動や日内変動を繰返している，などと主張する．

しかし，①については，西山鑑定は，決してカルテの記載を無視しているものではなく，あるいは，看護日誌のみに基づいて判断したものでもないのであって，カルテ，看護日誌，各種検査結果等を十分に考慮し，これらを総合して判断していることは西山鑑定を率直に読めば明らかである．もっとも，西山鑑定は，結果として，カルテの記載よりも看護記録の記載をより重視した判断をしているが，その理由として，西山鑑定は，カルテには，亡貞夫の精神生活に関する具体的な記述がほとんどないので，看護記録を中心的な資料として亡貞夫の精神状態をうかがうこととするとしており，自らの経験に基づく専門的判断として，亡貞夫の

III．鑑定人の行う歴史的証明──鑑定人ではなく鑑定意見を評価──公証人の役割と現状──

言動，行動についてより詳細に記載されている看護記録を重視したことに何ら不合理な点は認められない．
　②については，看護記録の記載を順に追って見れば，平成9年1月19日以降（入院末期），亡貞夫の主体的な意思表示がほとんどなされていないことは，明白であり，このことから，亡貞夫の精神能力の一段の低下を意味する（西山鑑定）と判断するのは合理的というべきである．
　③については，西山鑑定において，「意識混濁のレベルのみならず意識内容をも考慮に入れると，亡貞夫の精神的病状（肝性脳症）は概して増悪の一途を辿ったと言うことができる．」とされているとおり，意識混濁の観点からすれば，日によって亡貞夫の症状に変化があることは事実であるが，亡貞夫の発言内容，行動内容から推測される意識内容も考慮すると，亡貞夫の精神的症状は増悪の一途をたどったと理解することは十分に理由がある．
　したがって，被告らの主張を考慮しても，西山鑑定の信用性は左右されるものではない．
5　F回答について
(1) F回答は，亡貞夫の遺言能力について，「1月21日の相続手続きの時点で，患者は遺言作成の意味を理解し合理的判断のもと意思決定するに特に支障がなかった状態であったと思われます．」「患者が複雑かつ相当な内容の遺言を行ったことについて，1月21日の相続手続きの時点での患者の状態からは，その手続きを行ったことに特に疑問を抱くほどの意識及び判断能力の低下は認めなかったと記憶しています．」とする．
(2) F医師は，亡貞夫の主治医として同人を実際に診察していたものであるから，一般的には，その意見・見解は尊重すべきものであることはいうまでもない．
　しかしながら，甲10（カルテ）によれば，カルテの平成9年1月1日の欄には，頁（甲10の7頁）の冒頭に（continued）との記載があり，前頁（甲10の6頁）の記載からすれば，前頁から次頁に続く趣旨で（continued）との記載がなされたものと推認される．ところが，カルテの同月21日の欄にも頁（甲10の12頁）の冒頭に（continued）との記載がありながら，甲10の11頁は，同月17日，同月20日の記載であり，同月21日の記載が見当たらない．しかも，カルテの記載によれば，各診療日ごとにかなりの行をとって亡貞夫の病状や検査結果などが記載されているところ，本件遺言が作成された重要な日である同月21日だけは，なぜか「桐野卓男氏より，本日弁護士立会のもと相続手続を取り本人署名したとのこと」という2行の記載があるだけであり，亡貞夫の病状の記載すらない．そうすると，カルテの同月21日の欄の一部が提出されていないのではないかとの疑いが残る．また，カルテには，同月1日，2日，5日，6日，7日，8日と継続的に記載されているのに，同月9日から13日までのカルテの記載が全くないが，F回答は，記憶がなくその理由について説明できないとしており，疑問をさし挟む余地がある．

　また，たとえ主治医であっても，患者のそばに常駐しているわけではないし，F回答も，看護記録は病棟看護師が患者の1日の症状，言動，心理状態を把握して記録するもので，医師が診療するに当たり患者の病状を把握する上で大変重要な役割を果たすものとしているのであるから，看護記録の記載は軽視できないというべきところ，看護記録の記載から把握することができる亡貞夫の上記病状からすれば，亡貞夫には，意味不明の発語が続いたり，昼夜逆転の傾向が続いたりしており，さらに，看護記録には，意識障害をうかがわせる記載が随所に出ていることからしても，意識，判断能力においても支障があったと見るのが率直というべきである．ところが，F回答による亡貞夫の病状の把握は，これら看護記録とも明らかに異なっており，F医師が亡貞夫の病状を正確に把握して回答したかどうかについては疑問がある．
　さらに，カルテに記載する昏睡度分類自体にも，その根拠となった精神症状が明示されておらず，F医師の昏睡度の判定の客観性には疑問を挟む余地がある（西山鑑定）．
(3) そうすると，F回答は，亡貞夫の病状を軽く認識していることがうかがえるから，西山鑑定と比較して，その信用性は低いものといわざるを得ない．
6　関係者の供述について
(1) 乙1ないし3，証人横井真一，証人シズ，被告卓男には，本件遺言時，亡貞夫は，普通と変わりなかった旨被告らの主張に沿う供述がある．
(2) しかしながら，上記各証拠を検討しても，亡貞夫が本件遺言前に関係者といかなる協議をしたかが明らかでなく，本件遺言時に亡貞夫がどのような態度を示したかなど，本件遺言作成に際して亡貞夫の具体的な言動も見えてこない．
　証人横井真一は，《ママ》○○税理士は，亡貞夫に対し，平成9年1月14日，病室で遺言書の作成と後継

者をはっきりさせることを述べたところ，亡貞夫は，「当然卓男に決まっている．」といい，さらに，「卓男夫婦を養子にする」といったとか，遺言書原案の作成については，亡貞夫から私（横井税理士）に指示があった，原案は，1月16日ころにできたが，事前に亡貞夫に見てもらった，亡貞夫の最終確認を取っている，江里に退職金から1,500万円渡したいと言っていた，普通の人と変わりない状態であった旨証言する．

　仮に証人横井真一が証言するとおり，本件養子縁組や本件遺言に関して亡貞夫と実際に打ち合わせをしたのであれば，横井真一ないしは○○税理士が病室の亡貞夫を訪れた旨あるいはこれに類するカルテや看護記録の記載があるはずであると思われるところ，平成9年1月21日より以前のカルテや看護記録を子細に検討しても，同月21日のカルテ，看護日誌を除いては，本件遺言が話題になった旨の記載が一切ないことからすれば，本件遺言の内容を亡貞夫が自ら定めたとは到底考えられず，証人横井真一の証言は，にわかに信用し難い．

(3) 証人横井真一は，亡貞夫は成川公証人の読み上げに対して返事するだけで，亡貞夫が自分の言葉として成川公証人に対し，財産を誰にするかについて積極的な問いかけをしておらず，積極的に言った言葉はないと証言していること，被告卓男も，遺言書作成前後の具体的な言葉も覚えていないと供述していること，さらには，「問いかけに対して，理解できているのか不明も返事している」との看護記録の記載からすれば，亡貞夫は，問いかけに対して受動的に返事をしていたとしても，自ら発言したり行動するなどの積極的な対応をしていなかったことが認められる．

(4) また，証人横井真一は，亡貞夫は，手が振るえて字がかけない状態ではなかったと証言するが，他方で，本人に署名させようと試してみたことはない，成川公証人の判断で代筆した旨証言する．

　確かに，本件遺言には，「遺言者は病床にあって署名不能につき当公証人代署する」との記載があり，本件遺言に際し，亡貞夫が自ら署名できないためとして成川公証人が代署していることは弁論の全趣旨から明らかであるが，病床にあったからといって直ちに署名不能につながらないことからすれば，本件遺言を作成するに際し，亡貞夫の署名が不能とした理由は明らかでない．また，仮に証人横井真一の上記証言が真実であれば，成川公証人が代署する必要はなかったはずである．

　しかも，そもそも，平成9年1月に入ってからのカルテや看護記録の記載，その他，例えば，外出泊承認申請書（同月6日，同月16日），本件養子縁組届，本件遺言のいずれをとっても，亡貞夫が自ら署名しておらず，亡貞夫が自ら署名できたことをうかがわせる証拠は一切ないから，むしろ，亡貞夫は自ら署名できない状態にあったことが強くうかがえる．

　上記のとおり，カルテの平成9年1月21日欄には，「桐野卓男氏，本日，弁護士立会のもと，相続手続をとり，本人署名したとのこと」との記載があるが，これが被告卓男からの伝聞にすぎないことは明らかであるし，亡貞夫が当日署名（自署）していないことは上記のとおりであるから，結局のところ，F医師の上記記録は，被告卓男の言うとおり書いたにすぎないことがうかがわれる．

(5) 証人横井真一は，本件遺言の記載事項中，被告シズの住所が違っていたので，亡貞夫がその場で訂正させた旨，亡貞夫の自主的な関与があったかの証言をする．

　確かに，本件遺言には，証人横井真一が指摘するように訂正箇所があるのは事実であるが，当時の亡貞夫の状態からすると，亡貞夫が訂正箇所を指摘したことには疑問が残る．また，その事実があったとしても，住所については，長年，亡貞夫は会社の所在地である大阪市中央区に住民登録をしていたが，妻の被告シズは実際に住んでいる大阪府豊中市に住民登録をしていたのであり，そのことを指摘したにすぎず，多数の財産を財産の種類に応じて細かく各相続人に相続させるというかなり複雑な内容の本件遺言をする能力を有していたことを推認させる事実には当たらない．

(6) また，亡貞夫の病状についての被告卓男，被告シズの供述内容は，上記看護記録の記載とは全く異なるし，被告卓男の供述するように，睡眠薬による影響だけでは到底説明できないことである．

　証人シズは，同月22日までは亡貞夫はしっかりしていた，異常行動は見たことがない，ずっと付き添っていたがその間一度も羽ばたき振戦を見たことはない，意味不明の発言も聞いたことはないと証言する．

　しかしながら，上記看護記録には，証人シズが看護師に話した内容が記載されており，その内容と対比すれば，証人シズの証言とはあまりにも異なること，被告卓男は羽ばたき振戦を見たことを認めていることからしても，証人シズの証言を信用することはできない．

(7) また，同月21日の看護記録の記載は上記のとおりであるところ，看護師は，弁護士たちの問いかけに対して，亡貞夫が理解できているのか不明であるとの認識を示しており，それ以前の亡貞夫の病状経過からす

> れば，看護師のこの認識は適切と判断されるところである．
>   (8) 以上検討したとおり，被告らの主張に沿った乙1ないし3，証人横井真一，被告シズ，被告卓男は，採用できない．
> 7　亡貞夫の遺言能力の有無について
>   上記認定事実によれば，本件遺言がなされた平成9年1月21日当時，亡貞夫は，肝性脳症により遺言能力を欠いていたものと認められるから，本件遺言は無効というべきである．
> 第4　結　論
>   以上によれば，原告の主位的請求は理由があるからこれを容認し，訴訟費用の負担につき民訴法61条，65条1項本文を適用して，主文のとおり判決する．
>   　大阪地方裁判所第○民事部
>   　　　　　裁　判　官　○　○　○　○

この後，被告らが控訴し，大阪高裁の命令で著者が再度鑑定をすることになった．

F．亡桐野貞夫の精神状態に関する補充鑑定

緒　言

私は平成14年1月4日，大阪高裁第○民事部裁判長裁判官○○○○より，養子縁組無効確認等請求控訴事件にかかわる桐野貞夫の精神状態に関連して，以下の事項につき鑑定をして，結果を書面で提出するよう命じられ，宣誓の上これを拝受した．

■1．鑑定事項

①アンモニア数値と肝性脳症とは，どのような関係にあるか．〔看護記録中には，例えば，平成9年1月9日欄に「アンモニア上昇ないも，不穏行動，易怒的言動あり」との記載があるが（診療記録69頁），アンモニア数値と肝性脳症とは，どのような関係にあるか．〕
②桐野貞夫の臨床検査報告書（診療記録16頁〜32頁）に記載されたアンモニア数値は，西山鑑定人による鑑定主文と矛盾しないか．
③桐野貞夫の投薬経過（診療記録105頁〜119頁）を分析し，それをも考慮の上で，入院期間中の桐野貞夫の肝性脳症の症状がどのように推移したといえるか．
④鑑定書では，桐野貞夫の症状を3期に分け，次第に悪化していった旨説明されているが，これに対し，「肝性脳症患者の症状は，増悪と軽快を繰り返すものであり，増悪の一途をたどるものではない」との反論がされている（F医師作成の陳述書〔乙6〕参照）．この反論について，どう考えるか．
⑤その他参考となる事項

よって鑑定人は同日より鑑定に従事し，裁判所より提供された診療記録のほか回答書，陳述書，医学文献等を入念に検討し，本鑑定書を作成した．なお，鑑定事項の質問に沿って回答することもできるが，質問の仕方の背景に窺われる根本思想自体に疑問が感じられるので，まず鑑定人独自の構成で説明を展開し，しかる後質問に答えることにする．

■2．アンモニア数値と肝性脳症との関係

2-1　肝性脳症の成因に関する諸説

肝性脳症の成因についてはいくつかの仮説が発表されているが，決定的な学説はないようである．「肝性脳症は，肝障害が原因で起こる複雑な代謝性疾患であり肝代謝の低下の結果，脳の正常機能を維持するのに必要とする物質の血中濃度の低減と，精神神経症状誘発物質の蓄積によって生じるものと考えられている．したがって原因となる物質は単一でなく，治療は，代謝の改善と正常化が基本となる．」（乙第33号証269頁）もう少し具体的に言えば次のようになる．「肝性脳症の発生機序については，いまだ不明な点もあるが，肝硬変症の場合にはアンモニアや低級脂肪酸などの神経毒性物質や，γ-アミノ酪酸（GABA）などの神経抑制物質が脳症惹起物質とされている．さらに，肝，骨格筋，腎におけるアミノ酸代謝異常が分岐鎖アミノ酸（BCAA）の減少と芳香族アミノ酸（AAA）の増加を引き起こし，ひいては正常の脳

内刺激性物質を減少させ肝性脳症を引き起こすと考えられている.」(乙第20号証227頁)文献によって多少の相違はあるが,肝性脳症の病態発生については「多因子説が最も重視されて」おり,「いずれの説もアンモニア代謝と密接に関連しているところから,治療もこの点に重点をおく必要がある.」(以上は乙第15号証36頁)とか,「肝性脳症予防の患者管理は一律ではないが,基本は分岐アミノ酸と芳香族アミノ酸のバランスの是正とアンモニアの処理である.」(乙第17号証140頁)といわれている.すなわちアンモニアは肝性脳症の単一の原因ではないが,重要な原因的1因子と認められているのである.

2-2 血中アンモニア濃度と肝性脳症（精神症状）との構造的関係

アンモニアが肝性脳症の重要ではあるが原因因子の1つにすぎないと考えられていることがわかった.このことからも,アンモニアと肝性脳症が単純な因果関係または有意な相関関係にある,と簡単には考えられないことが予想される.実はこの間に3つの異なった次元があることに注意しなければならない.

肝性脳症の第一次元

第一次元は肝代謝,栄養,筋肉代謝,肝血行動態等に由来するアミノ酸のバランス失調やアンモニア等であるが,ここでは話を単純にするためにアンモニア濃度のみを取り上げる.これは要するに神経毒の可能性を持った物質の濃度である.その客観的な測定は簡単である.しかし,ここでも事情は単純でないようである.乙17号証(142頁)によると,「低酸素血症により脳はアンモニアに敏感になることが知られており,」(142頁)また「アンモニアは肝以外に主に骨格筋で代謝されるため静脈採血のみでなく,脳症が疑わしい場合は動脈採血も必要である.」という.さらに,乙18号証(128頁)によると,「肝性脳症が発症するには,血中アンモニア濃度の高値が一定時間以上持続することが必要となる.」という.濃度ばかりでなく時間的因子も考慮に入れなければならないというのである.またさらに,「なかでも,細胞(神経)毒作用を発揮するガス状アンモニア(NH_3)濃度が重要であるが,その分別定量法はないのが問題である.血中アンモニア濃度($NH_4^+ \gg$ NH_3)が正常範囲でも,ガス状アンモニア(NH_3)が高濃度のために脳症を誘発する可能性が考えられる.」というのである.肝性脳症が問題になるときは末梢血のアンモニア濃度を知ればよい,というような単純な事柄ではないようである.

そういうわけで,乙第20号証(227頁)が,肝性脳症を診断するための単なる一検査所見としてではあるが,「とりわけ血中アンモニアは最も鋭敏な生化学的検査であり脳内アンモニアともよく相関し,神経機能異常とも比較的よく一致する.」というのは楽観的に過ぎるであろう.ともあれ「よく相関」や「比較的よく一致」というが,果してどの程度の相関や一致であるかを明示しなければ話にならない.また,乙第18号証(128頁)は「血中アンモニア濃度と肝性脳症の程度とは必ずしも相関しないとされてきたが,頻回に測定するとその密接な関係を明らかにできる.」といっているが,そもそもこの著者はガス状アンモニア濃度が重要であるとして,「呼気中アンモニア(NH_3)濃度の測定装置を開発中である.」というのであるから,上記立言を簡単に信用することはできないのである.そして,これは第三次元に関連するが,「肝性脳症の程度」を計測する適切な尺度(スケール)がまだどこにも存在しないようであるから,「密接な関係」に対する疑問はますます濃くなるのである.以上の相関関係の有無については,後にも随所で触れることにする.

要するに,単なる末梢血アンモニア濃度がどの程度「細胞(神経)毒作用」を代表しうるかに大いに問題があるということである.これを明らかにするのは肝・胆道系の専門家の責務である.

肝性脳症の第二次元

第二次元は脳自体である.必要な栄養分の不足やアンモニア等の毒物に晒されて脳がどのような反応を示すかということであるが,これは脳の感受性または逆に耐性と呼ぶことができよう.脳の感受性または耐性には個体差があるから,アンモニア等の同じ環境条件に対しても,単純化していえば同じ血中アンモニア濃度に対しても,異なった反応(脳活動)を示したり,また逆に,異なった環境条件にもかかわらず同じような反応を示す脳があるであろう.いまのところ,脳の活動を知る方法は,かなり限られている.肝性脳症における脳波は一般に徐波化を示すこと,特有な3相波

が現れることがあることが知られているにすぎない．最近の頭部CTおよびMRIによると，「脳症を伴う肝硬変では脳萎縮（特に前頭葉）やMR-T1強調画像で高信号（特に基底核）が高頻度にみられることが明らかにされている.」（乙第18号証128頁）のである．精神医学では，意識障害発作を反復しているうちに器質脳症状としての人格変化や認知症が出現するようになることが知られている[10]が，上記脳萎縮等の脳病変は重要な所見である．

要するに，アンモニア濃度が直接に肝性脳症の精神症状を決定したり，規定したりするわけでなく，その間に脳が介在すること，脳には個体差があること，脳活動の検査には限界があること，を忘れてはならないのである．

肝性脳症の第三次元

最後に，第三次元が精神症状である．肝性脳症の精神症状は意識障害を中心とし，意識障害は一般に精神機能の低下をもたらすから，一見したところ単純とみえる．記憶，見当識，注意（集中），理解等について調べれば，どのような意識障害であるかの概略がわかるからである．精神医学では意識障害を単純な意識障害すなわち意識混濁（意識の清明度の低下）と複雑な意識障害に分けるのがふつうである[10]．後者は意識狭縮（意識野の広さの障害．例えば催眠状態）と意識変容に分けられる．意識変容にはもうろう状態，せん妄，その他がある．もうろう状態とせん妄はシャーロックの分類のⅢ度に属しており，せん妄は犬山シンポジウムによる肝性脳症の昏睡度分類（以下，犬山分類と略す）のⅢ度に含まれている．もうろう状態は意識狭縮に種々の程度の意識混濁が加わり，これに幻覚，錯覚，不安，徘徊などを伴った特有の状態である．せん妄は意識混濁（さまざまの程度がある），錯覚・幻覚，精神運動興奮・不安などが加わった特殊な意識障害である．もうろう状態もせん妄も，意識混濁の程度がさまざまであり得る上，意識の質的変化がそれぞれに特有で，簡単に定量化することができないので，精神医学では一種の症候群として類型化するにとどめている．

意識障害の診断には，脳波等も参考にはなるが，脳波所見は同様であっても，そこで営まれる精神活動は個人による差が大きい．したがって，意識障害，とりわけ軽い意識障害を見分けるに必要な

のは，なによりもまず患者に対して適切な質問をし，適切な課題を与えて反応を吟味することであり，患者の行動を丁寧に観察することである．記憶には大まかに分けても短期記憶と長期記憶とがあって，両者の障害されやすさが異なること，見当識は時間的，場所的，対人的見当識に分けられ，それぞれの障害されやすさが異なることを知ることも重要であるが，意識の清明度または覚醒度の検査のみならず，その下でどのような精神活動が営まれているかを知ることが，特に社会的能力，判断力の判定にとって重要である．実際に症例に当たっていかなる質問をし，どのような行動観察をしたか，が重要なのである．

乙第18号証（130頁）は，「軽度の意識障害や動作性能力の潜在的な異常を定量的に評価することは容易でなく，簡単でしかも信頼できる特異性の高い検査法は少ないのが現状である」と正直に認めている．しかし，これに続く文章は適切でない．すなわち「なかでも，血中アンモニア濃度の測定，脳波所見と定量的神経機能（psychometric）試験が有効とされ，云々」である．軽い意識障害の場合，血中アンモニア濃度は，すでに述べたように，精神症状を指し示してはくれない．脳波所見は，その徐波化によって単に精神機能の一般的低下を示唆するに過ぎない．定量的神経機能検査も，しばしば用いられているnumber connection test（患者に数字1から20までを筆記用具にて実線で結ばせ，その所要時間を調査する）のようなものでは，せいぜい清明度の一指標にはなるかもしれないが，そこでどのような精神活動ができたかについては何も語らない．

要するに，肝性脳症の精神症状はアンモニア濃度や脳波とは別に，周到な観察により見分けるのでなければならない．そのためには内科医であれ外科医であれ，精神医学の知識と研修を必要とする．アンモニア濃度に依存した精神症状の判定（アンモニア値が低いから精神症状も正常に違いない．逆に，アンモニア値が高いから精神症状も異常に違いない）がアンモニア濃度に相関するのは当然である．そのような相関は上記のような依存的判定の非科学性を明示して見せるだけである．

2-3 血中アンモニア濃度と肝性脳症との関係

血中アンモニア濃度は肝性脳症の原因的一因子

表10　血中アンモニア濃度と肝性脳症（Eichler. M. Pis）

症例	投与物質	得点	投与物質	得点	予測
1	NaCl	23	NH₄Cl	9	当り
2	NH₄Cl	48	NaCl	41	外れ
3	NH₄Cl	42	NaCl	43	当り
4	NaCl	51	NH₄Cl	49	当り
5	NaCl	35	NH₄Cl	30	当り
6	NH4Cl	37	NaCl	33	外れ

として重要ではあるが，その精神症状に対する意義はかなり限定的に考えなければならないことは前節の説明から明らかになったと思われる．しかし，鑑定事項の質問者は「アンモニア数値」をしきりに強調するので，さらに立ち入った検討を加えておきたい．

相関を強調する乙第18号証の杜撰さ

鑑定人の考察を展開する前に，アンモニア数値に関連して，論文（乙第18号証）の誤りまたはいい加減さを明らかにしておこう．同論文（1999年）128頁には「血中アンモニア濃度と肝性脳症の程度とは必ずしも相関しないとされてきたが，頻回に測定するとその密接な関係を明らかにできる」として，Eichler, M. ほかの論文（J Nerv Ment Dis 134：539-542, 1962）を引用している．そうすると，Eichler ほかの論文に両者の「密接な関係」，つまり相当に高い相関関係が証明されていると考えるのが当然であろう．鑑定人は今や古色蒼然としたこの論文を読んでみた．その内容を要約すると，以下のとおりである．論文は高アンモニア血症が肝性脳症（hepatic coma and precoma）の必要かつ十分な病因（a necessary and sufficient etiological factor）であるという仮説を検証したものである．二重盲検法の下で，肝性昏睡から回復したばかりの肝硬変症の患者6人に対し，塩化アンモニアおよび塩化ナトリウム（食塩）の溶液をそれぞれの患者に2回ゆっくり静注し，注射開始直前，注射開始後30分，1時間，2時間に血中アンモニア濃度を測定し，2時間の静注が終わった後記憶のテストをした．塩化ナトリウムを与えられたときは血中アンモニア濃度に変化はなく，塩化アンモニアを投与された場合は血中アンモニアは有意に上昇した．記憶テストの結果は上に示した表10のごとくである．表中の得点とは記憶テストの得点である．

著者らの仮説によると，塩化アンモニアを与えられた場合は塩化ナトリウムが与えられた時より記憶力は低下していなければならない．ところが仮説に従った予測が一応的中したのは6例中4例に過ぎず，しかも症例3および4は得点に有意差がない．そうすると予測の的中率は50％であるから仮説は捨てられるというのである．鑑定人から見れば，症例3および4も「外れ」と勘定すべきであると思われるが，仮説棄却の結論に変わりはない．論文は，考察ではいくらか想像の翼を広げてはいるが，その実験の限りでは，肝性脳症アンモニア説が否定されるというものである．問題は，どうしてこのような論文が血中アンモニア濃度と肝性脳症の程度との「密接な関係」を支持する証拠として引用されたかである．不可解としかいいようがない．乙第18号証はそういう問題を含んでいるのである．なお，F医師ほかは，血中および髄液中アンモニア濃度と脳症の程度に相関関係が認められなかったことを紹介している

大数的研究の相関と個別研究

さて，本論に戻る．第1に，アンモニア数値（血中アンモニア濃度）が神経毒として有効な脳内アンモニアを果たしてどの程度代表しうるか，両者はどの程度の相関を示すか，についてはすでに述べたとおり不明であるが，ここで百歩を譲り，両者の相関がかなり高いと仮定しよう．つまり，アンモニア数値は神経毒として有効なアンモニアの一指標として使用することができるという仮定である．これを仮定の第1とする．

第2に，肝性脳症という精神症状を定量化して計測する適切な尺度が存在しないこともすでに述べたとおりであるが，ここでも百歩を譲り，犬山分類が肝性脳症の精神状態を適切に定量化した尺

表11 アンモニア・肝機能・肝性脳症

採血日	T-Bil	AST	ALT	NH₃	医師記録
12/27	8.9	237	197	18	―
12/30	13.9	200	156	61	
1/1	―	166	132	62	医師に呼出．羽ばたき振戦（＋），脳症（＋）
1/2	19.4	166	133	118	意識水準清明，羽ばたき振戦（＋）
1/6	26.0	195	188	―	帰宅への強い希望（＋），外出許可
1/8	―	―	―	―	意識清明，羽ばたき振戦（＋），肝性脳症 I
1/9	29.9	195	154	62	記載なし
1/13	31.6	211	133	93	記載なし
1/14	―	―	―	―	「もう何もせんといてくれ!!」，肝性脳症 II
1/15	―	―	―	66	「はよ家へ帰りたい」，意識水準（肝性脳症 I）
1/16	33.6	―	―	50	意識　傾眠
1/20	29.7	226	132	78	意識水準（肝性昏睡水準 I〜II），羽ばたき振戦（＋）
1/21	30.6	―	―	47	
1/23	―	―	―	66	意識水準 I -10〜20
1/24	30.4	527	257	133	意識水準 II -20〜30，水準-200

度であると仮定する．仮定の第2である．

　第3に，アンモニア数値と犬山分類との間にどの程度の相関があるか（どの程度の相関係数が提示できるか），これも不明であるが，両者の間に満足できる程度の相関関係が証明されていると仮定する．仮定の第3である．

　ところで上記のような相関関係は1症例で研究できるようなものではなく，理想的には少なくとも数十例の解析を要するであろう．したがって，そこに現れた相関は数十例全体が示す傾向に過ぎない．個体差というものがあるから，全体としてはアンモニア数値が高い（低い）と犬山分類上も重症（軽症）になるとしても，そのようにならない個体がいくつか存在するのがふつうである．現に，乙第37号証（88頁）は，全症例7例のうち「アンモニア値が200μg/dLと高値を示しながら顕性肝性脳症を示さない症例を1例認めて」いる．また逆に，乙第25号証（84頁）では，「昏睡度にもかかわらず，肝性脳症の患者の10％は血中アンモニア濃度の上昇が認められない」というのである．

　桐野貞夫のアンモニア数値と肝性脳症との関係について何かをいうとすれば，それは多数例の研究ではなく個別研究または個別調査であるから，相関や相関係数の過大評価や信仰ではなく，個別具体的な検討が必要になる．そのような検討をして初めて，桐野貞夫に肝性脳症が存在するにもかかわらず血中アンモニア濃度の上昇が必ずしも認められない患者であったことが明らかになるのである．

2-4　診療記録から見た桐野貞夫の病状経過
肝機能・アンモニア・肝性脳症

　桐野貞夫がアンモニア数値が低いにもかかわらず肝性脳症を呈したことは，鑑定人のみならず国立P病院の主治医Fも認めている．以下にこれを示す．以下の表11で採血日のうち，12月は平成8年であり，1月は平成9年である．医師記録については，当日何らかの記載はあるが，精神症状の記述のない場合を「―」で示し，何らの記載もない場合を「記載なし」とした．なお，英語は直訳してある．NH₃が血中アンモニアである．単位はμg/dLで，参考値（正常値）は18〜68μg/dLである．また，肝機能障害も重要であるので，これを示す指標を3つ表示した．T-Bilの正常値は0.4〜0.9 mg/dLであり，AST（GOT）の正常値は5〜32 IU/l，ALT（GPT）の正常値は13〜33 IU/lである．

　この表11からも明らかなように，F医師は診療録上合計5回肝性脳症と判定している．1月1日は肝性脳症（＋）のみで，昏睡度不明であるが，アンモニア濃度は62（単位を略す．以下同様）である．8日は肝性脳症 I 度，14日は肝性脳症 II 度であるが，アンモニア濃度はいずれも不明である．

15日は肝性脳症Ⅰ度であるが，アンモニア濃度は66である．20日には肝性脳症Ⅰ～Ⅱ度と判定された．このときアンモニア濃度は僅かに上昇して78を示した．

肝性脳症の判定はアンモニア濃度に依存しない

以上から言えることは，第1に，主治医はアンモニア濃度がわずかに上昇しているときも，正常値を示すときも，不明であるときも，肝性脳症と判定しているのである．この事実は，鑑定人の考え方（肝性脳症の病状の判定はアンモニア濃度に依存せず，精神症状によって判断する）をむしろ支持する所見である．T医師は陳述書（乙第11号証）の3において，「判断能力があった《ママ》どうかを判断するにおいて，一番参考になると思うのは，検査結果のアンモニア（NH₃）の数値です．」，「100を少し越えたくらいであれば，判断力は保たれていると思います．上記数値のうち，118という数値と93という数値と78という数値がありますが，この程度の数値であれば，問題はないと思います．」等と言うが，養子縁組や遺言のような法律行為の前提となる判断能力は言うに及ばず，記憶，見当識，計算，理解等の知的能力の健全さが，アンモニアの数値で保証されるわけはないのである．また，T医師はこれに次いで，「上記のようなアンモニアの数値の変動状況を見れば，主治医が見事に肝性脳症をコントロールしておられることがよくわかります．一旦数値が上がっても，必ず下がっていますし，亡くなる前日でさえも66という正常値を維持しているのですから，本当に頭の下がる思いがします」といっている．なるほどアンモニアの数値は治療によってコントロールされたかもしれないが，肝性脳症は容易にコントロールされなかったことが明白である．これについては後述するので，ここでは1つだけT医師の言う「亡くなる前日」すなわち1月23日の精神状態を見ておこう．診療録は精神状態につき「意識Ⅰ-10～20」としか記述していない．これは明らかに3-3-9度方式による意識障害の水準表示に従ったものであるが，記載が間違っているので意識障害の水準がⅠ度なのかⅡ度なのかわからないのである．そこで看護記録を見ると，深夜帯で「一時的に視点を合わせることはできるが，意思疎通はかれず，意味不明な発語あり．」という状態である．日勤帯でも「呼名にて開眼．何か言おうと発語あるも不明瞭．」とあり，看護師は「レベルⅡ-10」と判定している．準夜帯では「呼名にて開眼するも焦点定まらず．発語はあるも意味不明．吸引時かなり嫌がり，3人がかりで抑制する．」看護師はこの時点で「意識レベルⅡ-10～20」と判定している．こうした看護師の記述を疑わねばならない理由はない．いずれも単純な観察である．意識障害水準の3-3-9度方式による判定も，記述とよく一致しており，適切である．このような事実を知ってもなお，T医師は「66という正常値を維持している」ことを理由に「判断力は保たれている」と思うのであろうか．鑑定人が入院末期と呼んだこの時期は，貞夫の精神内界が崩壊し，無力化した状態だったのである．

消化器内科の専門医は昏睡度の判定ができない

第2に，F医師の肝性脳症の判定は曖昧または不正確である．元旦の午前1時に桐野貞夫は「会社に行かんとな．」等と言ってエレベーターに乗ろうとし，午前6時には大小便の失禁をし，意味不明な言動もあったというのである．同日の深夜帯にはせん妄，羽ばたき振戦，両便失禁，そして失禁時にも意味不明な言動があり，午前7時にも羽ばたき振戦が誘発できたのであるから，犬山分類に従えばこの日の深夜帯の昏睡度はⅢ度とするほかないのである．F医師は回答書の4において，「そのせん妄はその前日平成8年12月31日の夜に出現した」と述べているが，これは明らかに間違いで，そのせん妄は元旦に生じたのである．しかもそのせん妄について，「病棟看護師による申し送り，当直医からのカルテ記載による申し送りで確認しています．」と述べているが，当直医のカルテ記載にはせん妄を窺わせる症状を欠いている．そうすると，F医師によるせん妄の確認は，もっぱら病棟看護師の申し送りによったものであろう．肝性脳症のような意識障害を中心とする精神症状が現れるようなときは，もっと丁寧に看護記録を読むべきである．このことはリエゾン（他の診療科との連携を図る）精神医学の常識であって，成田善弘[8]は他の診療科病棟から往診の依頼を受けたとき，主治医の話を聞くことの重要性を述べた後，次のように言っている．「患者の精神状態や言動（の異常）については，むしろ看護記録や看護師の話から質の高い情報が得られる．」鑑定人がこれまで数十ヵ所の病院の診療録を閲読し

てきた経験から言えば，国立Ｐ病院消化器科の看護記録は概して優れている．これを批判的に読めば，質の高い証拠を捉えることができるのである．結局，Ｆ医師は自分の観察からであれ，看護記録の閲読からであれ，あるいは付添い家族の聴取からであれ，情報収集の能力または努力が足りないと考えねばならない．看護記録に関しては，Ｆ医師が乙第6号証の5で，Ｔ医師が乙第11号証の4で意見を述べているので，これについて後に述べる．

元旦の医師診療録によれば，当直医の記載に次いで，主治医Ｆの記載は以下のようである．英語は翻訳した．「／」印は改行を表す．「午後5時半昨晩，せん妄，失禁（＋）／意識水準清明／羽ばたき振戦（＋）／アンモニア臭（－）／（中略）／肝性脳症（＋）」この記載を見れば，第1行は主治医が病棟に到着した時間または記載を始めた時間を記し，看護師の申し送りを聞いて昨晩（実は同日早朝）のせん妄と失禁を確認したことがわかる．第2行以下は現在症を，つまりそのとき医師が自分の五感を働かせて患者から得た所見を記載したものと誰でも考える．最後の行は，これら自己の所見を基にした主治医の判断と考えるのがふつうであろう．そうすると，仮にせん妄の状態は軽快していた（回答書4.）としても，主治医によればこの時点でもなお肝性脳症が存在していたのである．しかし，主治医にはその脳症の程度が決定できなかった．これを決定するためには，羽ばたき振戦というような神経症状だけでなく，精神症状を調査するためのしかるべき問診や相応の行動観察が必要だったのである．昏睡度の決定ができないのはＦ医師だけではない．乙第20号証の論文に提示された症例を見ても，ろれつ困難，見当識障害，血中アンモニア143 μg/dL，脳波に明らかな徐波化を認めて肝性脳症と診断している．羽ばたき振戦はなかった．この論文の著者も犬山分類による昏睡度を決めかねている．

肝細胞障害と治療効果

第3には，T-Bil，AST（GOT），ALT（GPT）がいずれも極めて高い値を示していることが重要である．表11には示さなかったが，プロトロンビン時間も14.0 sec.（9日）および17.9 sec.（21日）で，いずれも高い．このように，貞夫には高度の肝細胞障害が存在したことが明らかである．消化器内科の専門家に以下のような説明をするのは本来ならば釈迦に説法であるが，Ｆ医師もＴ医師もこれに言及しないで，薬剤を使用すれば病状がすぐによくなるような話ばかりする（回答書6.，乙第6号証2頁，3頁，とくに14日について6頁，乙第11号証2頁，3頁）ので，この際はっきりさせておく必要がある．「肝硬変にみられる肝性脳症は，門脈大循環短絡路の存在下に，いろいろな程度の肝細胞障害の加わった中間型として位置付けられ，肝細胞障害の程度により多彩な臨床症状を呈する．」（乙第20号症227頁）さらに端的に言えば，「肝性脳症は肝細胞障害と門脈・大循環短絡の2つの要素からなる」のである．だからこそ「肝硬変症の患者が意識障害をきたしたときには，(中略) 速やかに昏睡度の判定，誘因の検索を行い，肝細胞障害の程度を判定し，治療方針を決定する」（以上は乙第25号証83頁）必要があるのである．そして，乙第24号証（373-374頁）によれば，肝性脳症の門脈大循環短絡路に起因する場合（慢性型）は，「腸管内の中毒物質の産生と吸収を抑制する目的で浣腸やラクツロース（30〜90 mL）の経口投与を行い，食事性の蛋白質の制限や肝不全用経口栄養剤（アミノレバンEN，ヘパンED）の投与を行うことで肝性脳症が軽快する．経口投与ができない症例では，特殊組成アミノ酸輸液により意識障害覚醒効果は良好である．」確かに薬剤がよく効くこともある．ところが，「肝硬変末期や肝細胞障害を合併している症例に対しても同様の処置を行うが，予後不良で意識覚醒率も低い」のである．貞夫は10年前からＣ型肝炎を患い，晩年には肝硬変の上に肝細胞癌を併発していたのである．肝両葉に腫瘍が多発していたことも剖検により確かめられている．

■3．鑑定人の見た桐野貞夫の病状経過

3-1　犬山分類による肝性脳症の解析

2-4では，医師記録から桐野貞夫の肝性脳症の経過を見た．しかしこの記録には貞夫の精神症状または言動等に関する記載が余りにも乏しいので，これのみによっては病状経過の十分な解析ができたとはいえない．そこで，鑑定人が医師記録のみならず看護記録を分析することによって，貞夫の精神状態を解明してみることにする．なお，その際，鑑定人としては犬山分類は肝性脳症の定

量的尺度としては不十分であるばかりか，多くの誤りまたは矛盾を含み，歪んでいると考えるためあまり気乗りしない仕事であるが，主治医の理解を容易にするため，あえて犬山分類を適用してみる．

　平成8年12月27日に入院してから同年同月31日までに明らかな脳症の症状はない．30日の深夜にトイレがわからなかったというエピソードはあるが，入院して間がない頃の深夜の行動であるので，この場所的見当識障害1つで犬山分類のⅡ度と判定するのは慎みたい．すでに述べたように，平成9年元旦早朝にはⅢ度の脳症が現れ，主治医の記載によると同日夕刻にもまだ脳症が存在していた．2日および3日は脳症を否定してよかろう．4日深夜は，「点滴亢進《ママ》に行くと嫌そうにする．」との看護師の観察があり，貞夫は「それやったら帰れるか？」と子供じみた質問をしているが，これだけで脳症とは言えないであろう．ただし，準夜帯は異なる．貞夫は「中小の会社はそれでもいいけどなあ…」と場違いなことを言い，これを「突然会社のことなど話し出す．」と看護師は観察している．看護師はまた，「突然ウロウロしたり，ここはどこかときいたりするとのこと．」と，付添いの家人の言葉を引いている．いずれも看護師や家人に専門的技能を要しない観察可能な範囲の出来事であるから，これらの真実性を疑う理由はない．貞夫は自社の心配をしているようであるが，病院環境においては脈絡（現実との関係）を欠いた独り言であり，突然ウロウロするのは家人の理解を越えた出来事であり，ここはどこかと尋ねるのは場所的見当識障害があるからである．そうであれば場所的見当識障害があることは明白であり，異常な言動と併せて，せん妄があると考えるべきである．犬山分類に依れば，Ⅱ〜Ⅲ度ということになろう．

　5日の深夜には貞夫は「あんたに何言うてもあかん．かえってくれ．ここは大阪か？　そしたら今からかえる．仕事もあるし…」と言い，看護師も「夜間全く入眠せず．ズボン，パンツぬいだり，失禁あったり，意味不明な言動あり．」と観察している．ここには時間的および場所的見当識障害があり，興奮，失禁，意味不明の言動がある．当然せん妄を考えるべきで，犬山分類によればⅢ度としなければならない．その後もⅡ度ないしⅢ度と

すべきであろう．日勤帯にも点滴を抜去してくれといい，不安が強く，「不穏気味」であった．準夜帯に入っても，尿失禁があり，点滴テープに触ることがあり，家人の手に負えず危険なので，家人が看護師を呼んだ．妻が「もう半分もわかっていないでしょうね．私のいうこともきかないから，息子他にきてもらっているんです」といっている．貞夫が妻のいうことを聞かない状態になっていることを疑う根拠はない．

　6日の深夜帯の看護師による観察は，「1〜2H《時間》毎に覚醒し，仕事の話をしたり，急に起き上がったりする．妻氏がなだめるがきかず，ナースコールあり，（中略）支離滅裂な訴え続き，ほとんど会話成立しない．こちらからの問いかけには比較的スムーズに返答あり．」というものである．ここで重要なのは，第1に，貞夫は自主的に話をするときは支離滅裂になるが，看護師の（おそらくは単純な）質問に受動的に返事をするのは比較的スムーズであったということである．第2に，貞夫は時，所をわきまえないどころか，相手（看護師）が何者かもわからない，つまり，時間的，場所的のみならず対人的見当識も失われているということで，見当識障害としては重症である．犬山分類ではⅡ度では精神症状として時間的および場所的見当識の障害を要求し，Ⅲ度では参考事項に「指南力（見当識と同義）は高度に障害」とある．「行かなあかんのや．」等と言って急に起き上がり，妻が宥めてもきかないというのであるから，精神運動興奮もあるということが明らかである．そうすると犬山分類のⅢ度と考えるのが最も妥当であろう．7日には肝性脳症の症状はない．

　8日は，医師記録によれば，「意識清明，羽ばたき振戦（＋），肝性脳症水準Ⅰ度，意味不明発語（＋）」とあるが，記載は十分ではない．意識状態は時々刻々に変化するというのに意識状態を判定した時刻さえ記載されていない．看護日誌を見よう．深夜帯に貞夫は無理してトイレに行ったのであろう．「あんたがかくれているから一人でトイレしてるんや．点滴重かったけどな．かじばのくそ力やな．今度からはトイレする時看護師さんいうからな．」看護師の観察では，「妻氏よりナースコールあり．排尿後便意あり．ズボン，オムツを床に脱ぎすて，裸足で室内トイレへ行っている．（中略）多少つじつまの合わぬ言動あるも意識レ

ベル清明.」とある.すなわち,覚醒しているけれども,多少つじつまの合わぬ言動があると言っているのである.この観察は妥当であろう.貞夫の発言はやや大袈裟または不適切(火事場のクソ力,あんたが隠れているから,等)だからである.異常が明らかになるのは同日準夜帯である.貞夫は「ここはどこや.船舶に行くんや.車の手配してくれ.わしは自分でせな気がすめへんね.さわるなー,やめろー.」と叫んでいる.見当識障害と精神運動興奮がある.せん妄等が考えられる.看護師によれば,「ここは病院であり,東8階と説明しても,暴言をくり返す.妻氏へ手を上げようとすることあり.」犬山分類ではⅢ度またはⅡ度ということになろう.昏睡度の決定が難しいのは,分類原理に無理または曖昧さがあるからである.

こんな風にして毎日でも貞夫の精神状態を解析することができるが,ほぼ同じことのくり返しになるので省略し,判定結果のみ記す.犬山分類で9日はⅢ度,10日はⅡまたはⅢ度,11日および12日はⅢ度,13日はⅡまたはⅢ度,14日はⅢ度,15日はⅠまたはⅡ度,16および17日はⅡまたはⅢ度,18日はⅢ度,19日はただ「傾眠」しかわからない.20日は傾眠がち(医師診療録ではⅠ~Ⅱ度),21日は「傾眠傾向」,22日は「傾眠がち」,23日は3-3-9度方式で日勤帯がⅡ度10,準夜帯がⅡ度10~20(医師診療記録では判定時不明であるが,やはり3-3-9度方式でⅠ度10~20《ママ》),24日は3-3-9度方式で深夜帯Ⅱ-10~20(医師診療記録では3-3-9度方式で午後12時半にⅡ-20~30)と判定されている.念のため14日および18日の分析を例示する.

14日の医師記録のうち,精神神経症状の記載は「〈S〉もう何もせんといてくれ!!〈O〉NH₃臭(+),羽ばたき振戦,肝性脳症Ⅱ度」だけである.例によって判定時刻の記載がないが,看護記録と照合すると日勤帯の判定であろう.看護記録によると,深夜帯に貞夫は「あっ,注射するんや.このお金もっていったらどうなるんだ.」といい,看護師の観察によると「意味不明の発言多くあり.」というのであるから,「このお金もって云々」はその一端にすぎない.比較的穏やかとあるからⅡ度くらいであろうか.しかし日勤帯になると「浣腸促すも,強く拒否し,更に怒り出す.F医師よりも必要性説明されるも,手を上げたりして,取りあわず.」

重要な治療である浣腸を拒否し,促すと怒り出し,主治医が説明しても取り合わず,手を上げさえするのである.主治医はこれをⅡ度と判定しているが,犬山分類によるとⅢ度と判定すべきである.

18日は,医師記録に記載がない.看護記録を見ると,貞夫は「シャワー入るか? やってるか? ここは東京…第一ホテルにいくんや.なんでわしはここにおるんや.なんで病気になったんやろ.はよ,なおして.」等といい,看護師の観察によると午前1時半頃より午前4時頃まで「不穏持続」である.午前3時頃には「アルコール清拭行うと易怒的になり,なぐろうとする.手をもち,かみつこうともする.」また午前4時頃「意味不明の発言あり.」午前4時半「しだいに浅眠しはじめる」が,午前5時に血圧測定に応じず,午前7時には寝衣交換に際し「手を貸すと,妻氏を平手打ちしている.易怒的であり,ルート類気にしている事あり.オムツ内に手を入れる事多い.」というのである.昼夜逆転傾向が指摘され,「日中ほとんど傾眠.声かけにて,開眼.」という程度である.準夜帯には貞夫は「今から○○に行くからな.」といい,看護師の観察によれば,「午後10時半座位となったり,服を脱いだり,IVH挿入部をさわったり,活動的となる.」「まさに昼夜逆転である.」と評価されている.「声をかけると大きく開眼する.穏やかにうなづくときあるも,眉間にしわをよせ口調強くなる時もあり,発語異常あり(意味不明).」18日とはこのような1日であったが,以下のような甥の言葉が日勤帯に収録されている.「今日は比較的はっきりしているよ.声かけても目ぱちっと開けるし,言うてることわかる.この間家帰った時ほんまうれしそうな顔してたわ.(後略)」

3-2 鑑定人による病状解析

人間の精神活動は覚醒度または昏睡度(単純な意識障害の程度に相当する)のみで表現できるようなものでなく,意識の質的な変化にも注目しなければならない.そして,特に精神鑑定のような個別的具体的調査を要する場合は,意識内容の検討が必須である.精神活動の障害を受けた側面に注目するのみならず,疾病にもかかわらず保持された健全な部分にも注意を払って見なければならない.

大阪地裁第○民事部に提出した精神鑑定書にお

いて，貞夫の29日間の入院を入院初期，入院中期，入院末期の3期に分けることを試みた．これに従って以下に説明する．

入院初期の精神状態

入院初期は平成8年12月27日から翌9年1月4日までの9日間で，正常な言動が主流を占める時期である．9日のうち肝性脳症が認められたのは1月1日と4日の2日のみで，その他の日は概ね正常な言動が見られる．入院の日の準夜帯には「あと1ヶ月もつかあ⁉　死に際はきれいにしたいからなあ．」といっている．自分の死期を知り，できればこれに立派に対処したいという人間に特有の意思の表明である．28日の深夜に「もう治らへんやろ！　しんどい．面会の制限をしたい！」というのもその延長で，かなり高度の精神活動が営まれていることがわかる．日勤帯で看護師に「またお世話になります．」と礼儀正しい挨拶をしている．準夜帯で「この病気で治ったら表彰もんやろね．」といい，生きる望みを病院に託しているのも，人間の死（生命）に対する感情が単純でないことを示している．31日には外泊を希望したり，体調がよいことを報告したりしている．元旦には未明からせん妄に陥り，異常な言動が認められたが，これとて100％異常なわけではなく，前日からの帰宅願望が通底しているのである．同日準夜帯には「一度は家に帰りたいと思いますがダメでしょうか．」と尋ね，医師に説得されて帰宅を断念した．いうまでもなく見納めを欲していたのである．この頃帰宅しておれば，自宅の認識は確実であったと思われる．2日および3日は異常なく，看護師との間にも会話が成立した．「また来てくれたんか．」には看護師に対する謝意が表れている．ルート確認をする看護師に「腕時計してるよ．」と知らせるような配慮ができるのである．4日の態度は深夜から異なる．点滴を嫌がり，「それやったら帰れるか？」などと，子供じみた質問をしている．準夜帯には，「いつ点滴止めてくれてもいい」という一方で，黄疸と腹水等による「ボテー《ママ》イメージの変化はショックで失意している．」と看護師に評価されたように，自己の身体の変わり果てた様子に衝撃を受けるという自己省察ができたのである．同日準夜帯に突然せん妄またはもうろう状態を呈している．なお，入院初期を3日までとするか，4日までとするかには特別な根拠

はない．3日までとした方が，入院初期と入院中期の特徴を際立たせるにはよりよかったかもしれない．いずれにしても長い目で見ると，精神症状の上で3日または4日頃に基本的な状態の変化が起こっているのである．

入院中期の精神状態

入院中期は1月5日から18日までの2週間である．これは昼夜逆転傾向に伴って広範な意識障害が生じ，異常な言動が活発になる時期である．14日間のうち肝性脳症が認められなかったのは1月7日のみで，実に14日中13日に肝性脳症が認められるのである．しかもその多くはⅢ度である．

犬山分類では「睡眠-覚醒リズムの逆転」はⅠ度の精神症状として挙げてあるのみであるが，この逆転はⅡ度およびⅢ度でさらに激しい．「夜間全く入眠せず．」（5日），「1～2時間毎に覚醒し，云々」（6，9日）という具合であるから途中を飛ばすが，18日には「まさに昼夜逆転である．」と評価されている．

意味不明の言動，つじつまが合わない，支離滅裂，会話成立せず等と記載されているのは5，6，8，11，12，13，14，15，16，17，18日である．拒否的言動，不貞腐れ，作話等が認められるのが5，6，8，10，12，13，14，15，16日であり，易怒的，不穏，暴言，手を上げる，平手打ち等の行動がみられるのは5，8，9，10，11，12，13，14，16，17，18日である．この間せん妄等が繰り返し認められたが，すでに叙述したので，これについては略す．

入院中期はこのように異常な言動が多様に見られるのであるが，他方で正常な言動もいくらか保持されているのが特徴である．1月7日は例外的に平穏な日で，家人に付添われて車椅子で外出し，寿司を食べてきた．会話もスムーズであった．9日は自ら「注射して寝たい」と希望している．15日には「声かけても閉眼し，口をつぐんだまま，訪室時には一旦開眼し，誰か確認している．」，いわゆる人を見るということをしているのであるが，退行した態度の表れである．16日には知人の理容師に散髪をしてもらい，笑顔がよく見られ，「気持ちいい」と話したとのことである．

また，「支離滅裂な訴え続き，ほとんど会話成立しない．こちらからの問いかけには比較的スムースに返答あり．」（6日深夜帯）というようなこともある．すなわち，貞夫が自分から，他人に理解

できる，合理的な話を組立てることができないにもかかわらず，看護師が問いかけをするとかなり滑らかに返事をすることができるのである．

せん妄または異常な言動にしても，そこには間違いや歪曲によって現実からはずれてはいるが，それでも自分と外界との関係を見出そうと努力していることがいくらか窺えるものである．例えば，12日の日勤帯で，「わしは世間の笑い者や．家で養生しな．こんな所におってもあかん．ズボン下はかしてくれ…温泉にもいかなあかん．全然風呂入っていないからな．」といっている．重篤な疾患のために病院で治療を受けるほかないという認識が薄れてくると，点滴やその他のルートに繋がれ，オムツを当てられ，浣腸を施されるというような毎日の自分は「世間の笑い者」であり，そうでなくても病院のストレスが負担になり，家で養生し，温泉に行ってゆっくりしたいという気持ちになる，ということも理解できるところがあるであろう．異常な言動の中にも自分と環境との関係をどう見るか，関係をどう取るかという努力の跡が見えるのである．

入院末期の精神状態

入院末期は1月19日より24日までの6日間である．貞夫の精神内界の記述が看護記録からほとんど消失する時期である．この間，肝性脳症が現れたのは20日のみ（医師診療記録による）であった．昼夜逆転はこの時期にも認められた．貞夫は失語症になったわけではないし，何者かに抑圧されたという事情もないであろうから，精神活動が活発であるのにこれを表出できないという理由がない．貞夫が精神的内容を表出しているのに，看護師が一致してこの時期記載を控えたと考えねばならない理由もないから，看護記録の中に精神内界に関する記載が失われてきたということは，貞夫の精神活動の崩壊と空虚化を意味すると考えるのが妥当であろう．正常な言動はいうまでもなく，異常な言動さえ消失したのがこの入院末期の特徴である．

19日深夜帯は「昼夜逆転傾向にあり．」という看護師の評価があるのみで，精神症状はいうに及ばず，精神面の記載が全くない．日勤帯には貞夫は「ここかゆい．う～ん．」といっている．看護師の観察によると，「口調穏やか．日中覚醒促すためブラインドをあげ，日光あてたり，声かけていく．

声かけすると"う～ん"とか反応されるも傾眠がち．一回座位になり，車椅子座ってみるというも，車椅子もっていくとすでに傾眠している．」準夜帯にも精神面の記載がない．

20日の深夜帯には貞夫は「痒い．あー．」と身体の不快を訴えている．看護師の観察によれば，「全身掻痒感強く，オムツ内に手を入れ掻爬したり，パジャマ，下着，オムツを脱いだりする．口調は穏やか．」とある．日勤帯は「日中傾眠がち．声かけ，質問に対し返答できている．時々ベッド上で起き上がろうとする行動があるが力入らず，体位変換自己にてできず．」とある．準夜帯の看護師の観察には「呂律回りにくく，発語ありもほとんど意味不明で聞き取りにくい．意識レベルクリアーで相撲をみて笑顔を見せる時もあれば，吸引等処置時眉間にしわをよせ，妻氏の手をし《ママ》ねったり，叩くことあり．」とある．看護師の声かけや（おそらく単純な）質問には返答ができるが，自発的には意味ある言葉を発することができないことがわかる．主治医はこの日，肝性脳症の中心である精神症状につきどのような質問をし，どのような観察をしたか不明であるが，肝性脳症Ⅰ～Ⅱ度と判定している．主治医は羽ばたき振戦を認めているが，これは犬山分類によるとⅡおよびⅢ度の「参考事項」である．

21日は午前3時15分覚醒し，入眠しようとしないのでアタラックスPを注射されて眠った．日勤帯は，「AM～弁護士の方々が訪室され，遺産についての話し合いを本人まじえてされる．60°ギャッジアップし，問いかけに対して理解できているのか不明も，返事している．PM～傾眠傾向も，呼びかけに対して容易に開眼する．」等とある．準夜帯には「はっきり聴きとれぬ発言あり．言葉がけに対しては，閉眼していても，開眼し，顔むけられる．」精神面に関する記載はこれだけである．

22日は日勤帯に「発言はあるもききとれぬ．（中略）穏やかにケア受けられる．『おしりあげて下さい』等声かけすると，しっかりと殿部《ママ》あがらぬも努力される姿あり．」準夜帯には，貞夫は「はい，ありがと…」と返事をしている．看護師も「傾眠がちも問いかけに返答できる．」と観察している．確かに貞夫はこの頃でも，この程度の理解と意欲はもっていたのである．

23日深夜帯の看護師による観察には，「一時的に視点をあわせることはできるが，意思疎通はかれず，意味不明な発語あり．」とある．日勤帯にも「呼名にて開眼．何か言おうと発語あるも不明瞭」である．準夜帯には「呼名にて開眼するも焦点定まらず．発語はあるも意味不明．吸引時かなり嫌がり，3人がかりで抑制する．」筋力はあっても，精神活動の能力がないのである．この日から，主治医も看護師も尺度を 3-3-9 度方式に変更している．犬山分類は意識障害が軽い時は曖昧で人惑わせな尺度であり，重症になると役に立たないことがわかる．

24日深夜帯は「意味不明の発語あり．呼名にて容易に開眼する．レベルⅡ-10〜20」であった．日勤帯には「呼名に対して開眼し，『吸引する』と説明すると眉間にしわ寄せ，左右に首を振る．」苦痛な処置を理解する能力はあったことがわかるが，理解が及ぶのはそこまでである．一般に身体の快苦に関する理解は，意識障害や認知症がかなり高度になっても保たれているものである．

以上から，入院末期は意識混濁（昏睡度）が高度になり，正常な精神活動はもとより，異常な精神活動さえ消滅する時期であることが明らかである．貞夫の精神状態の経過は川の流れに喩えることができよう．入院初期は上流，入院中期は中流，入院末期は下流である．意識混濁変動を波に喩えれば，上流にも中流にも下流にも波が立っていて，とりわけ中流の波瀾は顕著であったということである．しかし，時々刻々に変動する意識混濁のみに目を奪われて一喜一憂するばかりでなく，もう少し長い目で精神活動全体のあり方を見ることも必要である．この精神活動は川の水位に喩えられるであろう．上流は中流より水位が高く，中流は下流より水位が高いのである．喩えを現実に戻すと，入院初期にあった「あと1ヶ月もつかあ」という死期に関する自己言及や「面会も制限したい」という意思決定などは，入院中期にはもはや見られない．入院中期には，錯誤や歪曲に満ちてはいても，外界の認知，外界との交渉はまだ活発であった．入院末期には傾眠または嗜眠と受動性が目立つばかりで，人間らしい精神活動はもはや痕跡的にしか認められない．以上から，貞夫の精神状態が増悪の一途を辿ったことに疑いの余地はない．

■4. 意識障害と精神医学

4-1 精神医学における意識障害の研究

裁判所にとっては余計なことかもしれないが，鑑定事項の第5に「その他参考となる事項」が設けられている上，主治医FおよびT医師がそれぞれの陳述書（乙第6号証および乙第11号証）において，精神医学に対する無知に基づき，さまざまな言説を裁判を通じて広げているので，鑑定人としてはこれを正しておく必要を感じる．できるだけ簡略に述べたい．

精神医学の歴史は古いが，現代精神医学がその基礎を固めたのは20世紀初期と言ってよい．精神医学では精神障害を原因によって大別して，脳器質性精神障害（アルツハイマー型認知症，頭部外傷の後遺症としての人格変化等），症状性精神障害（内分泌疾患や重症肝疾患の場合の精神障害等），中毒性精神障害（アルコールや覚せい剤による幻覚症等），内因性精神障害（統合失調症や躁うつ病等），心因性精神障害（外傷後ストレス障害，反応性抑うつ状態等）等に分けている．このうち，脳器質性精神障害にもしばしばせん妄等の意識障害を伴うことが少なくない．症状性精神障害も中毒性精神障害も態様こそ異なれ意識障害が中心的問題になる．心因性精神障害にも特有の意識障害がある．精神医学にとって意識障害は広大な研究領域なのである．

脳器質性精神障害が脳そのものの器質性疾患によって精神症状が出現した場合であり，症候学的には原則として不可逆的な症状である認知症と人格変化が中心になるのに対して，症状性精神障害は脳疾患以外の身体疾患によって精神症状が出現した場合であり，症候学的には原則として可逆的な（したがって変動可能な）意識障害が中心となる．肝性脳症は症状性精神障害の一種である．

症状性精神障害については，身体的病的因子（細菌，ウイルス，ホルモン，代謝異常，血液異常等）は何百何千とあるであろうが，それらによって出現する精神症状は限られており，十数種類（せん妄，もうろう状態，アメンチア，幻覚症等）に過ぎないことが，すでに K. Bonhoeffer（1912年）によって明らかにされている．

原田憲一[3]は，いつも明確に分けられるとは限らないが，症状性精神障害を，①身体因子と精神

症状がよく相関する群，②身体因子と精神症状が相関しない群，③精神症状に関係する身体因子が不明の群に3分した．③については省略することにして，①に属するのは，例えば糖尿病性昏睡であり，血糖値と精神症状の程度とは一般によく平行することが知られている．肺性脳症もこの群に属し，血中 O_2 量や CO_2 量と脳機能低下との間にもよい相関が見られる．②に属するのは内分泌性精神障害で，ここでは血中のホルモン定量値と精神症状の程度の間には平行関係がうまく見出せない．猪瀬型肝脳疾患[10]や血液疾患の精神症状もこのタイプに属するであろうという．ところで猪瀬型肝脳疾患とは，本質的には門脈大循環短絡性脳症と同一の範疇に属すると考えられており，いわば肝性脳症の1類型である．F医師の回答書に附せられた参考文献1.（肝臓疾患．医学書院）772頁には，巨大副血行路を有する症例でみられる脳症としてこれを紹介している．ちなみに，猪瀬正は精神科医であり，彼がこの肝脳疾患を提唱したのは1950年である．話が回りくどくなったが，肝性脳症と病的因子との相関関係を見出すことは難しいと考えられているのであるから，こうした研究には慎重な準備がいるのである．

要するに，精神医学は早くから意識障害について研究をしてきたのであり，肝性脳症についても症状性精神障害の1つとして，強い関心を持ちつづけているのである．

4-2 リエゾン精神医学

治療法の開発によって肝硬変の患者の生存率は近年著しく高まり，病院内科のスタッフが肝性脳症に当面する機会も昔に比べて一段と多くなった．一方では，肝性脳症を1例とするような症状性精神障害について，一時代前に比べるとその病像が穏やかになったと言われている．その理由はよくわからないが，診療各科の医療看護が精神的なものへの関心を高めているため，早期に適切な対応がなされていることが，その一因であろうと考えられている．かつては症状性精神障害が発生すると，直ちに精神科病棟に移されるか，精神科病院に転院させられることが多かった．したがって昔は，精神科医が肝性脳症の患者の主治医になることも稀でなかった．今日では，ほとんど全ての症状性精神障害は総合病院において，精神科病棟へ転棟することなく，その診療科に置いたままで，必要ならば精神科医のリエゾン（連携）のもとに対処できている[3]．

鑑定人も東京都立総合病院に15年，大学病院に7年余り勤務したので，リエゾンの経験に事欠かない．鑑定人は消化器内科について門外漢であるから，肝硬変の患者の主治医になった経験はないが，肝性脳症を診察した経験は少なくない．都立総合病院精神科では病院の脳波計のほかに，独自にポータブル脳波計を備えていたから，必要な時はこれを持ち出しまたは貸し出して，脳波も取っていた．

往診の際は，主治医の依頼票を読むか，主治医と打ち合わせをし，しばしば合同で診察をした．病棟では，急を要する場合のほかは，診察前に必ず看護記録を閲読し，しばしば看護師に質問をし，必要に応じて観察のポイントを指示することもあった．本来は，主治医が自分の観察所見や検査データを収集することは言うまでもなく，看護師，付添いの家人などからも，関連する情報を収集すべきであり，場合によっては看護師や患者の家族を指導する必要があるのである．精神科医はそういう他の診療科の主治医のコンサルタントとして協力している．

4-3 消化器内科の専門医の実力
乙号証について

提供された文献（乙号証）の中にも間違いまたは欠陥等を発見することができる．例えば，乙第16号証の表1（118頁）では，Ⅱ度とⅢ度の境界線が間違っている．乙第17号証の著者は失見当識を「生年月日，住所，日時などの質問で診断できる」と考えている（143頁）が，これは見当識障害と記憶障害の区別ができていないことを示している．ついでながら，犬山分類はシャーロックの分類（乙第33および34号証参照）には含まれている記憶障害のテストを欠いている．乙第18号証は，すでに述べたように，不適切な文献を引用して，血中アンモニア濃度と肝性脳症の程度との密接な関係（文脈から当然相関関係）を明らかにできるといっている．しかも乙第18号証のこの部分は蛍光赤マークで強調されている．ところが，F医師ほかはその論文「肝性脳症」（F医師ほか著．最新内科学大系 第47巻，肝機能不全〈肝・胆道

疾患I〉井村裕夫ほか編，120頁，中山書店）において，アンモニアを肝性脳症の原因とする説にはいくつかの問題があるとし，その第1として，「血中および髄液中アンモニア濃度と脳症の程度に相関関係が認められなかった．」というのである．乙第18号証は証拠として信用できない．乙第19号証は総説的，解説的論文でなく，研究論文であるが，これにも問題が多い．1つだけ挙げると，一方では「脳波の判読は，脳波チャートのブラインド化の後，京都府立医科大学精神医学教室にて行った．」というくらいの周到さを持ちながら，他方では精神症状（犬山分類）については誰がどのように判定したか，特に治療前と治療後の判定のブラインド化をどのようにしたのか，を全く示していないのが決定的な欠陥である．おそらくそういうことが何より重要だとの認識がないのであろう．規模が大きく，一見したところ良質の研究とみえる論文（乙第33および34号証）にもいくつか問題があるが，際限がないので，これくらいにする．

主治医の陳述書について

第1に，F医師の陳述書（乙第6号証）における主張の誤りから指摘しよう．F医師は第4項において，1月14日，カルテに肝性脳症II度と記載しているから，「この記載から判断すると，私が診察したときの桐野貞夫氏の精神状態は，無礼な態度は見せるが，医師の指示には従う姿勢を見せるといった程度だったことになります．」（5頁）と言っている．ところが当日の日勤帯の看護記録には，「ラ浣促すも，強く拒否し，更に怒り出す．F医師よりも必要性説明されるも，手を上げたりして，取りあわず．ラ浣できず．」と記載されている．どちらかが間違っているのであるが，鑑定人は看護記録の方が正しいと考える．浣腸を拒否し，怒って手を上げ，取り合わない患者に対し，説明する主治医はいわば紛争の当事者であるのに対し，看護師の方が第3者的であること，看護記録は当日の出来事を間をおかず具体的に記載したものであることが主な理由である．F医師の主張は肝性脳症II度とのカルテ記載から，「医師の指示には従う姿勢を見せるといった程度だったことになります．」という推定にすぎない．なるほど犬山分類は，II度の精神症状として，「無礼な言動があったりするが，医師の指示に従う態度を見せる．」ことを例示している．しかし，犬山分類は「医師の指示に従わない，または従えない（略）．」場合をIII度としているのである．肝性脳症II度というF医師の判定がそもそも誤っていたと考えざるをえない．主治医が自分で診察した場合でさえ，精神状態についてはこのような判定しかできないのである．

F医師は続いて，「肝性脳症II度というと，何か重大な精神障害があるものと誤解される方があるかもしれませんが，そのような大袈裟なものではないということをまず理解する必要があると思います．また，同日の看護記録の日勤帯の記載をみても，精神障害を疑わせるような記述のないことを付け加えておきます．」（5～6頁）と主張する．「重大」かどうか，「大袈裟なもの」であるかどうかは別として，肝性脳症II度が一種の精神障害であることは明らかである．そもそも肝性脳症I度でも「だらしなく，気にとめない態度」が認められるとすれば，判断能力を考察する場合には注意を要するであろう．II度は「指南力（略）障害，ものを取り違える（略）．異常行動（略）．ときに傾眠状態（略）．無礼な言動があったりするが，医師の指示に従う態度を見せる．」というのであるから，場合によっては（特に法的能力が問題になるとき）重大な精神障害であり得る．そして，実はIII度であったとなると，これはII度とは量的のみならず質的にも異なった状態であるから，事態はさらに重大であろう．同日の看護日誌の日勤帯には「もう堪忍や．やめてくれー．しんどいんや．お前は何者や．さわるな．さわるなー．」のほかに，上記の「ラ浣促すも云々」とあるとおり，精神障害を示す記載がある．F医師の主張は事実に反する．F医師は同日午前中の精神状態を間接的に推定しているが，これにも疑問がある．同日深夜帯の記載を見るべきである．「夜間掻爬する姿あるも，比較的入眠できている．（妻氏も共に）．」そして前日準夜帯に「午後10時半メチロン1A im《筋肉注射》する．その後入眠される．」とあるのであるから，この夜は比較的よく眠れたのである．そして貞夫が「あっ，注射するんや．このお金もっていったらどうなるんだ．」というのであるから，これは深夜帯ではあっても朝の処置の頃であろうと考えられる．貞夫は明らかに覚醒していて，いうことが異常なのである．看護師も「意味不明な発言多くあり．」と記載し，その後の評価欄でも「異

常発言は持続にて，引き続き注意要」としている．同日午前中の精神状態が良好であったという証拠はどこにもない．

　以上から，F医師は看護記録と矛盾することをいくつかいっているが，看護記録の記載の直接性，記述の具体性，主治医のように願望思考（治療しているのだから改善しているとみなしたいという欲求）に支配される度合いが少ないことから，看護記録の信用性が高く，F医師の主張が誤りであることがわかる．

　第2に，F医師は薬剤の能書（乙第13号証のような治療薬マニュアルまたはこれに近い解説論文）の恣意的な信者ではないかと危惧される．上記第1に関連して（陳情書6頁），F医師は1月14日「午前中には，肝性脳症の症状を抑えるための臨時的な投薬は行われていないことがわかります．ですから，前日の治療が功を奏して，肝性脳症の症状は消失していたものと考えて間違いないと思います．」（6頁）と述べている．臨時投薬（アルギメートのことであろう）しなかったから肝性脳症は消失していたといい，しかも前日の治療が功を奏して，都合よく14日の午前だけに効果を現したというのである．F医師自身の解説（陳述書3頁）によれば，「患者がこのような行動をとった場合，主治医は排便コントロールを促したり，モリヘパミンやアルギメートという薬品を投与するという判断をします．そして，投与すると，患者は15分から1時間くらいで，全く何もなかったかのように極めて正常な状態に戻ります．そして，このような正常な状態が比較的長く続く場合もありますし，その日のうちに肝性脳症の症状が再現することもあります．肝性脳症というのは，これくらい劇的に症状が変化するものなのです．」モリヘパミンは13日も14日にも継続して投与されている．13日の午後4時半から午後6時半にかけて点滴投与されたアルギメートが14日の日勤帯午前中だけ功を奏し，「（極めて）正常な状態」を作り出したとは信じ難いことである．しかも14日は深夜帯の看護記録に「排便なし．」とあり，日勤帯にも適時に必要な浣腸もできなかったのである．14日午前は排便コントロールもできていなかったことが明らかである．

　確かに薬剤の能書は正しい場合が多いであろう．しかし，能書どおりに奏功しないことがしばしばあることも経験のある臨床家ならよく知っているはずである．貞夫の場合はT-Bilが異常な高値を示したほか，AST（GOT）およびALT（GPT）も高値を示し，プロトロンビン時間も明らかに上昇している．肝細胞障害が高度であったことが窺われるのである．こうした深刻な障害のために，治療にもかかわらず期待したほどの効果が見られなかった1事例と考えなくてはならない．受持ち患者を治したいというのは主治医の正常な動機である．しかし願望思考と能書によって，観察や予後の判断が左右されないように注意しなければならない．

　第3に，貞夫の病状経過を3期に分けたことに対するF医師の理解が問題である．消化器内科医の肝性脳症の理解では，精神状態の一部しか捉えられず，しかもその捉え方が定量化を焦る余り歪んでいるので，個別患者の精神状態全体をできるだけ適切に捉え，しかも判断能力の把捉にも役立つように注意して，病状経過を見る必要がある．このような見地から，診療記録（医師記録および看護記録），特に既述の理由から看護記録に重点を置いて，貞夫の精神的病状を解析した結果が経過の3期分類なのである．この3期については大阪地裁に提出した鑑定書に説明し，本鑑定書でも補充的に解析を加え，F医師も陳述書3頁に要点を引用しているので，ここでは繰り返さない．

　F医師は陳述書2頁において，「肝性脳症の症状が見られてから死亡する直前まで，肝性脳症の程度という意味においては，ほとんど同じ状態」にあったという．同書3頁には「肝性脳症の程度は，段階的に進行（悪化）していくものではない」といい，4頁でも「肝性脳症の程度という意味においては，入院初期と入院末期とでそれ程異なるわけではありません．日による変動と日内変動があり，悪化と軽快を繰り返しているという状態なのです．」と念を押している．本当にそうであろうか．

　貞夫は，入院初期には，肝性脳症を呈したのは9日中2日である．そのほかは概して高度の精神活動を示していた．すでに述べたので簡単にしておくが，この時期には「あと1ヶ月もつかあ!?死に際はきれいにしたいからなあ．」というような死期を知り（偶然かどうか，かなり正確な予測である），死に際を考えるような精神活動があり，

看護師との関係も信頼と感謝に満ちていた．入院末期には，看護記録から精神活動らしい記述はほとんど全く消失する．肝性脳症らしい精神症状さえないのである．19日から22日までは「傾眠」，「傾眠がち」，「傾眠傾向」が前景を占め，23日と24日は犬山分類を捨てて，主治医も看護師も3-3-9度方式でⅡ-10等としている．傾眠状態なら犬山分類のⅡ度であり，嗜眠状態なら犬山分類のⅢ度である，と強弁するのであれば，わざわざ複雑な犬山分類を採用する理由がない．辛うじて残った精神活動といえば，20日の「痒い，あー」といううめきのようなもの，21日の「理解できているのか不明も返事している．」という受動的な態度，22日の「『おしりあげて下さい』に努力されている姿あり．」から窺える単純な理解，「はい，ありがと…」の返事に見られるような短くて内容不明な謝辞，等である．このような入院初期と入院末期とを，「ほとんど同じ」とか「それ程異なるわけではありません」と見なすとすれば，それは精神症状を見分けることができないか，あるいは精神的病状について見る目を持たない，ということと同断である．

　鑑定人が上記のように解析すると，F医師は「入院末期の状態についての記述は，明らかに誤りです」（4頁）とか，看護記録に貞夫の「言動に関する記述がないことを理由に，精神活動をしていないかのようにいうのは，全く理解できないことです」（4頁）等と言って反論する．しかし，貞夫が，活発なまたは高度の精神活動を営んでいるのに，これを表現しないという理由があるであろうか．貞夫に，入院初期と同じような精神活動とその表現があるのに，1月19日を期して看護師が一斉にこれを記述しなくなる理由があるであろうか．そのような理由は考えられないので，鑑定人は看護記録の記載の直接性，記述の具体性から，看護記録が貞夫の精神状態を知る上で信用もでき，価値も高いと考える．

　第4は，診療記録（医師記録，看護記録）の問題である．F医師は陳述書の5．（7頁）において，「患者というものは，医師による診察のときと看護師と話をするときでは，態度が全く異なる場合があります．云々」と言っている．そうであるとすれば，主治医は患者の医師に対する態度のみが正しい情報であると考えてはならないのであって，医師に対する態度のみならず，看護師に対する態度，付添いの家族に対する態度等を知る必要がある．とりわけ意識障害のある患者の主治医は，病状の可変性が高いのであるから，こうした努力をつねづね欠くことはできない．看護記録を適切に閲読しない主治医は，要するに情報収集能力を欠いているのである．F医師は「夜勤帯の看護記録については，慎重に理解する必要があります」（8頁）と注意を促しているが，当の本人が夜勤帯の看護記録についてまるで理解がない．「夜勤帯は本来眠る時間帯であり」と言い，「夜勤帯の発言をあまり重視しても意味はない」と思っている．ところが，夜勤帯と眠る時間帯とは同じではない．たいていの病院は準夜帯の午後9時前後を消灯時間とし，深夜帯の午前6時前後には洗顔，朝の処置（体温や血圧測定，注射等）を行うであろう．つまり深夜帯の一部は覚醒しているのである．仮に，F医師の主張するとおりに夜勤帯は本来眠る時間帯であるとしても，それはあくまで病棟の規範的取決めであって，患者貞夫の事実ではない．実際には昼夜逆転（犬山分類にいう睡眠覚醒リズムの逆転）という事実がある．患者は夜勤帯に覚醒していて，日勤帯に眠っていることが多いのである．そうすると，夜勤帯の発言も重視しなければならないが，日勤帯の言動も注意深く吟味する必要がある．このことこそが「臨床経験のある消化器内科の専門医であれば，当然のように理解しうること」（8頁）でなければならない．

　F医師は，1月21日，「遺言書を作成する以上，医師として判断能力等に問題がないかどうかを確認する必要があると思い，診察のときに確認して，支障がないと判断したことを憶えております．」（6頁）といっている．遺言能力の前提となるような判断能力を確認し，支障がないと判定したのであれば，それは「特記すべき内容」であるから，その過程を記載するのが当然の要請である．判断能力確認のためにどのような質問をしたか，ほかにどのようなテストを用いたか，その結果はどうであったかというのが決定的である．こうした所見の記載がアンモニアの数値より価値が低いという理由はない．ところが医師記録には何の記載もないのである．「特記すべき内容を記載していないのです．」といって平然としているが，記載をしなかったのは適切な質問やテストをすることがで

なかったか，質問やテストはしたが結果があまりに劣悪で記載を憚ったのではないか，と疑われてもいい訳ができないであろう．F医師は鑑定人に対して，「カルテの適切な読み取りも行われていない」と不満を漏らしているが，この不満は当らない．カルテが「特記すべき内容」を至るところで欠いているからである．また，「投薬経過を分析すれば，主治医が何を考えていたかはある程度推測することができますので，きわめて重要な鑑定資料ということになります．」（9頁）ともいっている．確かに，投薬経過の分析や主治医が何を考えていたかの解析は，主治医の頭の中はどうなっていたかを知るための重要な資料にはなるが，患者の頭の中（精神状態）はどうなっていたかを知るためには直接役に立つことはない．治療に効果があったとすれば，それは精神症状に寄与しているであろうから，精神症状をしっかり観察すればよいし，また，しなければならないのである．

最後に，F医師には精神病患者や精神障害者に対する偏見があるのではないかと疑われる．陳述書の3．（4頁）においてF医師は，「肝臓疾患の患者は，精神病患者のように，精神的な障害がある人ではありません．ですから，基本的には正常な精神状態にある人だということを忘れてはなりません．」と述べている．基本的には正常な精神状態にある人も肝硬変や頭部外傷によって，一過性または持続性に精神障害をきたすことがあるのはいまさらいうまでもない．肝疾患によっては人格変化や認知症に至る人もある．そして，重要なことは，精神的に健全な人ばかりでなく，認知症性高齢者や統合失調症患者や躁うつ病患者も肝臓疾患に罹るということである．

要するに，肝疾患の患者も精神障害を呈することがあり，精神障害者も肝疾患を患うことがあるという，医学の基本的なことを指摘したまでであるが，これは忘れてはならないことである．貞夫の場合も，平成8年11月18日入院の看護記録の1部に「家族に聞く」という項があり，その中の「知能低下」に○印が附されていたことは先の鑑定書（7頁）にも書いた．素人にもわかる知能低下はかなりの程度のものであることが少なくない．貞夫は高齢でもあったので，何らかの認知症がすでに発症していたことも考えられる．そうすると，平成8年12月から翌年1月にかけて観察された精神的病状は，認知症の上に重畳した意識障害（肝性脳症）であったかもしれない．可能性としては以上のようなことも考えられるのである．

G. 鑑定主文

1　アンモニア数値と肝性脳症との間には，単線的な因果関係や有意な相関関係は証明されていない．桐野貞夫は肝性脳症が明らかに認められるにもかかわらず，アンモニア数値が必ずしも上昇しない患者であったと考えられる．

2　アンモニア数値と鑑定主文は矛盾しない．

3　投薬経過は主治医の精神状態を窺うに足る資料ではあるが，桐野貞夫の肝性脳症を含む精神状態には直接関係がない．精神状態にはすでに治療の結果が含まれている．

4　鑑定人のいわゆる3期を通じて，肝性脳症の増悪と軽快を認めることができる．入院中期は肝性脳症が頻発したという意味で正常な精神活動が多々認められた入院初期より重く，入院末期は肝性脳症さえ認められることが稀となり，精神活動が全般に衰微したという意味で入院中期より重い．以上の意味において，桐野貞夫の精神的病状は悪化の一途を辿ったのである．

5　鑑定人が検討することのできた乙号証（陳述書と論文）には欠陥が多いことを示した．消化器内科の専門医が肝性脳症の精神症状を見分ける能力を身に付けることがまず必要である．

以上のとおり鑑定する．

平成14年1月30日

東京都墨田区錦糸3-5-1

錦糸町クボタクリニック

院長　西　山　　詮

大阪高等裁判所第○民事部

裁判長裁判官　　○　○　○　○　殿

なお，本鑑定に要した日数は平成14年1月4日から同年同月30日までの27日である．

H. 二審判決《養子縁組》

平成13年（ネ）第2509号養子縁組無効確認請求控訴事件
平成14年6月27日判決言渡

　　　　　　　　　　判　　　　決
本籍《略》
住所　大阪市中央区○○町1丁目2番9号
　　　控　訴　人　　　　　桐　野　卓　男
本籍《略》
住所　大阪府豊中市○○町3丁目2番21号
　　　控　訴　人　　　　　桐　野　静　子
　　　控訴人ら訴訟代理人弁護士　○　○　○　○
　　　同　　　　　　　　　　　　○　○　○　○
本籍《略》
住所　大阪市生野区○○町1丁目1番1号
　　　被　控　訴　人　　　内　田　江　里
　　　同法定代理人親権者母　内　田　潤　子
　　　同訴訟代理人弁護士　　○　○　○　○

　　　　　　　　　主　　　　文
　1　本件各控訴を棄却する．
　2　控訴費用は控訴人らの負担とする．

　　　　　　　　事　実　及　び　理　由
第1　申立て
　1　原判決を取り消す．
　2　被控訴人の請求を棄却する．
第2　事案の概要
　事案の概要は，次のとおり付加，削除するほか，原判決の「事実及び理由」中の「第2　事案の概要」に記載のとおりであるから，これを引用する．
　1　《著者注：指定された付加および削除は原判決に施した．》
　2　《著者注：指定された付加は原判決に施した．》
第3　当裁判所の判断
　1　当裁判所も，亡貞夫は，本件養子縁組当時，養子縁組の意味内容を的確に理解する能力がなかったものであり，本件養子縁組は無効であると判断する．その理由は，次のとおり付加，訂正，削除し，次項に判断を付加するほか，原判決の「事実及び理由」中の「第3　当裁判所の判断」に記載のとおりであるから，これを引用する．
　（1）《著者注：付加，訂正，削除の内，指定された作業を原判決に加えた．》
　（2）《同上》
　（3）《同上》
　（4）《同上》
　（5）《同上》
　（6）《同上》
　（7）《同上》
　（8）《同上》
　（9）《同上》

2 控訴人らの主要な主張に対し，以下，補足的に判断を加える．
(1) まず，控訴人らは，西山鑑定が，亡貞夫の精神的病状を3期に分け，徐々に病状が悪化して行ったのであり，本件養子縁組は中期の後半にされており，自らの判断で本件養子縁組を行う能力があったとは考えられないとしていることにつき，肝性脳症が日によって，あるいは日内の変動によって症状が悪化したり，軽快したりすることを理解しておらず，重大な欠陥があること，本件養子縁組がされた平成9年1月14日は，亡貞夫に肝性脳症の症状は出ておらず，養子縁組をする能力を有していたことを主張するので，この点を検討する．

ア F医師は，上記主張に沿う内容を記載した証言に代わる回答書及び申述書を提出する．すなわち，「亡貞夫は，1月14日には，家族，看護師に対して反抗的な態度をとっていたものの，判断能力には特に影響がなかったものと思われる」(F回答)，「肝性脳症の患者の症状は，日によってあるいは日内の変動で症状が悪化したり，軽快を繰り返しており，判断能力も同様の変動がある．正常な状態が比較的長く続く場合もあるし，その日のうちに肝性脳症の症状が出現することもある．西山鑑定は，このことを理解していない．1月14日にも亡貞夫を診察し，カルテに「もう何もせんといてくれ．肝性脳症Ⅱ度」と記載しているが，同日の看護記録の日勤帯の記載をも合わせて考察すると，カルテに記載した内容は，午後の診察結果によるものである．看護記録には「AM 易怒的になることはなし」との記載があり，午前中には肝性脳症の症状は出ていなかったと考えて間違いないと思う．看護記録には，それよりも前に「もう堪忍や」等の記載があるが，看護記録は時系列で書かれるものではないので，「もう堪忍や」等の記載は午後の出来事と考えられる．投薬の状況を見ても，「午前中には，肝性脳症の症状を抑えるための臨時的な投薬は行われておらず，前日の治療が功を奏して，肝性脳症の症状は消失していたものと考えて間違いないと思う」などと記載している．

イ しかし，まず，西山鑑定も，「（肝性脳症による）意識障害は認知症のように持続的ではなく，変動しやすいのが特徴である」と指摘しており（原審での鑑定書19頁《著者注：B-4-2》），西山医師は精神科の医師ではあるが，肝性脳症が意識状態が一定ではなく，可変性を有することを十分に理解したうえで，鑑定をしていることは明らかであり，この点につき西山鑑定に誤りはない．

ウ 問題となるのは，肝性脳症が可変性を有することを踏まえて，本件養子縁組をした1月14日午前における亡貞夫の意思能力であるので，この点を検討する（控訴人らは，同日午前に亡貞夫から控訴人卓男に本件養子縁組をするようにとの指示があり，直ちに本件養子縁組届の作成手続を進め，同日午後大阪市中央区役所に本件養子縁組届を提出したと主張している）．

(ア) カルテ及び看護記録の1月14日欄には，次のような記載がある（なお，看護記録の時間帯は概ね「深夜」が午前0時から午前8時，「日中」が午前8時から午後4時，「準夜帯」が午後4時から午前0時を指す（乙40，西山鑑定））．

[カルテ]〈S（患者）〉もうなにもせんといてくれ!!
　　〈D（医師）〉 アンモニア臭（+），羽ばたき振戦，肝性脳症Ⅱ度 排便コントロール不良，アルギメート併用

[看護記録]（深夜）「あっ，注射するんや．このお金もっていったらどうなるんだ」「意味不明な発言多くあり」「排便なし」「異常発言は持続にて引き続き注意要」，（日中）「もう堪忍や，やめてくれー，しんどいんや．お前は何者や．さわるな．さわるなー」「AM 易怒的になることはなし」「PM NH₃口臭あり，羽ばたき振戦なし」「ラ浣（ラクツロース浣腸）促すも強く拒否し，更に怒り出す．F医師よりも必要性説明されるも手を上げたりして取りあわず．ラ浣できず」「精神的におちつくまで待つこととする」「本日排便なく，NH₃さらに上昇していると思われる」

(イ) 看護記録の記載は，時刻や午前，午後を特定して記載されているものもあるが，多くは深夜，日中，準夜帯の区別があるだけであり，上記日中の出来事があった時刻は定かではない．亡貞夫が「もう堪忍や，やめてくれー．しんどいんや．お前は何者や．さわるな．さわるなー」と述べたことについて，「AM 易怒的になることはなし」との記載の直前に記載されていることからすると，午前中の出来事ではないかと思われるが，F医師が指摘するように，午後の出来事である可能性もある．

しかし，そうであるとしても，当日の深夜（14日午前0時以降）には，亡貞夫において「あっ，注射するんや．このお金もっていったらどうなるんだ」など意味不明な発言が多くあり，午後も，亡貞夫は，F医師が浣腸の必要性を説明しているにもかかわらず，それに従わず，手を上げたりし，F医師も，肝性

脳症Ⅱ度（肝性昏睡度分類による昏睡度Ⅱ），排便コントロール不良等と判断し，亡貞夫にアルギメート（血中アンモニア低下作用を有する肝性脳症の治療薬）を注射しているのであって，14日深夜帯（午前0時から午前8時まで）や，同日の午後には，肝性脳症の症状が出現していたことは明らかであるといえる．そして，肝性昏睡度分類による昏睡度Ⅱというのは，指南力（時，場所）障害，物を取り違える，異常行動などを特徴とするものであり，肝性脳症の程度もかなり重いものであったと考えられる．もちろん，深夜の時間帯は，患者の不安が大きく，また，当時，亡貞夫は肛門周囲に発赤による痛みがあったという事情はあるが，全く意味不明の発言をしたり，医者の説明に対し，単に拒否するだけではなく，手を上げて取り合おうとしなかったのであるから，肝性脳症の症状が出現し，意思能力に問題があったというほかない．

このように，14日深夜帯と同日午後には肝性脳症の症状が出現し，その程度もかなり重いものであったと考えられるところ，肝性脳症が可変性を有することを考慮しても，同日午前だけ肝性脳症が出現しておらず，正常な意思能力を有していたとは考え難い．看護記録には「AM 易怒的になることはなし」との記載はあるものの，時刻の特定はないが異常行動の記載もかなりある．そして，F医師は同日の午前中に亡貞夫を診察したわけではないのであって，午前中は肝性脳症の症状が出現していなかったと認定できるだけの資料はなく，看護記録等からすると，西山鑑定が述べるとおり，亡貞夫は同日の午前中も養子縁組の意味内容を理解するだけの意思能力を欠いていたと判断するのが相当である．

(2) 次に，控訴人らは，亡貞夫の血中アンモニア濃度（NH₃）の数値から判断しても，亡貞夫が意思能力を有していたことはあきらかであると主張するので，この点を検討する．

たしかに，T医師の陳述書には，「アンモニア数値は18〜68 μg/dL（以下，単位略）が正常値であり，100を少し超えたくらいであれば判断力が保たれていると思われるところ，亡貞夫の入院中の血中アンモニア濃度の数値を見ると，正常値を越えているものもあるが，その程度は大きくはなく，主治医が見事に肝性脳症をコントロールしており，意思能力に問題はなかったと考えられる」旨の記載がある．

証拠によると，肝性脳症は，肝臓疾患により肝臓の解毒作用が低下し，アンモニア等の有毒物質が解毒されないまま，血液とともに脳に入り，脳を麻痺させ，意識障害を生じさせるものであり，血中アンモニア濃度の数値は肝性脳症の出現と密接な関係があり，一般的に血中アンモニア濃度の数値が高くなれば肝性脳症の症状が出現すること，ただし，肝性脳症の症状が出現しているにもかかわらず，血中アンモニア濃度の数値の上昇しない事例もあることが認められる．そして，証拠によると，亡貞夫の血中アンモニア濃度の検査結果（正常値は18〜68）は，平成8年12月27日が18，30日が61，平成9年1月1日が62，2日が118，9日が62，13日が93，15日が66，16日が50，20日が78，21日が47，23日が66，24日が133というものであり，1月2日，13日，20日，24日を除いて正常値の範囲内におさまっている．

しかし，看護記録を見ると，正常値におさまっている1月9日，15日，16日などにも不穏行動・易怒的言動という肝性脳症の症状が出現していることが認められ（例えば，1月9日の看護記録には「NH₃上昇ないも，不穏行動，易怒的言動あり」と記載されている．），亡貞夫については，血中アンモニア濃度の数値と肝性脳症の出現とが必ずしも一致しておらず，血中アンモニア濃度の数値が低いことから肝性脳症の出現がなく意思能力を有していたと判断することはできず，控訴人らの上記主張は採用できない．

(3) また，控訴人らは，当審において，税理士〇〇〇〇，理髪師〇〇〇の各陳述書を提出し，亡貞夫が意思能力を有していた旨を主張する．このうち，理髪師〇〇〇の陳述書は，平成9年1月16日に入院先の国立P病院において亡貞夫の理髪をしたが，亡貞夫の言動に問題はなかった旨を記載しているものであるところ，看護記録によっても，その時は，亡貞夫は，車椅子に10〜15分座り，易怒的になることなく笑顔で「気持ちいい」と話していたことが記載されているところであり，理髪師〇〇〇において亡貞夫につき問題はないと思ったとしても不思議ではなく，上記認定，判断と矛盾するものではない．他方，税理士〇〇〇〇の陳述書は，1月14日に亡貞夫を病院に見舞いに行き，控訴人卓男とともに亡貞夫と会い，養子縁組と遺言書の話をしたが，亡貞夫の精神状態は極めて正常であったと断言できる旨を記載しているものであるが，看護記録等に照らして，にわかに措信し難い．

(4) 控訴人らの原審及び当審における主張に照らして，改めて本件全証拠を検討しても，上記認定，判断を左右するに足りる証拠は認められない．

3 以上のとおり，被控訴人の請求を認容した原判決は正当であり，本件各控訴は理由がないのでこれを棄却することとし，主文のとおり判決する．

大阪高等裁判所第○民事部
　　　　裁判長裁判官　　○　○　○　○
　　　　　　裁判官　　○　○　○　○
　　　　　　裁判官　　○　○　○　○

I. 二審判決《遺言》

平成13年（ネ）第2508号遺言無効確認等請求控訴事件
平成14年6月27日判決言渡

　　　　　　　判　　　　決

大阪府豊中市○○町3丁目3番3号
　　　控　訴　人　　　　　　桐　野　シ　ズ
大阪市中央区○○町1丁目2番9号
　　　控　訴　人　　　　　　桐　野　卓　男
大阪府豊中市○○町3丁目2番21号
　　　控　訴　人　　　　　　桐　野　静　子
同所
　　　控　訴　人　　　　　　桐　野　太　郎
同所
　　　控　訴　人　　　　　　桐　野　次　雄
　　　同法定代理人親権者父　桐　野　卓　男
　　　同法定代理人親権者母　桐　野　静　子
　　　控訴人ら訴訟代理人弁護士　○　○　○　○
　　　同　　　　　　　　　　　○　○　○　○
大阪市生野区○○町1丁目1番1号
　　　被　控　訴　人　　　　内　田　江　里
　　　同法定代理人親権者母　内　田　潤　子
　　　同訴訟代理人弁護士　　○　○　○　○

　　　　　　　主　　　　文
　1　本件各控訴を棄却する．
　2　控訴費用は控訴人らの負担とする．

　　　　　　事　実　及　び　理　由
第1　申立て
　1　原判決を取り消す．
　2　被控訴人の請求をいずれも棄却する．
第2　事案の概要
　　事案の概要は，次のとおり訂正するほか，原判決の「事実及び理由」中の「第2　事案の概要」に記載のとおりであるから，これを引用する．
　1　《著者注：指定された付加および削除は原判決に施した．》
　2　《著者注：指定された付加は原判決に施した．》
　3　《著者注：省略した別紙の内容の訂正であるので略した．》

第3　当裁判所の判断
1　当裁判所も，被控訴人の主位的請求は理由があり，本件遺言は無効であると判断する．その理由は，次のとおり付加，訂正，削除し，次項に判断を付加するほか，原判決の「事実及び理由」中の「第3　当裁判所の判断」に記載のとおりであるから，これを引用する．
　(1)《著者注：付加，訂正，削除の内，指定された作業を原判決に加えた．》
　(2)《同上》
　(3)《同上》
　(4)《同上》
　(5)《同上》
　(6)《同上》
　(7)《同上》
　(8)《同上》
2　控訴人らの主要な主張に対し，以下，補足的に判断を加える．
　(1)　まず，控訴人らは，西山鑑定が，亡貞夫の精神的病状を3期に分け，徐々に病状が悪化していったのであり，本件遺言は入院末期にされており，意思能力を有していなかったと判断していることにつき，肝性脳症が日によって，あるいは日内の変動によって症状が悪化したり，軽快したりすることを理解しておらず，重大な欠陥があること，本件遺言がされた平成9年1月21日は，亡貞夫に肝性脳症の症状は出ておらず，遺言能力を有していたことを主張するので，この点を検討する．
　ア　F医師は，上記主張に沿う内容を記載した証言に代わる回答書及び申述書を提出する．すなわち，「1月21日の患者の症状は，当日午前中の診察では，意識は清明で，症状の有無，食欲などの訴えを患者から聞き取ることが可能であったと記憶している．前日に比し，治療が功を奏し，当日午前中から夕刻にかけては肝性脳症の出現は認めなかったか，あってもわずかな眠気がある程度であったと思う．当日，家族から相続手続が行われるとの連絡はあったが，午前中患者を診察した結果では，その手続に支障はないと判断した」(F回答)，「肝性脳症の患者の症状は，日によってあるいは日内の変動で症状が悪化したり，軽快を繰り返しており，判断能力も同様の変動がある．正常な状態が比較的長く続く場合もあるし，その日のうちに肝性脳症の症状が出現することもある．西山鑑定は，このことを理解していない．1月21日時点での亡貞夫の状況はよく覚えている．というのは，遺言書を作成する日だからである．遺言書を作成する以上，医師として判断能力等に問題がないかどうかを確認する必要があると思い，診察の時に確認して支障がないと判断したことを覚えている．午後に診察して，相続手続が無事に終了したことを聞き，何の疑問も抱かなかったので，カルテに『桐野卓男氏より，本日，弁護士立会のもと相続手続をとり，本人署名したとのこと』と記載した」などと記載している．
　イ　しかし，まず，西山鑑定も，「(肝性脳症による)意識障害は認知症のように持続的ではなく，変動しやすいのが特徴である」と指摘しており(原審での鑑定書19頁，著者注：B-4-2参照)，西山医師は精神科の医師であるが，肝性昏睡が意識状態が一定ではなく，可変性を有することを十分に理解したうえで，鑑定をしていることは明らかであり，この点につき西山鑑定に誤りはない．
　ウ　問題となるのは，肝性脳症が可変性を有することを踏まえて，本件遺言がされた1月21日午前における亡貞夫の意思能力であるので，更にこの点を検討する．
　(ア)　カルテ及び看護記録の1月21日欄には，次のような記載がある(なお，看護記録の時間帯は概ね「深夜」が午前0時から8時，「日中」が午前8時から午後4時，「準夜帯」が午後4時から午前0時を指す(乙40，西山鑑定)．
　　［カルテ］「桐野卓男氏より，本日，弁護士立会のもと相続手続を取り，本人署名したとのこと」
　　［看護記録］(深夜)「夜間入眠していたが，覚醒し，……入眠しようとしない」「アタラックスP1Aim施行」「アタラックス効果あり，入眠できる」，(日中)「腎不全進行しておりラシックスへの反応不良．体液量増加傾向にて苦痛あり」「AM～弁護士の方々が訪室され，遺産についての話し合いを本人まじえてされる．60°位ギャッジアップし，問いかけに対して理解できているのか不明も返事している」「PM～傾眠傾向も呼びかけに対して容易に開眼する」
　(イ)　ところで，看護記録を見ると，1月18日頃までは，亡貞夫の発言がかなり記録されているが，それ以降については，「声をかけると，うーんとか反応されるも傾眠がち」(1月19日)，「声かけ，質問に対

III．鑑定人の行う歴史的証明——鑑定人ではなく鑑定意見を評価——公証人の役割と現状——

し返答できている」（同月20日日中），「呂律回りにくく発語ありもほとんど意味不明できき取りにくい」（同日準夜帯），「問いかけに対して理解できているのか不明も返事している」（前述の本件遺言時），「はっきりと聞き取れぬ発言あり．言葉がけに対しては，閉眼していても開眼し顔むけられる」（同月21日準夜勤帯）という記載がある程度であり，1月19日以降は，亡貞夫は発声はあるものの，ほとんど聞き取れない状態にあったことが認められる．

（ウ）そして，証拠（乙12，原審における証人横井）によると，本件遺言は，成川公証人において，予め作成していた遺言公正証書原案に基づき，ゆっくりと区切りまで読み上げ，それでいいかと亡貞夫に問いかけ，亡貞夫が「はい，そのとおりです」と返事をし，これを何度も繰り返すという方法で行われたこと，医師の立会いはなく，途中で看護師が亡貞夫の体勢を直すために中断し，遺言公正証書作成までに1時間程度要したこと，亡貞夫が遺言の内容につき上記返事以外には積極的に発言したことはないことが認められる（なお，本件遺言の証人である小川浩司弁護士及び横井真一税理士は，申述書又は原審での証人尋問において，亡貞夫が遺言公正証書に記載された控訴人シズの住所が誤りであることを指摘した旨を述べるが，当時の亡貞夫の状態からすると，亡貞夫が訂正箇所を指定したことには疑問が残り，仮にその事実が認められたとしても，本件遺言をする能力を有していたことを推認させる事実には当たらないことは，前述のとおりである）．

また，成川公証人は，亡貞夫が署名することは不可能であると判断し，亡貞夫に対し遺言公正証書に署名することを求めなかった．

（エ）以上の各事実からすると，亡貞夫は，21日午前中の状態としては，何とか返事をすることはできるが，主体的に意味のある発言をすることはもはやできない状態にあったということができ，西山鑑定が述べているとおり，亡貞夫の精神状態は一段と低下しており，本件遺言をする意思能力を有していなかったと認めるのが相当である（また，口授の要件を満たしているとは認め難い）．

なお，F医師は，上記のとおり，「午前中亡貞夫を診察した結果では，症状の有無，食欲などの訴えを亡貞夫から聞き取ることが可能であったと記憶し，遺言手続きに支障はないと判断した」旨を陳述書で記載しているところ，どの程度の能力を持って遺言能力を肯定したのかは定かではないが，本件遺言は，多数の財産を財産の種類に応じて細かく各相続人に相続させるというかなり複雑な内容のものであって，症状の有無，食欲などの訴えを聞き取ることができたとしても，そのことから本件遺言についての意思能力を有していたと判断できるものではなく，上記認定，判断の妨げとなるものではない．

(2) 次に，控訴人らは，亡貞夫の血中アンモニア濃度（NH_3）の数値から判断しても，亡貞夫が意思能力を有していたことは明らかであると主張するので，この点を検討する．

たしかに，T医師の陳述書には，「アンモニア数値は18〜68μg/dL（以下，単位略）が正常値であり，100を少し超えたくらいであれば判断力が保たれていると思われるところ，亡貞夫の入院中の血中アンモニア濃度の数値を見ると，正常値を越えているものもあるが，その程度は大きくはなく，主治医が見事に肝性脳症をコントロールしており，意思能力に問題はなかったと考えられる」旨の記載がある．

証拠によると，肝性脳症は，肝臓疾患により肝臓の解毒作用が低下し，アンモニア等の有毒物質が解毒されないまま，血液とともに脳に入り，脳を麻痺させ，意識障害を生じさせるものであり，血中アンモニア濃度の数値は肝性脳症の出現と密接な関係があり，一般的に血中アンモニア濃度の数値が高くなれば肝性脳症の症状が出現すること，ただし，肝性脳症の症状が出現しているにもかかわらず，血中アンモニア濃度の数値の上昇しない事例もあることが認められる．そして，証拠によると，亡貞夫の血中アンモニア濃度の検査結果（正常値は18〜68）は，平成8年12月27日が18，30日が61，平成9年1月1日が62，2日が118，9日が62，13日が93，15日が66，16日が50，20日が78，21日が47，23日が66，24日が133というものであり，1月2日，13日，20日，24日を除いて正常値の範囲内におさまっている．

しかし，看護記録を見ると，正常値におさまっている1月9日，15日，16日などにも不穏行動・易怒的言動という肝性脳症の症状が出現していることが認められ（例えば，1月9日の看護記録には「NH_3上昇ないも，不穏行動，易怒的言動あり」と記載されている．），亡貞夫については，血中アンモニア濃度の数値と肝性脳症の出現とが必ずしも一致しておらず，血中アンモニア濃度の数値が低いことから肝性脳症の出現がなく意思能力を有していたと判断することはできず，控訴人らの上記主張は採用できない．

(3) また，控訴人らは，当審において，理髪師○○○，知人○○○○の各陳述書を提出し，亡貞夫が意思能力を有していた旨を主張する．このうち，理髪師○○○の陳述書は，平成9年1月16日に入院先の国立P

病院において亡貞夫の理髪をしたが，亡貞夫の言動に問題はなかった旨を記載しているものであるところ，看護記録によっても，その時は，亡貞夫は，車椅子に10～15分座り，易怒的になることなく笑顔で「気持ちいい」と話していたことが記載されているところであり，理髪師○○○において亡貞夫につき問題はないと思ったとしても不思議ではなく，上記認定，判断と矛盾するものではない．他方，知人○○○○の陳述書は，本件遺言がされた日の昼間の時間帯に亡貞夫と電話で話をしたが，亡貞夫はごく普通の感じで話していた旨を記載しているものであるが，看護記録等に照らして，にわかに措信し難い．
　（4）控訴人らの原審及び当審における主張に照らして，改めて本件全証拠を検討しても，上記認定，判断を左右するに足りる証拠は認められない．
　3　以上のとおり，被控訴人の請求を認容した原判決は正当であり，本件各控訴は理由がないのでこれを棄却することとし，主文のとおり判決する．

　　　大阪高等裁判所第○民事部
　　　　　裁判長裁判官　　○　○　○　○
　　　　　　　裁判官　　○　○　○　○
　　　　　　　裁判官　　○　○　○　○

J. 事例Ⅲの考察

■1. 鑑定人と裁判官の事実認定

　ほとんど私的鑑定人と化した主治医Fと鑑定人（著者）との論争は，鑑定書および鑑定書補充書を見て頂くとわかるのでここに繰り返す必要はない．

　大阪地裁は両事件（養子縁組無効確認請求事件および遺言無効確認請求事件）において，「F医師は，亡貞夫の主治医として同人を実際に診察していたものであるから，一般的には，その意見・見解は尊重すべきものであることはいうまでもない」と繰り返し指摘しており，大阪高裁もこれを引用しているが，このことは当然認められなければならないであろう．主治医は養子縁組届作成当時あるいは遺言公正証書作成当時の養親または遺言者の精神状態を自ら診察し，必要なら実験（テスト）をすることができる．すなわち主治医は縁組能力や遺言能力について経験的に調査検討することができるのであるから，その調査結果は一般的には証拠価値が高いと考えらえるであろう．

　著者としては，専門家が当人を診察したかどうかによって，専門家の意見・見解の証拠価値をどのように評価するかについて，裁判所が宣明することができるのはこのあたりまでではないかと考える．つまり，診察をした専門家の意見は「一般的には，（中略）尊重すべきものである」が，診察をしなかったからといってその意見の価値が全く失われるわけではないということである．元来が歴史学的証明であるから当然のことである．言い換えると，回顧的鑑定の意見の価値は，診察をしたかしなかったかによって決めるべきではなく，意見自体の正否優劣によって決定すべきであるということになろう．念のためにいえば，意見の価値は診察の有無を基準にして絶対的に決められるべきではないということである．

　これに対して，Ⅰ章の事例の考察でも述べたことであるが，東京高裁第α民事部は平成18年（ネ）第5329号遺言無効確認請求控訴事件の判決理由書において，「一般に判断能力の判定は本人との面接・診察（以下，診察）が必須又は特に重要な前提と解される」と述べて，遺言者の生前に診察をしていなかった著者の鑑定意見を退けた（当時著者は私的鑑定人であった）．疑問の第1は，この東京高裁の見解は，診察を遺言能力鑑定の絶対的前提とするものであるが，このような基準は民事法のどこかに根拠があるものであろうかということである．恐らくないであろう．東京高裁第α民事部の恣意的な設定ではないかと疑われる．疑問の第2は，裁判所の鑑定人は当然死後鑑定を引き受けるのであるが，彼は診察ができない．東京高裁第α民事部は上記の基準によって鑑定人に対して矛盾した要求を課しているのである．鑑定は必要であるから，東京高裁は診察が必須であるという絶対的前提を取り下げるしかない．念のため付け加えておくと，もし鑑定人が死後鑑定（診察なき鑑定）をすることができるなら，同じ精神

科医である私的鑑定人も死後鑑定をすることができるはずである．疑問の第3は，上記東京高裁は著者の鑑定意見をほとんど検討しなかったということである．前提を欠いた鑑定であるから検討の対象にしなかったのは当然であるということかもしれないが，この東京高裁の前提は，鑑定意見の評価が難しいときに，この評価を避けるために編み出された理屈ではないかという疑いを免れない．古くから，専門事項の理解が極めて困難な問題（生命科学，宇宙論等）については，「鑑定意見の評価」に替えて「鑑定人の評価」を持ち出すという方法が知られている．近年密かに流行しているその方法の一つが，診察をした鑑定人と診察をしなかった鑑定人とに分けて後者の価値をあっさり消滅させるというもので，最近では科学上さほどの難問でもないのに，これが我が国裁判官の逃避手段として一部で，用いられているのではないかと思われる．

上とは異なる東京高裁第β民事部も，平成18年（ネ）第3370号養子縁組無効確認請求控訴事件の判決理由書において，「たとえ，西山医師が原審訴訟記録と同じ物をその鑑定資料として用いたとしても，やはり西山医師は一度も自ら公雄を診察したり公雄に面接したりしたことはなかったのであるから，そのような前提で西山意見書の証拠価値を評価せざるを得ない」といっている．著者は私的鑑定人として参加していたが，「前提」はやはり絶対的で，具体的に「証拠価値を評価」されることがなかった．この事件の主治医は初め10分，後1分の診察（往診），もう一人の私的鑑定人は10分の診察，家庭裁判所の鑑定人は10日余りの入院による診察（成年後見鑑定）であった．東京高裁は，鑑定意見の検討を十分にしないまま，診察をした鑑定人の意見を参考にしていた．成年後見鑑定は展望的であるから，過去（養子縁組）を視野に入れていない．こういうものを回顧的鑑定に流用することには疑問がある．

本件においては，大阪地裁が「F医師は，亡貞夫の主治医として同人を実際に診察していたものであるから，一般的には，その意見・見解は尊重すべきものである」と認め，大阪高裁もこれを引用している．しかし，両裁判所は鑑定人（が診察したかどうか）の評価よりも鑑定意見の評価に重点をおき，鑑定人の事実認定を認容し，自らもこれを確かめて，裁判所の事実認定に取り入れた．

2. 鑑定人と裁判官の事実認定を巡る切磋琢磨

大阪地裁民事部も大阪高裁民事部も，著者が診察をしていないことは千刻承知であったが，このことを全く問題にしていない．そして，まず大阪地裁は，鑑定人の意見を精査してよく理解し，これを参考にしながら自らも裁判資料に詳細な検討を加えた後，鑑定の「事実関係の認識はいずれも的確なものであって，そこで示された判断の過程は詳細かつ説得的であるから，西山鑑定の結論は十分に信用することができる」と確信して，自らの事実認定に取り入れたのである．ここには「鑑定人の評価」には目もくれず，「鑑定意見の評価」に邁進した裁判官の姿がはっきりと見える．更に大阪高裁民事部は事実関係の認識を一歩進めた．例えば遺言能力についていえば，鑑定人が1月21日当時の桐野貞夫の精神状態について一審では概括的に答えていたのを，二審の大阪高裁は，1月21日午前の遺言書作成中の貞夫の精神状態まで追究するのに成功した．高裁のいうとおり，「問題となるのは，肝性脳症が可変性を有することを踏まえて，本件遺言がされた1月21日午前における亡貞夫の意思能力であるので，更にこの点を検討する」必要があったのである．

例えば遺言について，話をもう少し一般的にしておくと，裁判所は，貞夫が死亡して初めて遺言に関する事実を認定しなければならない事態に当面する．裁判所自身が貞夫の遺言という一回性の行為に関する証拠を歴史学的に検討しなければならないのであるが，これが肝性脳症や意識障害の専門家でない裁判官には難しい．このような専門事項があるとき，裁判所を補助するのが鑑定人である．したがって鑑定人もまたさまざまな証拠を専門的知識に基づいて歴史学的に調査し，信頼性の高い事実関係の認識に到着しなければならない．面接もなく診察もなく，現在から振り返って，医師記録，看護記録，主治医の回答書および申述書，その他の陳述書，証言等の証拠を検討するのである．

鑑定人が証拠評価によって事実を確定し，鑑定に関する裁判所の補足説明の要請に含まれるF

医師らの反論や裁判所の疑問に誠実に答え，F医師らの回答書および申述書，付属文献に現れた専門的主張を合理的に論駁しつくすならば，それがすなわち裁判所のあらゆる疑問に答えることになるから，鑑定人の事実認識は裁判所の事実認識に極めて近いものとなるであろう．もちろん裁判所は鑑定人の決定した事実認定に直接に法を適用することは許されていない[7]．裁判所には裁判所自身の事実認定が必須である．ただ，鑑定人の鑑定意見が裁判所の満幅の信用を得た時は，鑑定人の決定した事実認定が裁判所の事実認定の性格を帯びることになる．このようにして裁判官は自己の認定した事実に法を適用することができる[7]．

木川[6]もいうように，「当事者，その補佐人（私鑑定人）及び裁判官の鑑定人に対する批判的な尋問に，鑑定人が説得力をもって反論することに成功し，自説を維持した鑑定人の意見に従って裁判所は判決する」のであるが，本書では鑑定書と判決理由書を共に提示したので，大阪地裁も大阪高裁もそのようにしたことが明らかに見てとれるであろう．なお，この事例の場合，上記「当事者」は被告（控訴人）であり，「その補佐人」は主治医Fである．

■3. 公証人の役割と現実

公正証書遺言の場合を見ると，主治医および公証人は生前の遺言者の現在症を目の当たりにするという極めて有利かつ重要な位置を与えられている．ところが既に述べたように，主治医でさえ，日常的にまたは遺言書作成当日に診察をしながら適切な観察や質問ができず，精神的現在症を，従ってまた遺言に関する意思能力を確認することができなかった．

公証人は，医師ではないが，必ず生きた遺言者に面接をし，自由に問答ができるという特殊な立場に立っている．このような立場の人には相応の責務がある．すなわち遺言者から真実の遺志を聞き，彼に遺言能力があることを確認することである．ところが現実はこのようなところから遥かに隔たっている．

Ⅰ章では，平成6年遺言において，被告らは，遺言者三吉を原告方から被告小川方まで拉致同然に連れ出し，事前に相談していた弁護士夫妻と協議した．三吉の意思とは無関係に決めた遺言内容を弁護士が引き受けてメモ化し，これを公証人に渡した．公証人はこれを文書化して遺言公正証書案を作り，遺言者に読み聞かせ，「これでよろしいか―はい，そのとおりです」（認否問に対する肯定的返事）の問答を経て，遺言公正証書が作成された．弁護士夫妻は三吉の遺言能力に深い疑問を感じていたが，結局両人は証人となって遺言を成立させた．このこと自体にも疑問がある．裁判所は，三吉が重度の認知症の状態にあること，遺言書は三吉から持ちかけて作成されたものでないこと，内容は従前の遺言を全て取り消すという一見簡単なものであるが，平成5年遺言を捨てて他の案を採用する内容と見られるから，単純とはいえないこと，弁護士夫妻が遺言能力に疑問を感じていたことを挙げて，三吉に遺言能力はないとした．公証人は口授の要件を満たしていないし，遺言能力を試めすことができるどんな質問もしていない．弁護士もこれでよいのであろうか．三吉の遺言能力に強い疑問を感じたら，被告らや公証人にその旨告げるべきではなかったか．

三吉の平成7年遺言は病室で作成された．遺言内容は被告らが事前に話し合いで決めた．弁護士はこの話し合いの内容を文章化して山本公証人に渡し，公証人は病室を訪ねて8条からなる公正証書遺言の全文を読み上げ，三吉に署名させた．裁判所は，三吉の認知症の程度が更に進行していること，遺言は三吉の持ちかけたものでないこと，予め用意していた8条全文を1度に読み上げたものであることを挙げて，やはり遺言能力はないとした．ここでも，弁護士にも公証人にも遺言者の真意を聞こうという姿勢がまるでない．

このように，いずれの場合も公証人は遺言意思を遺言者から聞いていない．公証人は遺言者の意思とは異なった受益者の意思を知らされたのではないかと疑ってみないのであろうか．公証人は何の疑問もなく，型どおりに手続を進めて遺言書を作成する．読み聞かせをして，これでよろしいかと問い，「はい，そのとおりです」の返事があったことをもって，遺言者の意思が確認できたと考えているようである．このような手続に遺言者の遺言能力を検討するための余地は全くない．

Ⅱ章の贈与契約公正証書でも同様で，公証人の証言によれば，贈与者の意思確認は次のように行われた．「東京の土地と建物とB町の家ですが，

これを直子さんに渡していいのかと，渡すのかということを確認しまして，孝司さんは『はい』とか，『そうです』とか，そんなような返事の仕方で，内容は了解なさって云々」というのである．判断能力のしっかりした人に対しては，このような方式でも意思確認は十分に行われるであろう．しかし，渡していいか否かという認否問では，上記の能力のない人々を容易に誘導して，彼らから肯定的な返事を引き出すのである．従って，このような質問形式によっては，孝司の判断能力に裏付けられた真正な意思を確認したことにはならない．この公証人は，孝司が意思能力を欠くように見えたことはないかと法廷で問われて，「そのときの孝司さんは何か顔色もよく非常ににこやかな，そんなような表情でいらしたという記憶があります．そして，今，言われたような本人の意思が明確でないというような，そういう印象は全く受けなかったですね」と平然と答えている．裁判所は「本件贈与公正証書の作成の際には，公証人は，いわゆる認否問のみを行い，孝司は，それに肯定的な回答しかしなかったものであり，公証人は，さらに，孝司の判断能力を確認するために特別の質問を行ってみるなどの方法をとっていない」といって贈与能力を否定した．

本章においても公証人はその責任を果たしていない．「本件遺言は，成川公証人において，予め作成していた遺言公正証書原案に基づき，ゆっくりと区切りまで読み上げ，それでいいかと亡貞夫に問いかけ，亡貞夫が『はい，そのとおりです』と返事をし，これを何度も繰り返すという方法で行われた」というのである．著者も何度も繰り返すが，認否問（例：「これでよろしいか」）は肯定的返事を誘導することで悪名高い質問である．公証人がこのような質問しかしないというのが，先にも述べたとおり我が国の公正証書遺言制度の大問題であるが，これが法律実務家の中でも法学者の中でも真剣な問題として取り上げられたことがないのである．

受益者が弁護士などの協力を得て遺言書の素案を作成し，弁護士がこれを公証人に示せば，公証人はその受益者が望む遺言公正証書案を作成するであろう．公証人が，遺言者の遺言の自発性や遺言の内容に対する理解等を確かめないで，上記のような認否問を発すると，Ⅰ，Ⅱおよび本章のいずれの事例（全て重症例）でも見てきた通り，遺言能力のない人でも，その全てが，判で押したように肯定的返事をするのである．このように，現在の公証人制度は悪用が容易である．これは実に恐るべき制度といわなければならない．

文　献

1) Banks v. Goodfellow：この判決については，最高裁図書館所蔵の The all England law reports reprint 1861-1873（ed. by G. F. L. Bridgman）p. 47-61, Butterworth, London, 1964 によって読むことができる.
2) Faulk, M：Basic forensic psychiatry. 2nd ed. Blackwell Scientific Publication, Oxford, 1994
3) 原田憲一：症状精神病の医学的観点．精神科 MOOK. No. 11．身体疾患と精神障害．金原出版，東京
4) 平井俊策：1意識障害の診かた．平山恵造編：臨床神経内科学，15-26頁，南山堂，東京，2000
5) 伊藤昌司：遺言自由の落し穴——すぐそこにある危険．高野正輝，菊池高志編；高齢者の法. p. 179-193, 有斐閣，東京，1997年
6) 木川統一郎：2人の鑑定人が責任能力なしと鑑定している場合に，裁判所が完全責任能力ありと判決することは許されるか．判例タイムズ No. 1285；13-21, 2009
7) 木川統一郎：裁判官の意見と鑑定人の意見が異なる場合について．民事手続法の現代的機能（石川明・三木浩一編）. p. 75-118, 信山社，東京，2014
8) 成田善弘：コンサルテーション・リエゾン概説．西山詮編：最新リエゾン精神医学．p. 1-23, 新興医学出版社，東京，1999
9) 西山　詮：刑事精神鑑定の実際．p. 35, 新興医学出版社，東京，2004
10) 大熊輝雄：現代臨床精神医学．改訂第8版．p. 211-212, p. 77-79, 金原出版，東京，2000
11) 太田武男：認知症老人の公正証書遺言と遺言能力．私法判例リマークス，9；88, 1994下
12) 須永　醇：精神分裂病者の遺言能力．私法判例リマークス，4；89, 1992上
13) 宇田川基：縁組無効確認請求事件につき，準禁治産者である養親に意思能力が認められないとして訴えが却下された事例．判例タイムズ，852；208, 1994
14) 植松　正：新版 供述の心理. p. 4, 成文堂，東京，1975
15) 右近健男：公正証書遺言判例研究（下）. 判例時報 1518；164, 1995
16) 米倉　明：行為能力（二）. 法学教室，21；39, 1982

索　引

数字

3-3-9度方式　114,115,116,122,135

A

ADL　51,52,53,64,65,71
悪性健忘　15,18,23
アンモニア　130,131,132,133,135,149,152
アンモニア上昇　119,120
アルツハイマー型認知症　21,28,35,39,44,51,58,59,60,62,63,65,67,70,72,74,78,80,81,84,86,87,88,89,90,92,112,141
アルツハイマー型老年認知症　51

B

晩発性アルツハイマー型認知症　87
場所的見当識　14,15,18,20,26,28,39,49,50,51,52,55,58,64,65,69,71,72,84,108,110
場所的見当識障害　20,24,49,64,78,86
病識　14,19,21,27

C

長期記憶　49,54,85
昼夜逆転　106,108,110,111,120,121,122,123,128,138,139,140,145
confusion　116
Consciousness　84

D

DCR研究用診断基準　59
デイサービス　42
Dementia　49,83,86
dementia, Demenz　20,59

E

縁組能力　153

F

不安　20
不動産を贈与するについての判断能力　88
不動産贈与契約　87
不動産贈与契約公正証書　39,44,47,56
紛失妄想　23
不当威圧　61,75
扶養　32,98,118

G

幻覚　20,26,28
幻視　16
疑問詞問　54,55,56,57,58,70,77,85

H

羽ばたき振戦　102,103,107,119,120,121,124,129,138,140
判断無能力　61
判断能力　44,56,62,63,151
判断力　18,24,27,28,29,51,56,58,112
判決書　9
長谷川式簡易知能評価スケール　82
HDS-R　69
被害の念慮　20
被疑者・被告人　33
本件養子縁組届　113
訪問看護制度　42
法律行為　75,111
法律行為に特種的な能力　111
法定相続　77
法定相続人　39,65,74,81,87,89,91
保続　51,58,87
表現力　112

I

ICD-10　59,86,87,111
易怒的　104,105,106,107,108,110,111,113,119,120,122,138,139,148,149,152
異常行動　116
incoherence　110
犬山シンポジウムによる肝性昏睡度分類　114,115,116,122
遺留分　126
遺留分減殺　102,126
遺留分減殺請求制度　35
遺留分侵害額　126
意思表示　110,111,113,122,128
意思確認　56
意識変容　114,115,116
意識混濁　20,109,111,112,113,114,115,116,120,121,122,132
意識内容　109,111,112,113,122
意識障害　20,21,40,56,62,63,64,65,70,89,90,91,96,109,111,112,114,119,121,123,126,128,132,141
意思能力　23,24,29,30,33,41,42,43,56,65,66,67,75,76,80,81,82,86,88,89,90,92,98,112,118,148,149,151,152
遺贈　10,27,100,112,127

J

児戯的爽快　19,21,24
自発性　68,73
自筆証書遺言　42,81
自筆遺言証書　39,44,47
事実認定　8,29,33,38,40,61,63,90,91,155
時間的見当識　14,15,18,26,28,50,51,52,84,110
時間的見当識障害　20,24,58,64,87
自己決定　54,59,65,66,67,85,87
人格変化　14,15,20,26,55,59,68,73,85,87,132,141,146
人格崩壊　19,21,24

索　引

事理弁識能力　41, 42, 43, 45, 80, 81, 88, 89
自主性　18, 27, 29
情報上孤立　75

K

課題事態　68, 69, 72
回顧的判定　70
回顧的鑑定　8, 31, 32, 35
改訂長谷川式簡易知能評価スケール（HDS-R）　39, 50, 58, 61, 62, 63, 64, 70, 71, 78, 80, 84, 87, 88
感情失禁　17, 19, 21, 24, 27
肝細胞障害　136
肝性昏睡　109
肝性昏睡度分類　121, 122
肝性脳症　96, 98, 102, 109, 111, 113, 114, 118, 119, 121, 125, 127, 128, 130, 131, 136, 139, 140, 141, 142, 144, 146, 148, 149, 151, 152
肝性脳症の昏睡度分類　114, 115
「鑑定（意見）」の評価　8, 30, 36
「鑑定人」の評価　8, 30, 36, 91, 96
鑑定の評価　91
刑事鑑定　32
刑事責任能力　31
傾眠状態　103, 112, 116
傾眠傾向　53, 54, 55, 56, 58, 59, 64, 84, 85, 87, 104, 106, 107, 108, 109, 111, 122, 140, 145, 151
計算力　52, 65, 67, 87
計算力の障害　71
血管性認知症　20, 21, 28, 35, 59, 72
見当識障害　20, 58, 65, 71
記銘力障害　20, 24, 63
近時記憶　49, 51, 64, 84
近時記憶障害　87
機能性幻聴　15, 20, 26
記憶障害　15, 26, 28, 39, 49, 51, 53, 55, 56, 58, 59, 65, 67, 71, 73, 86, 87
国際疾病分類第10版　87
混合型　28
婚姻能力　31
昏睡度分類　123, 128
行為能力　33
後見開始の審判　41
公正証書遺言　9, 25, 27, 30, 32, 33, 34, 102, 123, 125
公正証書遺言制度　9
公証人　9, 11, 13, 56, 76, 101

公証人役場　9
梗塞巣　26

M

まだら認知症　20, 21, 28
身分行為　66, 112
物盗られ妄想　23
もうろう状態　132, 139
無気力　58, 67, 73, 85, 87
無頓着　24, 67, 73, 85, 87
無欲状　58

N

熱性せん妄　69
日常生活動作（ADL）　49, 50
認知　101
認知症　9, 14, 18, 19, 20, 21, 22, 24, 25, 26, 28, 29, 35, 39, 40, 49, 50, 53, 54, 56, 58, 59, 60, 62, 63, 64, 65, 67, 71, 72, 73, 77, 78, 80, 81, 82, 84, 85, 86, 87, 88, 89, 90, 91, 109, 112, 114, 132, 141, 146, 148, 151
認知症性老人の日常生活自立度　52, 53
認否問　34, 39, 40, 53, 56, 57, 58, 70, 84, 87, 88, 90
認否問に対する肯定的返事　9, 64, 65, 87, 90, 92
脳萎縮　16, 26

P

Privatgutachten　31

R

歴史学　33
歴史学的証明　8, 31, 32, 35
歴史家　33
歴史的事実　31
歴史的思考　33
歴史的証明　32
理解　110
理解能力　77
理解力　18, 24, 26, 28, 56, 112
理解力低下　55
理解障害　71, 72, 78
理解や判断の障害　27
老人性認知症　16, 23, 25, 26, 41, 42,

43, 63, 80, 81, 84, 91

S

裁判上の鑑定としての証明力　31
裁判官の事実認定　38
裁判官の認定事実　8
錯聴　15, 20
作話　58
生物学的要素　1, 111, 112
成年後見開始の申立　81, 86
成年後見鑑定　8
成年後見人　41, 80
成年後見制度　31, 43, 64
成年後見用診断書　64
精神科医の両極性　32
精神内界の崩壊　55, 140
精神および行動障害の国際分類第10版　111
精神運動性の興奮　20
性的脱抑制　55, 59, 77, 85, 87, 88
生前鑑定　8, 31, 35
生前贈与　81, 126
責任能力　32
責任能力鑑定　8
専門家の事実認定　8
せん妄　18, 20, 21, 22, 35, 54, 56, 58, 59, 64, 69, 71, 72, 74, 85, 87, 102, 108, 110, 111, 113, 116, 119, 121, 122, 132, 137, 139, 140, 141
死後鑑定　32
私鑑定　31
私鑑定人　31
思考散乱　110, 112, 113, 122
指南力（時, 場所）障害　115
身上監護　77
心気妄想　23
信認関係　75
心理学的要素　111, 112
振戦せん妄　20
信用性　29, 128
支離滅裂　16, 17, 18, 21, 24, 26, 28, 104, 108, 112, 119, 137, 139
史料（証拠）　33
私的鑑定　31, 32
私的鑑定人　8, 30, 89, 90
私的鑑定書　38
失語症　18
質問形式の会話　54
嫉妬妄想　23
障害老人の日常生活自立度（寝たきり

158

度）　52
証拠価値　71, 78, 127
小児的態度　108
所有権移転登記抹消登記手続等請求事件　40, 47
所有権移転登記手続　25
即時記憶　58
訴訟能力　31
訴訟能力鑑定　8
躁状態　16, 19, 27
相続　10, 27, 32, 40, 42, 65, 74, 81, 86, 87, 88, 98, 99, 101, 113, 118
睡眠覚醒リズムの逆転　115, 121, 145

T

多発梗塞性認知症　20
対人的見当識　18, 20, 29, 54, 57
対人的見当識障害　26, 58, 67
体験自体の健忘　58, 87
退行　112, 113, 122
退行的態度　111, 122
多幸症　21, 24
短期記憶　15, 49, 58, 69
展望的　70
展望的鑑定　8, 31, 32

頭部CT　16
頭部MRI　39, 51, 58, 60, 64, 84, 87, 88
当事者鑑定　31
当事者の（専門的な）主張　31
通常人　112, 113

U

運動性興奮　15
うつ状態　69

W

WHOの国際疾病分類第10版　86

Y

夜間アンモニア上昇　121
夜間徘徊　26, 28
夜間せん妄　14, 16, 17, 110
抑制喪失　24
『読み聞かせる』手続　30
養子　99, 112
養子縁組　32, 98, 99, 111, 112, 113, 114, 117, 118, 122, 123, 148, 149
養子縁組意思　117, 118

養子縁組無効確認請求事件　153
養子縁組能力　31, 98, 117, 118, 123
養子縁組届　117, 123, 125
養親　113
遺言　77, 90, 98, 99, 111, 112, 113, 114
遺言公正証書　10, 11, 12, 13, 18, 24, 25, 30, 39, 42, 44, 47, 56, 98, 99, 152
遺言無効確認請求事件　10, 153
遺言能力　9, 22, 23, 25, 28, 29, 30, 31, 32, 33, 34, 35, 39, 45, 56, 66, 77, 88, 92, 112, 113, 125, 126, 128, 130, 151, 152, 153
遺言能力鑑定　8
遺言者　12, 99
遺言者の真意　34
遺言執行者　11, 13, 101

Z

財産行為　65, 66, 87, 112
前頭側頭葉変性症　21, 28
贈与　39, 41, 43, 45, 63, 65, 74, 76, 77, 79, 80, 81, 86, 87, 88, 90, 92
贈与公正証書　80, 88
贈与能力　31, 39, 65, 87, 91, 92
贈与者　90

人名索引

B

Banks v. Goodfellow　23,66,113
Bonhoeffer, K　141

E

Ehrhardt, H. E.　1

F

Faulk, M.　23,66,113

G

Gruhle, H.　1

H

原田憲一　141

I

伊藤昌司　30,34,92

K

鹿野菜穂子　66
木川統一郎　31,91,155
小阪憲司　20,59

M

升田純　66
松下正明　32,33
三宅鑛一　1

N

成田善弘　135
西山詮　32,33

O

大熊輝雄　68
太田武男　66,112
大塚明　66,67
小沢勲　23

S

清水勇男　34
白石弘巳　33
Schnelder, K.　1
Slovenko, R.　30
須永醇　23,66,112
鈴木真次　66

U

宇田川基　23,66,112
植松正　34,54
右近健男　66,112

Y

ヤスパース，K　19
米倉明　112

索　引

数字

3-3-9度方式　114, 115, 116, 122, 135

A

ADL　51, 52, 53, 64, 65, 71
悪性健忘　15, 18, 23
アンモニア　130, 131, 132, 133, 135, 149, 152
アンモニア上昇　119, 120
アルツハイマー型認知症　21, 28, 35, 39, 44, 51, 58, 59, 60, 62, 63, 65, 67, 70, 72, 74, 78, 80, 81, 84, 86, 87, 88, 89, 90, 92, 112, 141
アルツハイマー型老年認知症　51

B

晩発性アルツハイマー型認知症　87
場所的見当識　14, 15, 18, 20, 26, 28, 39, 49, 50, 51, 52, 55, 58, 64, 65, 69, 71, 72, 84, 108, 110
場所的見当識障害　20, 24, 49, 64, 78, 86
病識　14, 19, 21, 27

C

長期記憶　49, 54, 85
昼夜逆転　106, 108, 110, 111, 120, 121, 122, 123, 128, 138, 139, 140, 145
confusion　116
Consciousness　84

D

DCR研究用診断基準　59
デイサービス　42
Dementia　49, 83, 86
dementia, Demenz　20, 59

E

縁組能力　153

F

不安　20
不動産を贈与するについての判断能力　88
不動産贈与契約　87
不動産贈与契約公正証書　39, 44, 47, 56
紛失妄想　23
不当威圧　61, 75
扶養　32, 98, 118

G

幻覚　20, 26, 28
幻視　16
疑問詞問　54, 55, 56, 57, 58, 70, 77, 85

H

羽ばたき振戦　102, 103, 107, 119, 120, 121, 124, 129, 138, 140
判断無能力　61
判断能力　44, 56, 62, 63, 151
判断力　18, 24, 27, 28, 29, 51, 56, 58, 112
判決書　9
長谷川式簡易知能評価スケール　82
HDS-R　69
被害の念慮　20
被疑者・被告人　33
本件養子縁組届　113
訪問看護制度　42
法律行為　75, 111
法律行為に特種的な能力　111
法定相続　77
法定相続人　39, 65, 74, 81, 87, 89, 91
保続　51, 58, 87
表現力　112

I

ICD-10　59, 86, 87, 111
易怒的　104, 105, 106, 107, 108, 110, 111, 113, 119, 120, 122, 138, 139, 148, 149, 152
異常行動　116
incoherence　110
犬山シンポジウムによる肝性昏睡度分類　114, 115, 116, 122
遺留分　126
遺留分減殺　102, 126
遺留分減殺請求制度　35
遺留分侵害額　126
意思表示　110, 111, 113, 122, 128
意思確認　56
意識変容　114, 115, 116
意識混濁　20, 109, 111, 112, 113, 114, 115, 116, 120, 121, 122, 132
意識内容　109, 111, 112, 113, 122
意識障害　20, 21, 40, 56, 62, 63, 64, 65, 70, 89, 90, 91, 96, 109, 111, 112, 114, 119, 121, 123, 126, 128, 132, 141
意思能力　23, 24, 29, 30, 33, 41, 42, 43, 56, 65, 66, 67, 75, 76, 80, 81, 82, 86, 88, 89, 90, 92, 98, 112, 118, 148, 149, 151, 152
遺贈　10, 27, 100, 112, 127

J

児戯的爽快　19, 21, 24
自発性　68, 73
自筆証書遺言　42, 81
自筆遺言証書　39, 44, 47
事実認定　8, 29, 33, 38, 40, 61, 63, 90, 91, 155
時間的見当識　14, 15, 18, 26, 28, 50, 51, 52, 84, 110
時間的見当識障害　20, 24, 58, 64, 87
自己決定　54, 59, 65, 66, 67, 85, 87
人格変化　14, 15, 20, 26, 55, 59, 68, 73, 85, 87, 132, 141, 146
人格崩壊　19, 21, 24

索　引

事理弁識能力　41, 42, 43, 45, 80, 81, 88, 89
自主性　18, 27, 29
情報上孤立　75

K

課題事態　68, 69, 72
回顧的判定　70
回顧的鑑定　8, 31, 32, 35
改訂長谷川式簡易知能評価スケール（HDS-R）　39, 50, 58, 61, 62, 63, 64, 70, 71, 78, 80, 84, 87, 88
感情失禁　17, 19, 21, 24, 27
肝細胞障害　136
肝性昏睡　109
肝性昏睡度分類　121, 122
肝性脳症　96, 98, 102, 109, 111, 113, 114, 118, 119, 121, 125, 127, 128, 130, 131, 136, 139, 140, 141, 142, 144, 146, 148, 149, 151, 152
肝性脳症の昏睡度分類　114, 115
「鑑定（意見）」の評価　8, 30, 36
「鑑定人」の評価　8, 30, 36, 91, 96
鑑定の評価　91
刑事鑑定　32
刑事責任能力　31
傾眠状態　103, 112, 116
傾眠傾向　53, 54, 55, 56, 58, 59, 64, 84, 85, 87, 104, 106, 107, 108, 109, 111, 122, 140, 145, 151
計算力　52, 65, 67, 87
計算力の障害　71
血管性認知症　20, 21, 28, 35, 59, 72
見当識障害　20, 58, 65, 71
記銘力障害　20, 24, 63
近時記憶　49, 51, 64, 84
近時記憶障害　87
機能性幻聴　15, 20, 26
記憶障害　15, 26, 28, 39, 49, 51, 53, 55, 56, 58, 59, 65, 67, 71, 73, 86, 87
国際疾病分類第10版　87
混合型　28
婚姻能力　31
昏睡度分類　123, 128
行為能力　33
後見開始の審判　41
公正証書遺言　9, 25, 27, 30, 32, 33, 34, 102, 123, 125
公正証書遺言制度　9
公証人　9, 11, 13, 56, 76, 101

公証人役場　9
梗塞巣　26

M

まだら認知症　20, 21, 28
身分行為　66, 112
物盗られ妄想　23
もうろう状態　132, 139
無気力　58, 67, 73, 85, 87
無頓着　24, 67, 73, 85, 87
無欲状　58

N

熱性せん妄　69
日常生活動作（ADL）　49, 50
認知　101
認知症　9, 14, 18, 19, 20, 21, 22, 24, 25, 26, 28, 29, 35, 39, 40, 49, 50, 53, 54, 56, 58, 59, 60, 62, 63, 64, 65, 67, 71, 72, 73, 77, 78, 80, 81, 82, 84, 85, 86, 87, 88, 89, 90, 91, 109, 112, 114, 132, 141, 146, 148, 151
認知症性老人の日常生活自立度　52, 53
認否問　34, 39, 40, 53, 56, 57, 58, 70, 84, 87, 88, 90
認否問に対する肯定的返事　9, 64, 65, 87, 90, 92
脳萎縮　16, 26

P

Privatgutachten　31

R

歴史学　33
歴史学的証明　8, 31, 32, 35
歴史家　33
歴史的事実　31
歴史的思考　33
歴史的証明　32
理解　110
理解能力　77
理解力　18, 24, 26, 28, 56, 112
理解力低下　55
理解障害　71, 72, 78
理解や判断の障害　27
老人性認知症　16, 23, 25, 26, 41, 42, 43, 63, 80, 81, 84, 91

S

裁判上の鑑定としての証明力　31
裁判官の事実認定　38
裁判官の認定事実　8
錯聴　15, 20
作話　58
生物学的要素　1, 111, 112
成年後見開始の申立　81, 86
成年後見鑑定　8
成年後見人　41, 80
成年後見制度　31, 43, 64
成年後見用診断書　64
精神科医の両極性　32
精神内界の崩壊　55, 140
精神および行動障害の国際分類第10版　111
精神運動性の興奮　20
性的脱抑制　55, 59, 77, 85, 87, 88
生前鑑定　8, 31, 35
生前贈与　81, 126
責任能力　32
責任能力鑑定　8
専門家の事実認定　8
せん妄　18, 20, 21, 22, 35, 54, 56, 58, 59, 64, 69, 71, 72, 74, 85, 87, 102, 108, 110, 111, 113, 116, 119, 121, 122, 132, 137, 139, 140, 141
死後鑑定　32
私鑑定　31
私鑑定人　31
思考散乱　110, 112, 113, 122
指南力（時，場所）障害　115
身上監護　77
心気妄想　23
信認関係　75
心理学的要素　111, 112
振戦せん妄　20
信用性　29, 128
支離滅裂　16, 17, 18, 21, 24, 26, 28, 104, 108, 112, 119, 137, 139
史料（証拠）　33
私的鑑定　31, 32
私的鑑定人　8, 30, 89, 90
私的鑑定書　38
失語症　18
質問形式の会話　54
嫉妬妄想　23
障害老人の日常生活自立度（寝たきり

著者プロフィール

西山　詮　Akira NISHIYAMA

1937 年生まれ
1967 年　東京大学医学系大学院修了．
　　　　関東医療少年院法務技官，東京都立松沢病院医員，
1970 年　東京都立墨東病院医員・医長・部長．
1985 年　東京大学医学部助教授．
1991 年　東京都精神医学総合研究所参事研究員．
1996 年　同上研究所非常勤研究員．
1996 年　錦糸町クボタクリニック院長．

主要著書
「精神保健法の鑑定と審査」（新興医学出版社　単著　改訂版　1991 年）
「精神分裂病者の責任能力―精神科医と法曹との対話―」（新興医学出版社　単著　1996 年）
「これからの精神医学と福祉」（星和書店　編著　1998 年）
「民事精神鑑定の実際」（新興医学出版社　単著　追補改訂版　1998 年）
「最新リエゾン精神医学」（新興医学出版社　編集　1999 年）
「成年後見と意思能力」（日本評論社　共編著　2002 年）
「刑事精神鑑定の実際」（新興医学出版社　単著　2004 年）
「詐病と精神鑑定」（東京大学出版会　単著　2012 年）

ⓒ2015　　　　　　　　　　　　　第 1 版発行　2015 年 7 月 20 日

（定価はカバーに表示してあります）

民事精神鑑定の本質

著　者	西山　詮
発行者	林　峰子
発行所	株式会社 新興医学出版社
	〒113-0033　東京都文京区本郷 6 丁目 26 番 8 号
	電話　03(3816)2853　　FAX　03(3816)2895

検印省略

印刷　三報社印刷株式会社　　ISBN978-4-88002-755-5　　郵便振替　00120-8-191625

・本書の複製権・翻訳権・上映権・譲渡権・公衆送信権（送信可能化権を含む）は株式会社新興医学出版社が保有します．
・本書を無断で複製する行為（コピー，スキャン，デジタルデータ化など）は，著作権法上での限られた例外（「私的使用のための複製」など）を除き禁じられています．研究活動，診療を含み業務上使用する目的で上記の行為を行うことは大学，病院，企業などにおける内部的な利用であっても，私的使用には該当せず，違法です．また，私的使用のためであっても，代行業者等の第三者に依頼して上記の行為を行うことは違法となります．
・JCOPY〈出版者著作権管理機構　委託出版物〉
本書の無断複製は著作権法上での例外を除き禁じられています．複製される場合は，そのつど事前に，出版者著作権管理機構（電話 03-3513-6969, FAX03-3513-6979, e-mail：info@jcopy.or.jp）の許諾を得てください．